J. Anneser

BASICS Palliativmedizin

AF902162

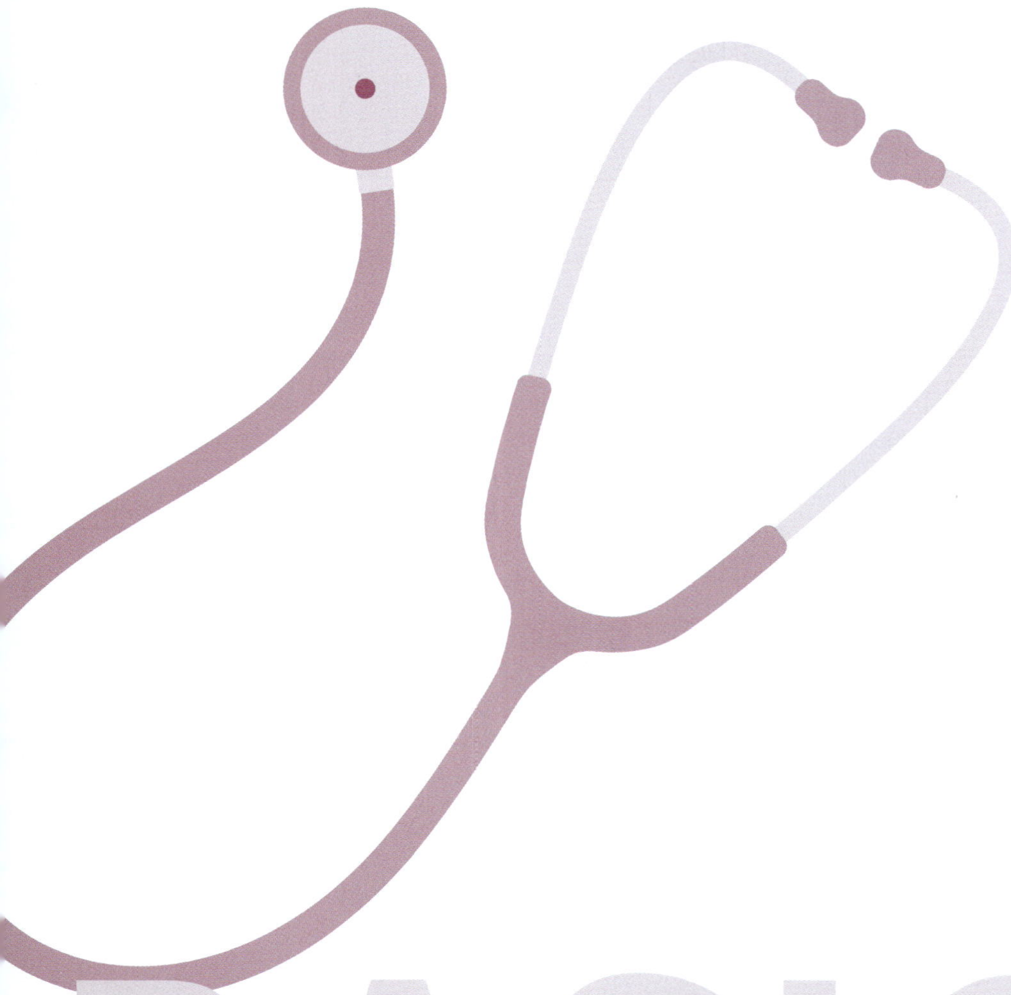

BASICS

Johanna Anneser

BASICS Palliativmedizin

2. Auflage

ELSEVIER

Elsevier GmbH, Bernhard-Wicki-Str. 5, 80636 München, Deutschland
Wir freuen uns über Ihr Feedback und Ihre Anregungen an kundendienst@elsevier.com

ISBN 978-3-437-41435-0 eISBN 978-3-437-06551-4

Alle Rechte vorbehalten, auch für Text- und Data-Mining, KI-Training und ähnliche Technologien.

Aus Gründen der Barrierefreiheit sind die Bilder in elektronischen Ausgaben dieses Buches mit Alt-Text-Beschreibungen (Alternativ-Text) versehen, die von Elsevier bereitgestellt werden. Mehr Informationen erhalten Sie unter https://www.elsevier.com/about/accessibility.

Bücher und Zeitschriften, die von Elsevier veröffentlicht werden, entsprechen den geltenden Produktsicherheitsanforderungen. Für etwaige Bedenken oder Fragen zur Produktsicherheit wenden Sie sich bitte an unseren autorisierten Vertreter, Elsevier B.V., productsafety@elsevier.com.

Elsevier nimmt eine neutrale Position in Bezug auf territoriale Meinungsverschiedenheiten oder Zuständigkeitsansprüche in seinen veröffentlichten Inhalten ein, einschließlich Landkarten und institutionellen Zugehörigkeiten.

2. Auflage 2026 © Elsevier GmbH, Deutschland

Wichtiger Hinweis: Die medizinischen Wissenschaften unterliegen einem sehr schnellen Wissenszuwachs. Der stetige Wandel von Methoden, Wirkstoffen und Erkenntnissen ist allen an diesem Werk Beteiligten bewusst. Sowohl der Verlag als auch die Autorinnen und Autoren und alle, die an der Entstehung dieses Werkes beteiligt waren, haben große Sorgfalt darauf verwandt, dass die Angaben zu Methoden, Anweisungen, Produkten, Anwendungen oder Konzepten dem aktuellen Wissensstand zum Zeitpunkt der Fertigstellung des Werkes entsprechen.
Der Verlag kann jedoch keine Gewähr für Angaben zu Dosierung und Applikationsformen übernehmen. Es sollte stets eine unabhängige und sorgfältige Überprüfung von Diagnosen und Arzneimitteldosierungen sowie möglicher Kontraindikationen erfolgen. Jede Dosierung oder Applikation liegt in der Verantwortung der Anwenderin oder des Anwenders. Die Elsevier GmbH, die Autorinnen und Autoren und alle, die an der Entstehung des Werkes mitgewirkt haben, können keinerlei Haftung in Bezug auf jegliche Verletzung und/oder Schäden an Personen oder Eigentum, im Rahmen von Produkthaftung, Fahrlässigkeit oder anderweitig übernehmen.
Obwohl alle Werbemittel mit ethischen (medizinischen) Standards übereinstimmen, stellt die Erwähnung in dieser Publikation keine Garantie oder Anerkennung der Qualität oder des Wertes dieses Produkts oder der Aussagen der Herstellerfirmen dar.

Für die Vollständigkeit und Auswahl der aufgeführten Medikamente übernimmt der Verlag keine Gewähr.
Geschützte Warennamen (Warenzeichen) werden in der Regel besonders kenntlich gemacht (®). Aus dem Fehlen eines solchen Hinweises kann jedoch nicht automatisch geschlossen werden, dass es sich um einen freien Warennamen handelt.

Bibliografische Information der Deutschen Nationalbibliothek
Die Deutsche Nationalbibliothek verzeichnet diese Publikation in der Deutschen Nationalbibliografie; detaillierte bibliografische Daten sind im Internet über https://www.dnb.de abrufbar.

26 27 28 29 30 5 4 3 2 1

Für Copyright in Bezug auf das verwendete Bildmaterial siehe Abbildungsnachweis

Das Werk einschließlich aller seiner Teile ist urheberrechtlich geschützt. Jede Verwertung außerhalb der engen Grenzen des Urheberrechtsgesetzes ist ohne Zustimmung des Verlages unzulässig und strafbar. Das gilt insbesondere für Vervielfältigungen, Übersetzungen, Mikroverfilmungen und die Einspeicherung und Verarbeitung in elektronischen Systemen.

In ihren Veröffentlichungen verfolgt die Elsevier GmbH das Ziel, genderneutrale Formulierungen für Personengruppen zu verwenden. Um jedoch den Textfluss nicht zu stören sowie die gestalterische Freiheit nicht einzuschränken, wurden bisweilen Kompromisse eingegangen. Selbstverständlich sind **immer alle Geschlechter** gemeint.

Planung: Sonja Frankl; Isabella de la Rosée, Den Haag/NL; Projektmanagement: Sophie Eckart
Redaktion: Isabella de la Rosée, Den Haag/NL
Rechteklärung: Elisabeth Pilhofer
Herstellung: Hildegard Graf, Germering
Satz: STRAIVE, Puducherry/Indien
Druck und Bindung: Printer Trento S. r. l., Trento/Italien
Umschlaggestaltung: SpieszDesign, Neu-Ulm
Titelfotografie: Stethoskop © ville/stock.adobe.com; Tabletten © colourbox.de; Skalpell © MVshop/stock.adobe.com

Aktuelle Informationen finden Sie im Internet unter **www.elsevier.de**

Vorwort

Vorwort zur 2. Auflage

Bei der Überarbeitung der 1. Auflage dieses Buches ist mir besonders bewusst geworden, dass sich in unserem immer noch jungen Fach seither vieles zum Besseren verändert hat. Im klinischen Alltag und auch in der Ausbildung von Medizinstudierenden hat die Palliativmedizin nun weitgehend einen festen Platz. Schwer kranke Patientinnen und ihre Zugehörigen profitieren von verbesserten Kenntnissen der Ärzte im Bereich der Symptomkontrolle und – wie ich glaube – einer allgemein größeren Sensibilität gegenüber den Bedürfnissen von Patienten mit unheilbaren, lebensverkürzenden Erkrankungen.

Deutlichen Verbesserungsbedarf gibt es jedoch in einer ganzen Reihe von Bereichen. Beispielhaft sind hier zu nennen die weiter bestehenden Hindernisse bei der palliativmedizinischen Versorgung nicht-onkologischer Patienten, die immer noch anzutreffende Übertherapie am Lebensende, die häufig unzureichende Finanzierung palliativmedizinsicher Abteilungen und die ungeklärten gesetzlichen Regelungen zum assistierten Suizid.

Weiter verbinde ich mit der nun umfassend überarbeiteten 2. Auflage die Hoffnung, dass dieses Buch nicht nur einer guten und strukturierten Prüfungsvorbereitung dient, sondern Medizinstudierende ermutigt, an ihrem Enthusiasmus und Engagement für Patientinnen festzuhalten – besonders eben auch für die Menschen, die keine Heilung mehr erhoffen können.

München, im Frühjahr 2026
Prof. Dr. Johanna Anneser

Vorwort zur 1. Auflage

"I am not afraid of death, I just don't want to be there when it happens."
(Woody Allen)

Liebe Leserin, lieber Leser, die Motivation, ein Buch zum Thema „Palliativmedizin" zur Hand zu nehmen, mag recht unterschiedlich sein. Vielleicht ist es das Interesse an dem recht neuen Fachgebiet, vielleicht aber nur die Notwendigkeit, sich auf die Klausur oder auf das Staatsexamen vorzubereiten. Unvermeidlich ist jedoch bei der Beschäftigung mit dieser Thematik, dass das Nachdenken über die eigene Endlichkeit ins Spiel kommt. Möglicherweise gab es auch erst einmal einen inneren Widerstand zu überwinden, bevor Sie diese Seite aufgeschlagen haben.

Beim Schreiben habe ich mich bemüht, die Themen so auszuwählen, dass das Buch auch zur Prüfungsvorbereitung taugt. Orientiert habe ich mich dabei am Curriculum der Deutschen Gesellschaft für Palliativmedizin „Gegenstandskatalog und Lernziele für Studierende der Medizin" und an der „Münchner Erklärung", die 2010 aus einem Workshop von Studierenden und Lehrenden hervorging. Ebenso sollte für die bereits klinisch Tätigen alles Wichtige möglichst übersichtlich gestaltet und schnell zu finden sein. Dieser inhaltliche Rahmen ist sicherlich wichtig, aber es ist für einen Palliativmediziner nur schwer vorstellbar, ein Lehrbuch – auch wenn es ein sehr kurzes ist – zu schreiben, ohne etwas von der „Haltung" vermitteln zu wollen, mit denen wir versuchen, unseren Patienten und ihren Familien zu begegnen. Und es kann tatsächlich Freude machen, schwer kranke und sterbende Patienten zu begleiten – trotz des manchmal schwer zu ertragenden Leids der anderen und der immer wieder aufkommenden eigenen Fragen und Ängste.

Aber nicht nur in der Palliativmedizin, sondern in beinahe allen klinischen Fächern ist man mit Schwerkranken und Sterbenden konfrontiert (wenn auch in unterschiedlichem Ausmaß): "To be there, when it happens" ist eine ureigene Aufgabe des Arztes. Es ist meine Hoffnung – das gebe ich gerne zu –, dass dieser BASICS-Band nicht nur das wesentliche Wissen zu Schmerztherapie und Symptomkontrolle vermittelt, sondern auch sensibilisiert dafür, dass sterbende Patienten und ihre Familien im besonderen Maß unser ganzes Können, unsere Aufmerksamkeit und Empathie benötigen. Ich habe im Lauf der vergangenen Jahre viele hervorragende Kollegen aus allen Fachbereichen kennengelernt. In der Weise aber, wie ein schwerkranker Patient, dessen Zustand trotz Einsatz aller verfügbaren Mittel nicht gebessert werden konnte, schließlich weiterbetreut wurde, hat sich nicht selten der Unterschied zwischen einem nur gut ausgebildeten Arzt und einem wirklich guten Arzt gezeigt.

Kaum ein Buch entsteht ohne wesentliche Hilfe durch andere: Mein besonderer Dank gilt Prof. G. D. Borasio, der mich auch bei diesem Projekt auf vielfältige Weise unterstützt hat. Für das kritische Durchsehen des Manuskripts und zahlreiche Anregungen danke ich Philipp Keidel, Nicolas Kunath, Daniela Marguccio, Dr. Martina Mayr und Dr. Wolfgang Waldeyer. Ein herzliches Dankeschön gilt Frau Dr. Nikola Schmidt für die sachkundige, freundliche und geduldige Begleitung des Projekts. Herrn Yin und Herrn Scher möchte ich für die Unterstützung bei der Illustration des Buchs danken. Danke auch an alle anderen beteiligten Mitarbeiter des Elsevier Verlags für ihre Hilfe und das in mich gesetzte Vertrauen.

Es ist keine Floskel zu sagen, dass dieses Buch ohne die Unterstützung und das Verständnis meiner Familie nicht möglich gewesen wäre: Danke dafür meinem Mann, meinen Söhnen, meinen Eltern und Schwiegereltern.

München, im Herbst 2012
Johanna Anneser

Hinweis zu den Patientenfällen

Die Namen der Patientinnen und Patienten, die Beschreibungen ihrer Erkrankungen, die Orte und Situationen sind alle realitätsnah, aber frei erfunden. Jegliche Ähnlichkeiten mit echten Personen und Geschehnissen sowie Orten und Institutionen sind daher rein zufällig und nicht beabsichtigt.

Abkürzungen

ACP	Advanced Care Planning
ALS	amyotrophe Lateralsklerose
CAM	Confusion Assessment Method
CCT	kraniale Computertomografie
CO_2	Kohlendioxid
COPD	Chronic Obstructive Pulmonary Disease (chronisch-obstruktive Lungenerkrankung)
COX	Zyklooxygenase
DSM-IV	Diagnostic and Statistical Manual of Mental Disorders (Diagnostisches und Statistisches Handbuch Psychischer Störungen)
EKG	Elektrokardiogramm
gtt.	Tropfen
h	Stunde
HOPE	Hospiz- und Palliativerhebung
HWZ	Halbwertszeit
ICR	Interkostalraum
IPOS	Integrated Palliative Care Outcome Scale
i. v.	intravenös
KG	Körpergewicht
lat.	lateinisch
MAO	Monoaminooxidase
MIDOS	Minimales Dokumentationssystem
max.	maximal
mg	Milligramm
µg	Mikrogramm
mmol.	Millimol
MRT	Magnetresonanztomografie
NSAID	Nonsteroidal Anti-Inflammatory Drugs (nichtsteroidale Entzündungshemmer)
NW	Nebenwirkung
o. Ä.	oder Ähnliches
OP	Operation
p. o.	per os
pO_2	Sauerstoffpartialdruck
PTBS	Posttraumatische Belastungsstörung
ret.	retardiert
s	Sekunde
SBP	spontane bakterielle Peritonits
s. c.	subkutan
SSRI	Selective Serotonin Re-Uptake Inhibitors (selektive Serotonin-Wiederaufnahmehemmer)
StGB	Strafgesetzbuch
supp.	Suppositorien
TMD	Tagesmaximaldosis
V. a.	Verdacht auf
WHO	World Health Organisation

Fehler gefunden?

An unsere Inhalte haben wir sehr hohe Ansprüche. Trotz aller Sorgfalt kann es jedoch passieren, dass sich ein Fehler einschleicht oder fachlich-inhaltliche Aktualisierungen notwendig geworden sind.
Sobald ein relevanter Fehler entdeckt wird, stellen wir eine Korrektur zur Verfügung. Mit diesem QR-Code gelingt der schnelle Zugriff.
https://else4.de/9783437414350

Wir sind dankbar für jeden Hinweis, der uns hilft, dieses Werk zu verbessern. Bitte richten Sie Ihre Anregungen, Lob und Kritik an folgende E-Mail-Adresse: kundendienst@elsevier.com

Inhaltsverzeichnis

Allgemeiner Teil

Spezieller Teil

SYMPTOMKONTROLLE: SCHMERZEN

SYMPTOMKONTROLLE: GASTROINTESTINALE BESCHWERDEBILDER

SYMPTOMKONTROLLE: RESPIRATORISCHE BESCHWERDEBILDER

SYMPTOMKONTROLLE: NEUROPSYCHIATRISCHE SYNDROME

SYMPTOMKONTROLLE: DERMATOLOGISCHE PROBLEME

NOTFÄLLE

SPEZIELLE ONKOLOGISCHE KRANKHEITSBILDER

SPEZIELLE NICHTONKOLOGISCHE KRANKHEITSBILDER

PALLIATIVMEDIZIN DER LEBENSALTER

DIE TERMINALPHASE

RECHT UND ETHIK

SPEZIELLE THEMEN

Fallbeispiele

Anhang

Allgemeiner Teil

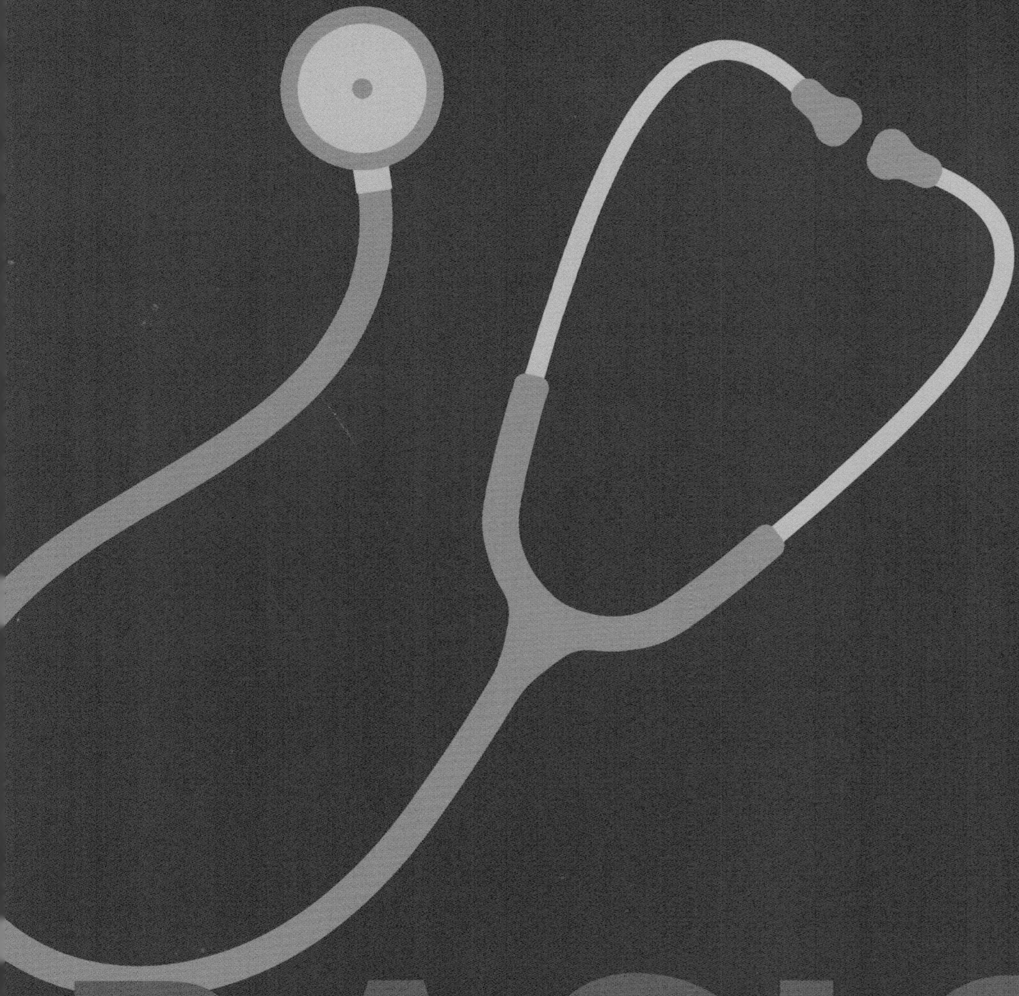

BASICS

1 Palliativmedizin – ein junges Fach

Was ist Palliativmedizin?

Das Wort „palliativ" leitet sich von palliare (lat.), „einen Mantel um etwas legen", ab und konzentriert sich im Gegensatz zu den „kurativen" (curare, lat. = heilen) Disziplinen der Medizin nicht auf die Beseitigung von Krankheiten oder auf Lebensverlängerung, sondern auf die Symptomlinderung und den Erhalt der Lebensqualität.

Palliativmedizin: Definition der WHO (2002)

„Palliativmedizin ist ein Ansatz zur Verbesserung der Lebensqualität von Patienten und ihren Familien, die mit den Problemen konfrontiert sind, die mit einer lebensbedrohlichen Erkrankung einhergehen, und zwar durch Vorbeugen und Lindern von Leiden, durch frühzeitiges Erkennen, gewissenhafte Einschätzung und Behandlung von Schmerzen sowie anderen belastenden Beschwerden körperlicher, psychosozialer und spiritueller Art."

Als wesentliche Aussagen und Charakteristika der Palliativmedizin lassen sich festhalten:

- Physische, psychosoziale und spirituelle Probleme sind gleichermaßen wichtig und bei der Betreuung von Schwerkranken und Sterbenden im Blick zu behalten.
- Palliativmedizin arbeitet mit einem multidisziplinären und multiprofessionellen Ansatz, um den Bedürfnissen des Patienten optimal entsprechen zu können.
- Die Maßnahmen der Palliativmedizin zielen auf den Erhalt von Lebensqualität (→ Kap. 3).
- Die Zugehörigen werden während der Erkrankung des Patienten und in der Trauerphase mitunterstützt.

Wann wird Palliativmedizin gebraucht?

Palliativmedizin wird vielfach (fälschlicherweise) gleichgesetzt mit Sterbebegleitung, d. h. Betreuung von Patienten ausschließlich in den letzten Lebenstagen oder -wochen. Zwar ist die Behandlung von Patienten in der Terminalphase ein Teil der Palliativmedizin, deren Angebote und Aufgaben beginnen jedoch wesentlich früher, nämlich mit der Diagnose einer unheilbaren, fortschreitenden Erkrankung, die zum Tode führt (→ Abb. 1.1). Eine Studie mit an Lungenkrebs erkrankten Patienten (Temel et al. 2010) konnte erstmals zeigen, dass eine frühzeitige Miteinbindung der Palliativmedizin nicht nur die Lebensqualität der Patienten verbessert, sondern dass die so betreuten Patienten auch länger überleben als eine Vergleichsgruppe. Mehrere Arbeiten konnten dies in der Folgezeit bestätigen.

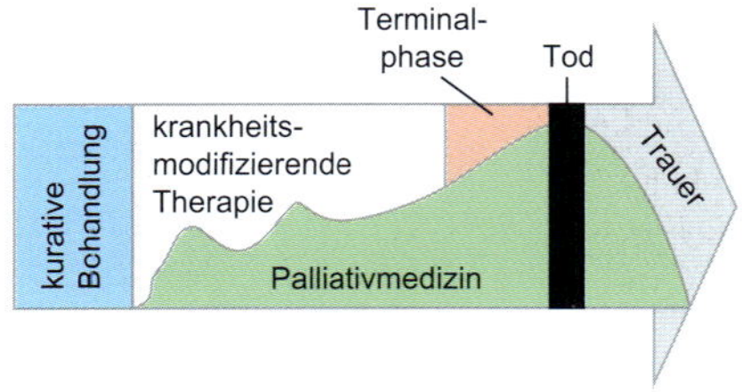

Abb. 1.1 Palliativmedizin im Verlauf einer unheilbaren Erkrankung. Mit Fortschreiten der Krankheit nimmt die Bedeutung palliativmedizinischer Interventionen zu und geht mit der Trauerbegleitung auch über den Tod der Patienten hinaus. [L231, M554]

Was ist neu an der Palliativmedizin?

Die Geschichte der modernen Palliativmedizin ist knapp 50 Jahre alt (→ Kap. 2). Vieles an der Palliativmedizin erscheint im „Medizinbetrieb" neu und manchmal ungewohnt. Vieles ist aber gleichzeitig auch eine Rückbesinnung auf ein ärztliches Selbstverständnis, das hervorragende Kenntnisse um Krankheitsentstehung und -behandlung für ebenso wichtig hielt wie das Wissen, dass es nicht nur um ein krankes Organ, sondern um einen kranken Menschen in seinem gesamten seelischen und sozialen Kontext geht. Palliativmedizin ist somit zwar ein „kleines Fach", hat aber gleichzeitig den Anspruch, ein Korrektiv für eine allzu spezialisierte und technikorientierte Medizin zu sein:

„Mit der Entwicklung des Fachgebietes Palliativmedizin ist in der modernen Medizin in mehrfacher Hinsicht ein Perspektivwechsel eingeleitet worden: von einer organzentrierten, technokratischen zu einer menschenorientierten, ganzheitlichen Medizin, die auch den psychosozialen und spirituellen Bereich aktiv in die Betreuung einbaut."

(G. D. Borasio: Über das Sterben)

Palliativmedizin – wie geht es weiter?

Die Alterspyramide verschiebt sich weiter in Richtung der älteren Menschen (→ Abb. 1.2). Dies wird mehrere Konsequenzen haben: Es werden immer mehr Patienten pflegerische und auch palliativmedizinische Versorgung in Anspruch nehmen. Zum anderen wird die Prävalenz bestimmter altersassoziierter Erkrankungen, insbesondere der demenziellen Erkrankungen, weiter zunehmen. Dies wird sich auch in der (bislang stark onkologisch orientierten) Ausrichtung der Palliativmedizin widerspiegeln. Nicht zuletzt werden sich die notwendigen Ressourcen (personell und finanziell) verknappen. Es wird – mehr denn je – Aufgabe der Palliativmedizin sein, dem Anspruch der Patienten und ihrer Zugehörigen auf eine würdige Begleitung und optimale medizinische Versorgung in der letzten Lebensphase Gehör zu verschaffen.

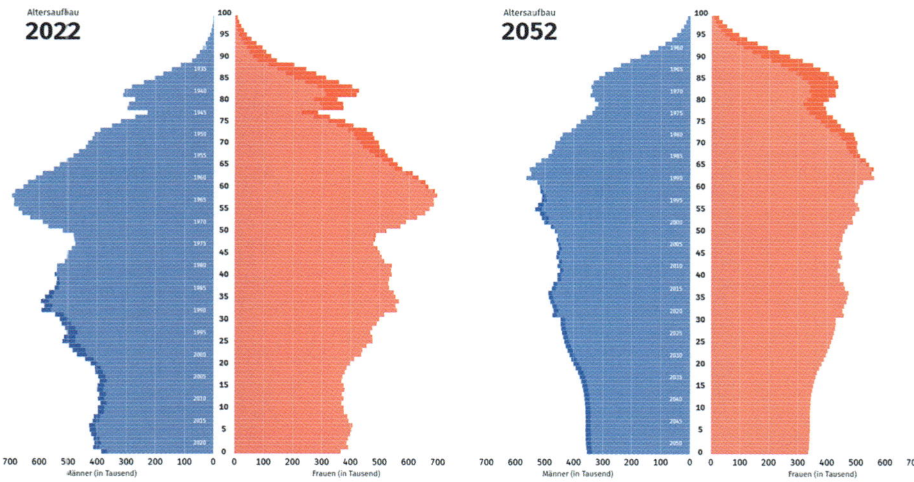

Abb. 1.2 Altersverteilung in Deutschland [W193-022]

Zusammenfassung

- Palliativmedizin zielt auf den Erhalt von **Lebensqualität** und schließt in die Behandlung neben den physischen auch psychosoziale und spirituelle Beschwerden mit ein.
- Eine **frühzeitige Einbindung** der Palliativmedizin kann die Lebensqualität von Patienten und Zugehörigen verbessern und oft sogar das Überleben verlängern.

2 Eine kurze Geschichte der Palliativmedizin und der Hospizidee

„Hospize“ waren im Mittelalter ursprünglich Unterkünfte für Pilger, in denen diesen Herberge und Schutz gewährt wurden. Erkrankten die Reisenden auf ihrer Pilgerschaft, wurden sie dort auch gepflegt. Die institutionalisierte Pflege chronisch Kranker und Sterbender wurde meist von den Klöstern in angegliederten **Hospitälern** geleistet. In den Städten des 12. Jahrhunderts löste sich vielerorts die Verbindung von Hospital und Kloster und sogenannte „Spitalverbrüderungen“ und „Bürgerspitäler“ entstanden.
Seit dem 16. Jahrhundert finden sich in medizinischen Traktaten Anweisungen zur Symptomkontrolle. Auch vor sinnlosen Maßnahmen am Lebensende wird gewarnt, die den Sterbeprozess verkomplizieren und zu einer „Dysthanasie“, einem schlechten Tod führen.
Die Entwicklung der modernen Palliativmedizin ist mit charismatischen Persönlichkeiten verbunden, insbesondere mit **Dame Cicely Saunders** (→ Abb. 2.1).

Dame Cicely Saunders (1918–2005)
- Krankenschwester im Zweiten Weltkrieg
- Ausbildung als Sozialarbeiterin
- Medizinstudium
- wissenschaftliche Arbeit über Morphin
- gründete 1967 das St. Christopher's Hospice in London

In einer Zeit, in der beeindruckende Erfolge der medizinischen Forschung die Spezialisierung und Technisierung der Medizin beförderten, erkannten sie und andere, dass wegen einer Tabuisierung des Sterbens belastende Behandlungen oft unnötigerweise bis zum Schluss fortgesetzt wurden und die Patienten

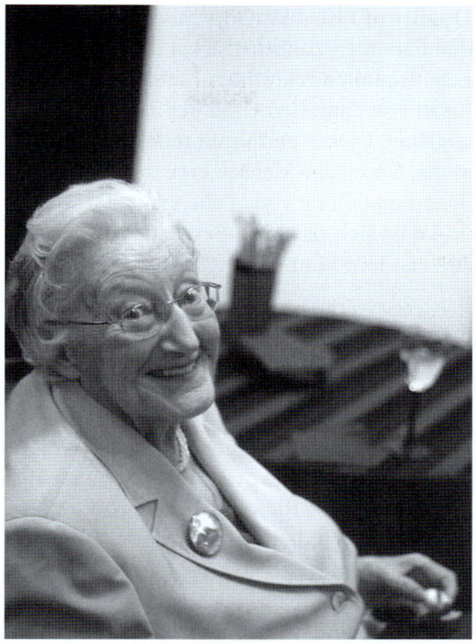

Abb. 2.1 Dame Cicely Saunders [W827]

mit ihren Fragen und Ängsten gleichzeitig allein gelassen wurden. Sie gründete 1967 das **St. Christopher's Hospiz** in London (→ Tab. 2.1). Die erste Palliativstation wurde 1975 in Montreal (Kanada) eröffnet. Seit den 1980er-Jahren fassen die Palliativmedizin und Hospizbewegung (zur Unterscheidung von Hospiz und Palliativstation → Kap. 8) auch in Deutschland Fuß: 1983 wurde an der Universität Köln die erste Palliativstation eröffnet, 1986 das erste stationäre Hospiz in Aachen. Im Jahr 2011 gab es in Deutschland 179 stationäre Hospize und 231 Palliativstationen. WHO-Stellungnahmen zur Verwendung von Analgetika bei Tumorschmerzen (1990) (→ Kap. 9) und zur Symptomkontrolle bei Palliativpatienten (1998) sowie die S3-Leitlinie Palliativmedizin für Patienten mit einer nicht heilbaren Krebserkrankung (2015) brachten palliativmedizinische Themen weitere Aufmerksamkeit. Die Stiftung eines Lehrstuhls für Palliativmedizin (1999) in Bonn war ein wichtiger Schritt zur Etablierung der Palliativmedizin als universitäres Fach. Seitdem wurden an der Mehrzahl der Universitäten Professuren für Palliativmedizin eingerichtet. Schließlich wurde mit Änderung der Approbationsordnung 2009 der Querschnittsbereich 13 eingerichtet und Palliativmedizin Pflichtfach für alle Medizin-Studierenden in Deutschland.

Tab. 2.1 Die Geschichte der Palliativmedizin

1967	St. Christopher's Hospice, London/Großbritannien (C. Saunders)
1975	Erste Palliativstation in Montreal/Kanada (B. Mount)
1983	Palliativstation an der Chirurgischen Universitätsklinik Köln
1985	Gründung des ersten regionalen Hospizvereins in München
1986	Erstes stationäres Hospiz in Aachen
1990	WHO: Cancer pain relief and palliative care
1994	Deutsche Gesellschaft für Palliativmedizin (DGP)
1998	WHO: Symptom relief in terminal illness
1999	Erster deutscher Lehrstuhl an der Universität Bonn
2009	Änderung der Approbationsordnung: Palliativmedizin wird Pflichtfach.
2010	Charta zur Betreuung schwerkranker und sterbender Menschen in Deutschland
2015	S3-Leitlinie Palliativmedizin für Patienten mit einer nicht heilbaren Krebserkrankung

Zusammenfassung

- Seit dem 16. Jahrhundert finden sich in medizinischen Lehrbüchern Überlegungen zur Symptomkontrolle und dazu, wie ein „guter Tod“ erreicht werden kann.
- Ursprung der modernen Palliativbewegung ist das von Dame Cicely Saunders gegründete St. Christopher's Hospice in London.
- Palliativmedizinische und hospizliche Einrichtungen sind in Deutschland flächendeckend zu finden.
- Durch Änderung der Approbationsordnung 2009 wurde Palliativmedizin Pflichtfach in Deutschland.

3 Lebensqualität und Lebenssinn

Lebensqualität

Es ist Ziel der Palliativmedizin, die Lebensqualität des Patienten zu verbessern oder zu erhalten.

Definition

> *„Lebensqualität ist die subjektive Wahrnehmung einer Person über ihre Stellung im Leben in Relation zur Kultur und den Wertsystemen in denen sie lebt und in Bezug auf ihre Ziele, Erwartungen, Standards und Anliegen."*
>
> *(WHO)*

Zahlreiche Forschungsarbeiten haben gezeigt, dass Menschen, die körperlich extrem eingeschränkt sind (z. B. ALS-Patienten, → Kap. 39) oder anderweitig schwer erkrankt sind, ihre eigene Lebensqualität als überraschend hoch beurteilen, oft ebenso hoch wie gesunde Menschen. Dies wird oft auch als „Zufriedenheitsparadox" bezeichnet.
Als einer der wesentlichen Gründe für dieses Paradox wird angesehen, dass während einer Erkrankung seelische Anpassungsprozesse dazu führen, dass bestimmte Lebensbereiche eine andere Gewichtung erfahren. Einige Bereiche werden wichtiger, andere verlieren an Bedeutung.

> Interessant ist, dass sich bei beinahe allen Palliativpatienten ein genereller Wandel der Werte zu vollziehen scheint: Altruistische Werte (Sorge um Familie etc.) gewinnen gegenüber selbstbezogenen Werten (Erfolg, Anerkennung im Beruf etc.) an Bedeutung.

Wie kann man Lebensqualität messen?

Es existiert eine ganze Reihe von Messinstrumenten zur Erfassung der Lebensqualität: Teils sind dies Fragebögen, die nicht speziell für Palliativpatienten entwickelt wurden, z. B. das **Sickness Impact Profile** (SIP) oder der **Short Form Health Survey** (SF-36). Geeigneter sind Messinstrumente, die der Situation von Palliativpatienten angepasst sind, z. B. das **McGill Quality of Life Questionnaire** (MQOL). Alle diese Fragebögen gehen jedoch von einer bestimmten Vorstellung von Lebensqualität aus.

Messung der individuellen Lebensqualität

Einen anderen Ansatz verfolgt das von Ciaran O'Boyle entwickelte Messinstrument **„Schedule for the Evaluation of Individual Quality of Life** – SEIQoL". Hier werden von den Patienten zunächst selbst die für ihre Lebensqualität relevanten Bereiche definiert, für die sie dann den Grad der Zufriedenheit angeben. Dieses Verfahren reflektiert die Tatsache, dass jeder Mensch eine unterschiedliche Vorstellung von „Lebensqualität" hat und dass sich relevante Bereiche im Verlauf auch ändern können.

Lebenssinn

Bedeutung von „Lebenssinn"

Der Begriff Sinn leitet sich vom indogermanischen Wortstamm „sent" ab. Dies bedeutet so viel wie „eine Richtung nehmen".
Die Frage nach dem Lebenssinn stellt sich oftmals in einer Lebenskrise – letztlich ist hier die Frage, welche Richtung das Leben nehmen soll oder noch nehmen kann.
„Lebenssinn" ist eine der psychischen Größen, die bei Patienten mit einer terminalen Erkrankung am intensivsten auf dem Prüfstand steht.

> In einer Studie gaben 40 % der Tumorpatienten an, dass sie sich Unterstützung bei der Suche nach „Lebenssinn" wünschen würden.

„Sinn" als Forschungs- und Behandlungsziel der Psychologie und Medizin

Die Logotherapie nach Viktor E. Frankl (1905–1997)

Der Mensch ist nach Ansicht Frankls existenziell auf Sinn ausgerichtet, und nicht erfülltes Sinnerleben kann zu psychischen Krankheiten führen. Eine Kernaussage der Logotherapie ist es zudem, dass der Mensch alle möglichen Arten des Leidens zu ertragen vermag, solange er nur einen Sinn darin sieht.

Dignity Therapy (Harvey Chochinov)

Auch die **Dignity Therapy** zielt letztendlich auf Sinngebung ab:
Hier werden Interviews mit Patienten über ihr Leben geführt. Diese Erinnerungen, Schlussfolgerungen aus dem Erlebten und Botschaften an die Zugehörigen werden zu einem „Erinnerungsbuch" zusammengefasst, das den Patienten übergeben wird.

Die Erfassung von Lebenssinn

Ebenso wie bei der Messung der Lebensqualität existiert eine Reihe von Messinstrumenten für Lebenssinn.
Ein individualisiertes Messinstrument, das Analogien zum SEIQoL aufweist, ist das Schedule for Meaning in Life Evaluation (SMiLE) (→ Abb. 3.1).

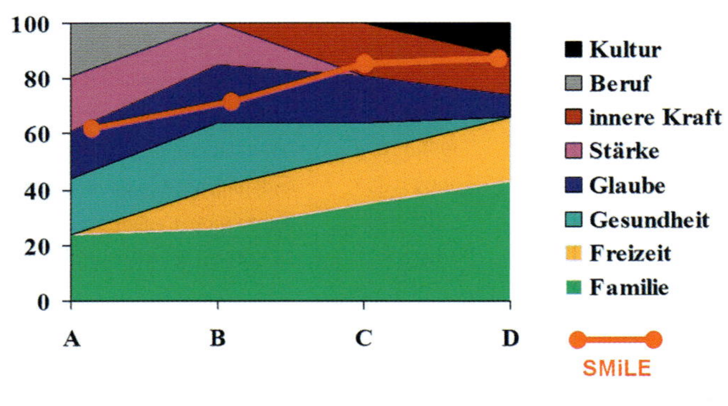

Abb. 3.1 Erfassung des Lebenssinns eines Palliativpatienten mittels des SMiLE-Verfahrens: Zwischen den Messzeitpunkten (A, B, C, D) liegen jeweils 3 Monate. Es ist zu erkennen, wie sich die für den Lebenssinn als wesentlich definierte Bereiche verändern und z. B. der Bereich der Gesundheit an Bedeutung verliert. Andere Bereiche kommen hinzu, während wiederum andere im Verlauf an Wichtigkeit gewinnen (z. B. Familie). [T449]

Zusammenfassung

- Lebensqualität ist eine individuelle Größe, deren Inhalte sich im Verlauf ändern können.
- Was für die individuelle Lebensqualität eines Patienten wichtig ist, kann daher nur von ihm selbst bestimmt werden.
- Die Frage nach dem „Sinn" ist eine menschliche Grundfrage, die sich in der Konfrontation mit Krankheit und Tod vielen Patienten unmittelbar stellt. Ein großer Teil wünscht Unterstützung bei der Suche nach „Lebenssinn".

4 Ärztliche Gesprächsführung in der Palliativmedizin

Ärztliche Gesprächsführung muss praktisch erlernt und geübt werden. Dies kann als „Lernen am Vorbild" in Famulaturen und im PJ geschehen. Zunehmend werden an den Universitäten aber auch Curricula entwickelt, in denen die Studierenden anhand praktischer Übungen (z. B. mit Schauspielern als Simulationspatienten) Fertigkeiten in der Gesprächsführung erlernen können.
Themen der Arzt-Patienten-Kommunikation, die in besonderer Weise auch in der Palliativmedizin vorkommen, sind das „Überbringen schlechter Nachrichten", das Gespräch über die Prognose und der Umgang mit Patienten, die eine schwere lebensbedrohende Erkrankung verdrängen/verleugnen (→ Kap. 4). Auch diese speziellen Situationen der Gesprächsführung sollten geübt werden. Die Kenntnis grundlegender Prinzipien und Empfehlungen ist jedoch die notwendige Basis, um derartige Gespräche auch gut und professionell führen zu können.

Das Überbringen schlechter Nachrichten

Ziele und Bedeutung des Gesprächs über „schlechte Nachrichten"

Das Überbringen schlechter Nachrichten beinhaltet nicht nur die Eröffnung der Diagnose einer lebensbedrohlichen Erkrankung, sondern z. B. auch die Mitteilung, dass eine Therapie nicht wie erwünscht angeschlagen hat, eine erneute Operation ansteht oder ein Tumor sich weiter ausgebreitet hat. Kurz lässt sich auch sagen:

> *„Bad news is any news that seriously and adversely affects the patient's view of his or her future."*
>
> *(Robert Buckman)*

Als **Ziele** eines Gesprächs, in dem eine schlechte Nachricht überbracht werden soll, lassen sich festhalten:

- **Vermittlung von Information:** Die Diagnose, die Komplikation, der Verlauf und die infrage kommenden Behandlungsmöglichkeiten sollen dem Patienten mitgeteilt werden.
- **Unterstützung des Patienten und seiner Zugehörigen**
- **Vermeidung einer unnötigen Traumatisierung:** Es ist wichtig, schlechte Nachrichten „gut" zu vermitteln, da
  - Patienten diese Gesprächssituation oft als ein einschneidendes Lebensereignis erinnern.
  - negative Erfahrungen in dieser Extremsituation Ängste und Depressionen (mit-)verursachen können.
  - positive Erfahrungen die Krankheitsverarbeitung erleichtern und ein vertrauensvolles Arzt-Patienten-Verhältnis begründen können.

Zufriedenheit der Patienten mit dem Aufklärungsgespräch

Eine Reihe von Arbeiten der letzten Jahre zeigt, dass viele Patienten mit Art und Rahmen des Aufklärungsgesprächs unzufrieden sind. In einer Studie (Spiegel et al. 2009) wurden Patienten bezüglich der Empathie des Arztes befragt: 43 % der Patienten mit Krebs fanden, dass ihnen die Diagnose „nicht so empathisch" mitgeteilt worden sei und 20 % waren der Meinung, dass das Gespräch „überhaupt nicht empathisch" gewesen sei.

Praktische Durchführung eines Gesprächs über „schlechte Nachrichten"

Es gibt verschiedene Leitlinien zur Planung und Durchführung eines solchen Gesprächs, z. B. „SPIKES" (Baile et al. 2000) (→ Abb. 4.1). Dies ist ein Akronym für die wichtigsten Gesprächsregeln:

Setting up the Interview Schaffen passender Rahmenbedingungen
- Ungestörte Umgebung (nicht im Rahmen der Visite).
- Zugehörige mit einbeziehen.
- Sitzgelegenheiten für alle Gesprächsteilnehmer besorgen.
- Keine Unterbrechung durch Telefon, Piepser.
- Ausreichend Zeit einplanen (> 1 h).
- Wesentliche Informationen über Prognose und Behandlungsmöglichkeiten einholen, wichtige Befunde (z. B. Röntgenbilder, Laborbefunde) bereithalten.

Perception Einschätzung des Patienten in Erfahrung bringen
- Bei Gesprächsbeginn zunächst einen Überblick gewinnen, was der Patient bereits weiß.
- Gibt es eine Differenz zwischen der Diagnose/dem aktuellen Zustand und der Einschätzung des Patienten?

Invitation Abklären, wie detailliert der Patient etwas wissen möchte
- Es gibt Patienten, die möglichst viele Einzelheiten über ihre Erkrankung wissen möchten. Andere wünschen das jedoch nicht. Zu Gesprächsbeginn sollte dies direkt angesprochen werden.

Knowledge and Information Informationsvermittlung
- Die Sprache soll dem Patienten angemessen sein. Medizinische Fachausdrücke erklären. Keine Euphemismen verwenden. Auf die Wortwahl achten.
- Mit einem „Warnschuss" beginnen: z. B. „Leider sind die Untersuchungsergebnisse nicht so positiv ausgefallen, wie wir uns das erhofft haben."
- Information schrittweise übermitteln.
- Vergewissern, dass der Patient die Information auch verstanden hat.
- Nach jedem Schritt entscheiden, ob der Patient bereit und willens ist, weitere Informationen zu bekommen.
- Aufhören, wenn der Patient für den Moment nicht mehr Information verkraften kann.

Emotions Auf Emotionen des Patienten eingehen
- Emotionen benennen: z. B. „Ich sehe, dass Sie jetzt sehr aufgewühlt sind."
- Hierfür Verständnis und Respekt signalisieren: z. B. „Es ist klar, dass dies eine sehr belastende Situation ist."
- Es ist entlastend, auch hier Unterstützung anzubieten: z. B. „Wir sind für Sie da und werden Sie weiter unterstützen."

SPIKES

Setting up the interview
assessing the patients Perception
obtaining the patients Invitation
giving Knowledge and information
addressing the patients Emotions with empathic responses
Strategy and summary

Abb. 4.1 „SPIKES"-Regeln beim Überbringen schlechter Nachrichten [L231, M554]

Strategy and summary Absprachen und Zusammenfassung

- Am Ende des Gesprächs eine Zusammenfassung geben.
- Klare Verabredung für den nächsten Termin treffen.
- Dem Patienten Infomaterial bzgl. Selbsthilfegruppen o. Ä. anbieten.
- Das Gespräch anschließend sorgfältig dokumentieren.
- Da diese Gespräche auch für den Arzt belastend sein können, ist es wichtig, sich auch Zeit für die Reflexion eigener Gefühle zu nehmen (zur Rolle von Supervision in der Palliativmedizin s. u.).

In der Regel wird die Menge an Information, die in einem Aufklärungsgespräch den Patienten erreicht, vom aufklärenden Arzt deutlich überschätzt (→ Abb. 4.2): Im Schnitt sind dies nur etwa 10 % der gegebenen Information. Zur Aufklärung über eine schwerwiegende Erkrankung sind daher meist mehrere Gesprächstermine erforderlich.

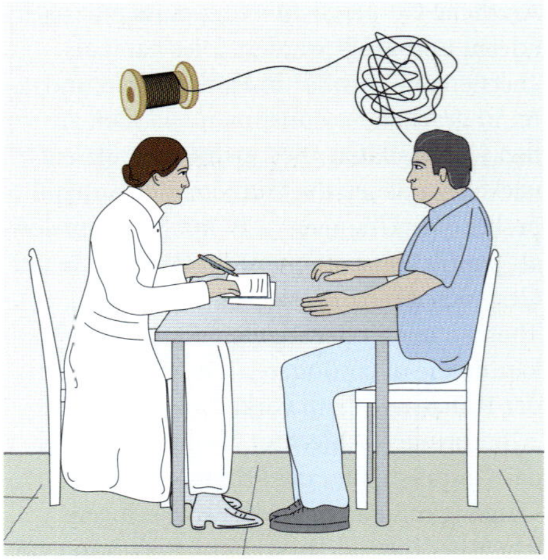

Abb. 4.2 Ärztliche Gesprächsführung [L231, M554]

Zusammenfassung

- Eine gute Arzt-Patienten-Kommunikation muss praktisch geübt werden.
- Entsprechende Leitlinien zur Gesprächsführung können als gute Basis für praktische Übungen dienen.
- Beim „Überbringen schlechter Nachrichten“ kann z. B. das SPIKES-Protokoll eingesetzt werden: Diese Akronym steht für:
  - **S**etting up the interview
  - Assessing the patient's **p**erception
  - Obtaining the patient's **i**nvitation
  - Giving **k**nowledge and information
  - Addressing the patient's **e**motions with empathic responses
  - **S**trategy and summary

Soll man dem Patienten eine ungünstige Prognose mitteilen?

Im Laufe der Medizingeschichte war man unterschiedlicher Meinung, ob und wie einem Patienten die Diagnose einer unheilbaren Erkrankung und deren Verlauf mitgeteilt werden sollte.

> *„Triff die nötigen Anweisungen freundlich und heiter […] ohne etwas vom zukünftigen oder gegenwärtigen Zustand zu enthüllen. Viele Patienten haben einen schlechteren Verlauf genommen […] durch die Vorhersage dessen, was geschehen wird."*
>
> *(Hippocrates: Decorum, XVI, 460–370 v. Chr.)*

Auch 2.300 Jahre später schien diese paternalistische Haltung das ärztliche Handeln weitgehend zu bestimmen: Im Jahr 1961 gaben in einer Umfrage 88 % der amerikanischen Ärzte an, dass sie ihren Patienten die Diagnose „Krebs" routinemäßig zunächst nicht mitteilen würden.
Neuere Patientenumfragen ergeben hier ein komplett anderes, aber eindeutiges Bild:

- Für eine Mitteilung der Prognose spricht der Wunsch der Patienten!
- Mehrere Umfragen haben gezeigt, dass 66–85 % der Patienten eine realistische Einschätzung über die verbleibende Zeit wünschen.
- Dem Patienten die Mitteilung einer Prognose vorzuenthalten – wenn diese Information vom Patienten gewünscht wird –, missachtet dessen Autonomie und ist Ausdruck einer falsch verstandenen Fürsorge (→ Kap. 47).
- Das Vorenthalten der Prognose nimmt dem Patienten und seinen Zugehörigen die Chance, wichtige Dinge zu erledigen und sich auf das Lebensende vorzubereiten.

Trigger für ein Gespräch über die Prognose

Trigger für ein Gespräch über die Prognose können beispielsweise sein:

- Der Patient fragt danach („Wie lange habe ich noch?").
- Es muss eine Therapieentscheidung (z. B. weitere Chemotherapie, Strahlentherapie oder Operation) getroffen werden.
- Patienten oder Zugehörige sind unzufrieden mit dem bisherigen Verlauf und/oder fordern nicht indizierte Behandlungen.

Ermittlung der Prognose

Um eine Prognose mitteilen zu können, muss diese zunächst festgelegt werden. In die Einschätzung fließen mit ein:

- allgemeine Studiendaten zur Prognose einer bestimmten Erkrankung in einem definierten Stadium
- individuelle patientenbezogene Faktoren (Allgemeinzustand, Begleiterkrankungen, bisheriges Ansprechen auf Therapien)
- Erfahrung des behandelnden Arztes

Mitteilung der Prognose

Es gibt hier kein standardisiertes Vorgehen, jedoch einige Empfehlungen zur Gesprächsführung:

Wo steht der Patient, was will er wissen? Es ist hilfreich, zunächst zu eruieren, welche Einschätzung der Patient von seiner aktuellen Krankheitssituation hat und wie viel Information hinsichtlich der Prognose er wünscht, z. B. „Wie hat sich Ihre Krankheit in der letzten Zeit ihrer Einschätzung nach entwickelt?"

Keine Festlegung auf eine exakte Prognose Eine exakte Einschätzung ist in den meisten Krankheitssituationen nicht möglich. Dies sollte dem Patienten auch so mitgeteilt werden. Ein prognostizierter Todeszeitpunkt, der überlebt wird, führt meist zu einem schwerwiegenden Vertrauensverlust.

Angabe von Zeiträumen In der Praxis hat es sich bewährt, Prognosen in Zeiträumen anzugeben, z. B. „Wir sprechen hier eher von Monaten als von Jahren."

Betonung der individuellen Faktoren Werden Durchschnittswerte mitgeteilt, soll auch deren (eingeschränkte) Aussagekräftigkeit für die individuelle Prognose erläutert werden, z. B. „Wie bei allen Durchschnittswerten gibt es Extreme auf beiden Seiten: Es gibt Menschen, die deutlich kürzer als der Durchschnitt leben, aber auch solche, die deutlich länger leben."

Verdrängung/Verleugnung einer lebensbedrohlichen Erkrankung

Die Verdrängung oder Verleugnung einer lebensbedrohlichen Erkrankung trotz ausführlicher und wiederholter Information ist ein Coping-Mechanismus (→ Kap. 6, → Kap. 53) des Patienten und/oder der Zugehörigen, mit denen die Betroffenen sich selbst oder die Zugehörigen zu schützen versuchen.
Eine Durchbrechung dieses Mechanismus kann zu schweren psychischen Problemen und zur Destabilisierung der psychosozialen Situation führen. Die „Absolutheit" der Verdrängung kann jedoch vorsichtig exploriert werden, z. B. mit Fragen, die sich auf unterschiedliche Zeiträume beziehen:

Vergangenheit „Gab es einen Zeitpunkt, zu dem Sie gedacht haben, dass die Erkrankung auch lebensbedrohlich sein könnte?"

Gegenwart „Wie schätzen Sie die Situation gegenwärtig ein?"

Zukunft „Wie glauben Sie, könnte die Erkrankung Sie zukünftig beeinträchtigen?"

Ergeben sich keinerlei Anknüpfungspunkte für ein Gespräch, ist es ratsam, die Situation zunächst nicht zu verändern und das Thema zu einem anderen Zeitpunkt anzusprechen. Gründe, die in Einzelfällen jedoch dafür sprechen, die Absolutheit der Verdrängung doch aktiv zu überwinden ist:

- Kinder, denen Informationen über die Erkrankung eines Elternteils vorenthalten werden und die durch den unvorbereiteten Tod eine zusätzliche Traumatisierung erfahren
- anstehende Therapieentscheidungen (z. B. Tracheotomie)
- Dinge, die aus familiären Gründen (z. B. Klärung einer Vormundschaft für ein minderjähriges Kind) oder finanziellen Gründen dringend geregelt werden müssen

Zusammenfassung

- Wird in einem Gespräch eine Einschätzung der Prognose vom Patienten gewünscht, sollte diese dem Patienten auch mitgeteilt werden. Es hat sich bewährt, eher Zeiträume anzugeben als (pseudo-)exakte Voraussagen zu treffen.
- Verdrängung/Verleugnung ist ein häufig anzutreffender Coping-Mechanismus, dem auch eine stabilisierende Funktion zukommen kann. Dieser Mechanismus kann mit Fragen, die die Absolutheit der Verdrängung zum Thema haben, vorsichtig exploriert werden.

6 Unit of Care – die Zugehörigen

Unit of Care

Leidet jemand an einer lebensbedrohlichen Erkrankung, hat dies Auswirkungen auf das gesamte Beziehungsgefüge des Patienten. Betroffen sein können alle mit dem Patienten eng verbundenen Personen. Häufig wird hierfür der Begriff „Zugehörige" verwendet, der anders als „Angehörige" nicht zwingend ein Partnerschafts-, Familien- oder Verwandtschaftsverhältnis voraussetzt.
Von der Krankheit des Einzelnen sind die Aufgaben, Rollen und Beziehungen innerhalb eines Beziehungsgefüges ebenso betroffen wie das seelische Befinden und die Zukunftsplanung der Zugehörigen.
Das „Funktionieren" des Netzwerks der Zugehörigen und deren Wohlbefinden wiederum haben direkte Auswirkungen auf den psychischen und physischen Zustand des Patienten.

> Die Palliativmedizin hat ein besonderes Augenmerk auf die Zusammenhänge von Patient und sozialem Umfeld und bezieht daher dieses in die Behandlung mit ein **(„Unit of Care").**

Zugehörige benötigen häufig ein eigenes Gesprächsangebot, um ihre Probleme und Schwierigkeiten artikulieren zu können, z. B.:

- körperliche und psychische Erschöpfung
- Schwierigkeiten bei praktisch-organisatorischen Fragen
- Hilflosigkeit, Ärger
- Schuldgefühle
- vorweggenommene Trauer und emotionale Erschöpfung
- existenzielle Fragen.

Kinder als Angehörige

Einer besonderen Unterstützung bedürfen Kinder, denen ein Verlust enger Familienmitglieder droht: Eltern sprechen oft nicht mit den Kindern über die Erkrankung des Familienmitglieds, um diese nicht zu belasten. Kinder nehmen diese veränderte Situation jedoch durchaus wahr, sprechen ihre Wünsche und Ängste aber nicht aus, um den Eltern nicht zu Last zu fallen. Ein Klima des Schweigens entsteht. Kinder fühlen sich hierdurch ausgeschlossen und einsam.

> Es ist wichtig, Kinder nicht im Unklaren über die Erkrankung naher Familienangehöriger zu lassen.

Trauerreaktionen von Kindern sind für Erwachsene oft schwer nachvollziehbar und werden häufig nicht als solche gedeutet.
Ist ein Familienmitglied verstorben, sollen Kinder die Gelegenheit bekommen, sich von diesem zu verabschieden. Abschiedsrituale wie einen Brief schreiben oder ein Bild malen, können für das Kind entlastend sein.

Kinder im Vorschulalter (3.–6. Lebensjahr)

- Der Tod in seiner Dimension als endgültiges und unumkehrbares Ereignis wird oft noch nicht erfasst. Tod ist für Kleinkinder meist eine andere Form des Weiterexistierens.
- Finden die Fragen der Kinder keine adäquate Antwort, entwickeln diese häufig belastenden Fantasievorstellungen oder sehen sich gar selbst als Ursache der Ereignisse („Dem Papa geht es schlecht, weil ich nicht brav war.").
- Die in Zeichnungen und Bildern ausgedrückten Emotionen können oft ein Anknüpfungspunkt für Gespräche sein. Auch Spiele mit Handpuppen können hier hilfreich sein.

Schulkinder 7.–12. Lebensjahr

- Schulkinder entwickeln realistische Vorstellungen vom Tod und haben meist auch Angst vor dem Tod.
- Sie stellen häufig Fragen nach dem Sinn und der Gerechtigkeit von Lebensereignissen.
- Sie möchten oft durch kleine Tätigkeiten in die Betreuung des Erkrankten mit einbezogen werden. Es ist aber darauf zu achten, dass es zu keiner Überforderung des Kindes kommt.
- Kinder sollen Gelegenheit haben, während der Erkrankung weiter ihr gewohntes Leben fortzusetzen. Sie sollten ermutigt werden, ihren Hobbys nachzugehen. Spaß und Freude zu haben, darf nicht mit einem schlechten Gewissen verbunden sein.

Jugendliche (13.–18. Lebensjahr) Befinden sich in einem Ablösungsprozess von ihrem Elternhaus. Eine schwere Erkrankung in der Familie – besonders eines Elternteils – führt oft zu widerstreitenden Gefühlen. Schulversagen, sozialer Rückzug, Aggressivität oder Depressionen können Reaktionsweisen von Jugendlichen auf diese Belastungssituation sein.

Krankheitsverarbeitung (Coping)

Definition

Krankheitsverarbeitung (Coping) ist das Bemühen, bestehende oder erwartete Belastungen der Krankheit zu reduzieren.
Elisabeth Kübler-Ross beschrieb 1969 Coping-Mechanismen bei der Diagnose einer lebenslimitierenden Erkrankung als Phasenmodell, das allerdings in dieser Form und dem Ablauf nur bei einer Minderheit von Patienten anzutreffen ist. Die 5 Phasen, die sie beschreibt, sind (→ Abb. 6.1):

1. Nicht-wahrhaben-Wollen (Verleugnung)
2. Zorn
3. Verhandeln
4. Depression
5. Zustimmung (Akzeptanz)

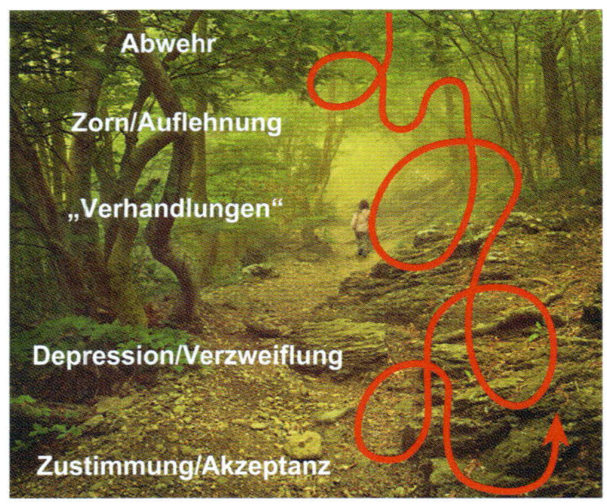

Abb. 6.1 Die fünf Sterbephasen nach E. Kübler-Ross [J787-025]

Coping-Strategien sind jedoch sicherlich wesentlich vielgestaltiger, als dass sie sich in 5 uniform und linear ablaufende Phasen einteilen lassen würden. Ein Ansatz, diese einzuordnen, ist die Unterteilung nach „aktiven“ und „passiven“ Coping-Stilen (→ Abb. 6.2).

Eine „richtige“ oder „falsche“ Coping-Strategie gibt es nicht. Eine Stabilisierung von Patient und Familie und das Vermeiden der Dekompensation des Systems während der Erkrankung oder nach dem Tod des Betroffenen sind vorrangige Ziele der Begleitung.

> Ob eine Erkrankung „erfolgreich“ verarbeitet worden ist, wird von Patienten, den Angehörigen und dem Behandlungsteam oft völlig unterschiedlich eingeschätzt.

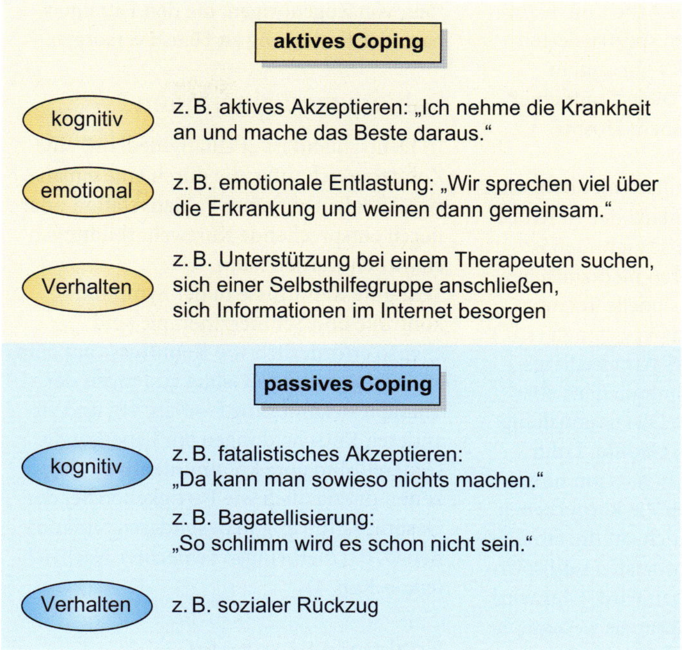

Abb. 6.2 Coping-Stile (nach Zaun) [L231, M554]

Zusammenfassung

- In der Palliativmedizin wird ein Patient oder eine Patientin immer im Kontext seines sozialen Umfeldes gesehen („Unit of Care“).
- Es ist wichtig, Kinder über die Erkrankung eines Familienangehörigen nicht im Unklaren zu lassen.
- Menschen unterscheiden sich in ihren Strategien der Krankheitsbewältigung (Coping). Eine „richtige“ oder „falsche“ Coping-Strategie existiert nicht. Bei der Begleitung ist eine nachhaltige Stabilisierung von Patient und Familie das Ziel der Betreuung.

7 Multiprofessionalität – Palliativmedizin als Teamwork

Palliativmedizin bedeutet Arbeit im Team – egal ob in der ambulanten spezialisierten Palliativversorgung (SAPV), in einem „Palliativmedizinischen Dienst", auf einer Palliativstation oder in einem Hospiz (→ Kap. 8, → Abb. 7.1).
Ein Charakteristikum palliativmedizinischer Arbeit ist, dass die Dominanz der Arztrolle hier nicht in gleicher Weise zu finden ist, wie in den meisten anderen medizinischen Disziplinen. Multiprofessionelle Teambesprechungen und Teamsupervisionen (s. u.) sind fester Bestandteil des Arbeitsalltags, verlangen von den Teammitgliedern aber Kompromissbereitschaft, Diskussionsfähigkeit und manchmal auch Geduld. Lohn dieses Konzepts ist jedoch, dass ein umfassender Blick nicht nur auf die körperlichen Beschwerden, sondern auch auf die familiäre Situation und die psychosozialen und spirituellen Anliegen gewonnen wird. Dies wird von der Palliativmedizinerin als wesentliche Bereicherung ihrer beruflichen Tätigkeit erlebt und kommt letztlich dem Patienten und seinen Zugehörigen zugute.

Palliative Care: Pflegepersonal

Das Pflegepersonal hat meist den engsten Kontakt zum Patienten. Körperliche Beschwerden und seelische Nöte werden zunächst an die Pflegekräfte herangetragen. Die meisten in der Palliativmedizin tätigen Pflegenden haben eine spezielle Palliative-Care-Weiterbildung.
Aufgaben der Palliative-Care-Fachkräfte sind im Allgemeinen pflegerische Maßnahmen. Darüber hinaus haben sie aber auch spezielle Kenntnisse auf dem Gebiet der Symptomlinderung (z. B. Lagerungstechniken, Behandlung von komplizierten Wunden, Beschwerdelinderung durch Einreibungen etc.).
Die Unterstützung und Anleitung des Patienten mit dem Ziel des Erhalts der Selbstständigkeit (z. B. Umgang mit einer PEG-Sonde [→ Kap. 34]) gehören ebenso zu ihren Aufgaben wie die pflegerische Anleitung von Zugehörigen, die den Patienten nach der Entlassung zu Hause versorgen.

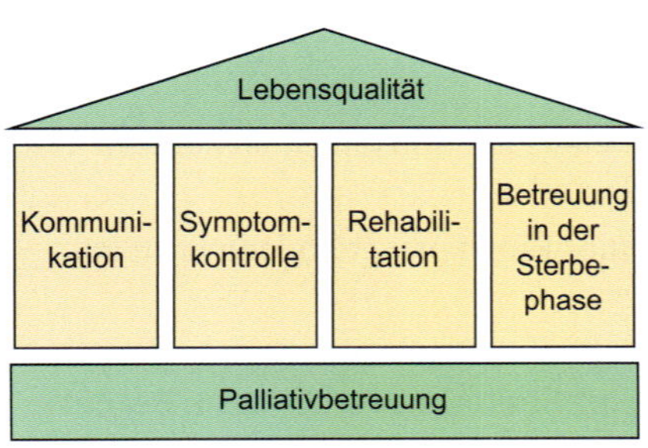

Abb. 7.1 Multiprofessionelle Teamarbeit ist auf den Erhalt der größtmöglichen Lebensqualität von Patient und Zugehörigen ausgerichtet. [T450]

Palliativmedizinerinnen

In Deutschland ist „Palliativmedizin" eine Zusatzbezeichnung, die durch eine einjährige Tätigkeit auf einer Palliativstation oder durch entsprechende Kursweiterbildungen erworben werden kann.
Sehr gute Kenntnisse in der Symptomkontrolle und Schmerztherapie sind ebenso erforderlich wie Kenntnisse auf dem ethisch-rechtlichen Gebiet zu Fragen der Therapiezieländerung (→ Kap. 48) und zu anderen Entscheidungen am Lebensende. Generell sind gute kommunikative Fähigkeiten unerlässlich wie Fertigkeiten bei der Gesprächsführung in besonderen Situationen (z. B. Überbringen schlechter Nachrichten; → Kap. 4)

Sozialarbeiterinnen

Sozialarbeiter sind für den „systemischen Blick" auf die Situation des Patienten zuständig. Es ist ihre Aufgabe, innerhalb des Teams die psychosozialen Rahmenbedingungen des Patienten zur Sprache zu bringen und in das Behandlungskonzept miteinzubeziehen. Zu den Aufgaben der Sozialarbeiterinnen in der Palliativmedizin gehören:
Soziale Anamnese Es wird eruiert, in welchen sozialen Bezügen der Patient lebt. Welche Beziehungen sind belastet oder konfliktbeladen? Welche Bezugspersonen können für die Organisation eines „Netzwerks" zur Unterstützung des Patienten nützlich sein (Ressourcenorientierung)? Es kann hilfreich sein, eine Skizze (Genogramm) anzufertigen, die das soziale Beziehungsgefüge des Patienten erfasst.
Beratung und Information Hierzu gehört die Unterstützung bei der Erstellung einer Vorsorgevollmacht und Patientenverfügung. Studien haben gezeigt, dass Patienten, die von Sozialarbeitern unterstützt werden, häufiger den Wunsch realisieren können, zu Hause zu versterben.
Praktische Hilfe zur Entlastung der Zugehörigen Z. B. Hilfe bei der Antragstellung, Telefonate mit Behörden etc.
Emotionale Unterstützung Psychosoziale Interventionen haben positive Auswirkungen auf Schmerzen, psychisches Befinden und die Lebensqualität von Palliativpatienten.
Case Management Die für die konkrete Problemlage passenden Hilfs- und Unterstützungsmöglichkeiten sollen ausfindig und zugänglich gemacht werden.

Seelsorge

Seelsorgerinnen sind Ansprechpartner für existenzielle, religiöse und spirituelle Fragen, unabhängig von Religionszugehörigkeit Glaubensrichtung (→ Kap. 52 Spiritual Care).

Weitere Teammitglieder

Weitere Teammitglieder können sein:
- Psychologinnen oder Psychoonkologen (→ Kap. 52)
- Kunst- oder Musiktherapeutinnen
- Physio- oder Ergotherapeuten
- Apothekerinnen
- ehrenamtliche Hospizhelfer

Supervision

- Die Begleitung sterbender Menschen und das Miterleben der Ängste und Konflikte der Patienten und Zugehörigen können zeitweise sehr belastend sein. Eine häufige Konfliktquelle im Alltag ist zudem die Notwendigkeit zur engen Zusammenarbeit innerhalb des Teams.
- Eine regelmäßige, begleitende (Team-)supervision ist in der Palliativmedizin erforderlich und allgemein üblich.

Zusammenfassung

- Multiprofessionelle Teamarbeit ist ein wesentliches Charakteristikum der Palliativmedizin.
- Palliativmedizinisch ausgebildete Ärzte, Pflegekräfte mit Palliative-Care-Weiterbildung und Sozialarbeiter bilden den „Kern" des Teams.
- **Ärztinnen** sind für die Symptomkontrolle zuständig. Zudem sind sehr gute Kenntnisse in ethisch-rechtlichen Fragen und kommunikative Fertigkeiten erforderlich.
- **Palliative-Care-Pflegefachkräfte** verfügen über eine spezielle Weiterbildung in Fragen der pflegerischen Symptomlinderung.
- **Sozialarbeiter** sind für den „systemischen Blick" zuständig. Dies bedeutet, es wird während der Behandlung der Patient in seinem gesamten psychosozialen Umfeld gesehen.

Ambulante Versorgung

Die ambulanten palliativmedizinischen Angebote werden unterschieden in: **allgemeine ambulante Palliativversorgung (AAPV)** und **spezielle ambulante spezielle Palliativversorgung (SAPV)** (→ Abb. 8.1).

Hausärztliche Versorgung

Die bei Weitem größte Anzahl der Palliativpatienten wird von Hausarzt und niedergelassenen Fachärzten betreut. Ein kleinerer Anteil der Patienten benötigt die Betreuung durch ein Team der spezialisierten ambulanten Palliativversorgung oder muss stationär palliativmedizinisch behandelt werden. Jeder klinisch tätige Arzt sollte daher über palliativmedizinische Grundkenntnisse verfügen.

Palliativmedizin ist Aufgabe aller Ärzte!

Allgemeine ambulante Palliativversorgung (AAPV)

In der allgemeinen ambulanten Palliativversorgung (AAPV) arbeiten v. a. ausgebildete, ehrenamtliche Hospizhelferinnen. Ziel ist die Unterstützung des Patienten und seiner Familie in häuslichem Umfeld, Krankenhaus oder im Alters- oder Pflegeheim.

Spezialisierte ambulante Palliativversorgung (SAPV)

Zunehmend und mittlerweile fast flächendeckend arbeiten die Teams der spezialisierten ambulanten Palliativversorgung (SAPV). Diese bieten ärztliche und (beratende) pflegerische Leistungen, insbesondere zur Schmerztherapie und Symptomkontrolle an. Zudem besteht bei SAPV-Teams eine 24-h-Rufbereitschaft. Ziel ist es, die Betreuung von Schwerkranken innerhalb der vertrauten häuslichen Umgebung zu ermöglichen. Anspruch auf SAPV-Betreuung

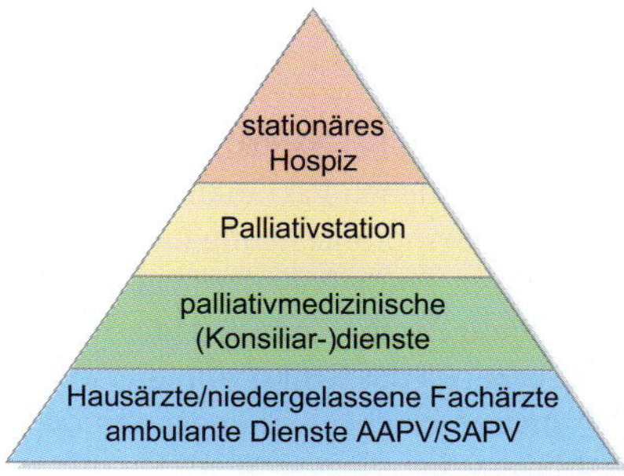

Abb. 8.1 Ambulante und stationäre palliativmedizinische Versorgung [L231, M554]

haben „Versicherte mit einer nicht heilbaren, fortschreitenden und weit fortgeschrittenen Erkrankung bei einer zugleich begrenzten Lebenserwartung, die eine besonders aufwendige Versorgung benötigen" (Richtlinie des gemeinsamen Bundesausschusses der Krankenkassen).

Stationäre Einrichtungen

Einrichtungen der stationären Versorgung sind **Palliativstationen** und **Hospize.**

Palliativstationen

Palliativstationen sind Einrichtungen, die vorwiegend an Akutkrankenhäuser angegliedert sind. Sie dienen **kurzzeitigen Interventionen,** z. B. zur fokussierten Symptomkontrolle oder zur Krisenintervention (wenn z. B. die Pflegeperson erschöpft ist). Die durchschnittliche Aufenthaltsdauer beträgt ca. 2 Wochen. Mehr als die Hälfte der aufgenommenen Patienten verstirbt auf der Palliativstation, die übrigen Patienten werden anschließend nach Hause, in ein Hospiz oder in eine Pflegeeinrichtung entlassen. Die Kosten für die Behandlung werden von der Krankenversicherung übernommen.

Konsiliardienste

In vielen Akuthäusern, vor allem in solchen, die über keine eigene Palliativstation verfügen, arbeiten **palliativmedizinische Konsiliardienste** – auch: **„palliativmedizinische Dienste (PMDs)"**. Dies sind multiprofessionelle Teams, die Patienten auf Anforderung der Station in der jeweiligen Fachabteilung mitbetreuen. Hauptaufgabengebiete sind hier die Symptomkontrolle, psychosoziale Unterstützung sowie die Planung und Vorbereitung der Entlassung.

Stationäre Hospize

Hospize sind **Pflegeeinrichtungen** für schwerkranke Menschen mit begrenzter Lebenserwartung (maximal 6 Monate). Die durchschnittliche Aufenthaltsdauer beträgt etwa 1 Monat, wobei die überwiegende Mehrheit der aufgenommenen Patienten im Hospiz verstirbt. Die medizinische Betreuung wird durch niedergelassene Ärzte gewährleistet. Daher ist Voraussetzung für eine Aufnahme im Hospiz, dass eine weitgehend stabile Symptomkontrolle besteht. Zugehörige können tageweise beim Patienten oder in einem eigenen Besucherzimmer übernachten. Wohnliche Patientenzimmer, Gemeinschaftsräume und meist auch ein Garten sorgen für eine größtmögliche Lebensqualität von Patienten und Zugehörigen.
Die Finanzierung erfolgt als Mischfinanzierung durch die Krankenversicherung und Pflegeversicherung.

Gemeinsames Merkmal von Palliativstation und Hospiz ist eine umfassende palliativmedizinische Betreuung im Sinne der WHO (→ Kap. 1). In allen Einrichtungen wird multiprofessionell gearbeitet und es stehen neben der medizinischen Betreuung auch seelsorgliche und psychosoziale Begleitung, ein speziell ausgebildetes **Palliative-Care-Pflegepersonal** und häufig auch Angebote wie Kunst- und Musiktherapie oder Physiotherapie zur Verfügung.

Zusammenfassung

- Der Großteil der palliativmedizinischen Versorgung wird von Hausärzten und niedergelassenen Fachärzten geleistet.
- Teams der spezialisierten ambulanten Palliativversorgung (SAPV) können in vielen Fällen eine häusliche Betreuung von schwerkranken Patienten ermöglichen.
- Palliativstationen dienen der zeitlich begrenzten (2–3 Wochen) fokussierten Symptomkontrolle und/oder Krisenintervention.
- Hospize sind Pflegeeinrichtungen, in denen schwerkranke Menschen mehrere Monate und meist bis zu ihrem Tod gepflegt werden können.

9 Pharmakotherapie in der Palliativmedizin

Bei Palliativpatienten bestehen – im Vergleich zur kurativen Situation – oft **unterschiedliche Therapieziele.** Ganz im Vordergrund steht die Symptomkontrolle. Auch eine (unbeabsichtigte) Lebensverkürzung kann – wenn dies zur Symptomkontrolle notwendig ist – in Kauf genommen werden (→ Kap. 50).

Bei der Verordnung von Medikamenten ist zu beachten, dass beim Palliativpatienten die zu erwartende Therapiedauer eher kurz ist. Dies ist zu bedenken bei Medikamenten, die eine längere Zeit bis zum Wirkungseintritt benötigen, oder bei Medikamenten, die unerwünschte Langzeitwirkungen aufweisen:

- **Wirkungseintritt:** Klassische Antidepressiva benötigen mehrere Wochen, um ihre antidepressive Wirkung zu entfalten. Bei einer Lebenserwartung < 3 Monate sollten daher Alternativen erwogen werden (→ Kap. 25).
- **Langzeitwirkung:** Bei begrenzter Lebenserwartung sind Nebenwirkungen, die bei einer Langzeitanwendung auftreten können (z. B. bei längerfristigen Anwendung von Kortikoiden), oft nicht relevant.

> Eine sorgfältige Medikamentenanamnese hilft oftmals, unnötige Therapieänderungen oder diagnostische Maßnahmen zu vermeiden. Häufig werden Medikamente nicht eingenommen, weil z. B. die Notwendigkeit einer regelmäßigen Einnahme eines Schmerzmedikaments nicht erklärt oder verstanden wurde.

Dosisanpassung beim Palliativpatienten

Bei der Auswahl der Dosierung eines Medikaments ist zu beachten, dass der Palliativpatient meist nicht dem „70-kg-Standardpatienten" entspricht:

Der Palliativpatient hat

- ein häufig **deutlich reduziertes Körpergewicht.**
- eine **veränderte Körperzusammensetzung** – dies muss ggf. bei der Arzneistoffverteilung berücksichtigt werden.
- oftmals **Einschränkungen der Resorption** durch Veränderungen im Gastrointestinaltrakt (z. B. Motilitätsstörung, Passagehindernis, Kurzdarmsyndrom).
- oft **eingeschränkte Organfunktionen** (Leber, Niere), die den Arzneistoffmetabolismus und die Arzneistoffelimination beeinträchtigen.
- häufig **veränderte Rezeptorempfindlichkeiten.**
- aufgrund physischer Einschränkungen oftmals ein Bedürfnis nach **besonderen Applikationsformen.**

Polypharmazie beim Palliativpatienten

Palliativpatienten bekommen aufgrund der fortgeschrittenen Erkrankung und der Vielzahl der Symptome häufig mehrere Medikamente. Diese Polypharmazie ist oft notwendig, immer jedoch kritisch zu hinterfragen, da das Risiko von unerwünschten Arzneimittelnebenwirkungen mit der Anzahl der verabreichten Medikamente stark ansteigt:

- 13 % bei 2 Medikamenten
- 38 % bei 4 Medikamenten
- 82 % bei mehr als 7 Medikamenten

Oftmals werden Medikamentennebenwirkungen als neue Symptome oder Krankheitsmanifestationen fehlinterpretiert. Dies führt zur Verordnung eines weiteren Medikaments, sodass eine „Verordnungskaskade" (→ Abb. 9.1) entstehen kann.

Beispiele:

- Kortikoide → periphere Ödeme → Diuretika → Elektrolytstörungen
- Anticholinergika → Verwirrtheit → Neuroleptika → extrapyramidalmotorische Nebenwirkungen

Cytochrom-p450-Isoenzyme

Die Metabolisierung vieler Medikamente in der Leber geschieht durch Oxidation/Reduktion mithilfe der Cytochrom-p450-Enzymgruppe.

Die wichtigsten Isoenzyme sind CYP3A4, 1A2 und CYP2D6, für das darüber hinaus das Vorliegen eines genetischen Polymorphismus bekannt ist.

Substrate von CYP3A4 Beispiele: Amitriptylin, Carbamazepin, Midazolam, Fentanyl.

Inhibition Diese führt zum Anstieg der Plasmakonzentration eines Substrats. Beispiele für Inhibitoren von CYP3A4 sind Cimetidin, Erythromycin.

Induktion Diese führt zu einer Verringerung der Plasmakonzentration eines Substrats. Beispiele für Induktoren von CYP3A4 sind Carbamazepin und Dexamethason (Listen mit p450-Wechselwirkungen z. B. über www.onkopedia.com/de/onkopedia/guidelines/arzneimittelinteraktionen/@@guideline/html/index.html#ID0E2HAC).

Off-Label-Use (zulassungsüberschreitende Anwendung) von Medikamenten in der Palliativmedizin

Definition

Unter Off-Label-Use versteht man die Verordnung eines zugelassenen Medikaments außerhalb des genehmigten Anwendungsgebiets. Auch Abweichungen hinsichtlich der Applikationswegs (z. B. s. c. Gabe von Medikamenten, die hierfür eigentlich nicht zugelassen sind) zählen dazu.

Klinische Bedeutung

Die Verwendung von Arzneimitteln außerhalb des zugelassenen Anwendungsbereichs ist in der Palliativmedizin häufig.

Beispiele:

- Haloperidol (Neuroleptikum) bei Übelkeit, Erbrechen
- Dronabinol (Cannabinoid) zur Appetitanregung
- Opioide bei Atemnot
- subkutane Applikation vieler Medikamente

Bei einem Off-Label-Use sind eine ausführliche Aufklärung des Patienten (wann immer möglich) und eine sorgfältige Dokumentation erforderlich.

Eine Verordnung außerhalb des zugelassenen Anwendungsbereichs fällt in die Therapiefreiheit des Arztes. Ein praktisches Problem – auch beim sorgfältig durchgeführten und dokumentierten – Off-Label-Use kann jedoch die Ablehnung der Kostenerstattung durch die gesetzlichen Krankenversicherungen sein.

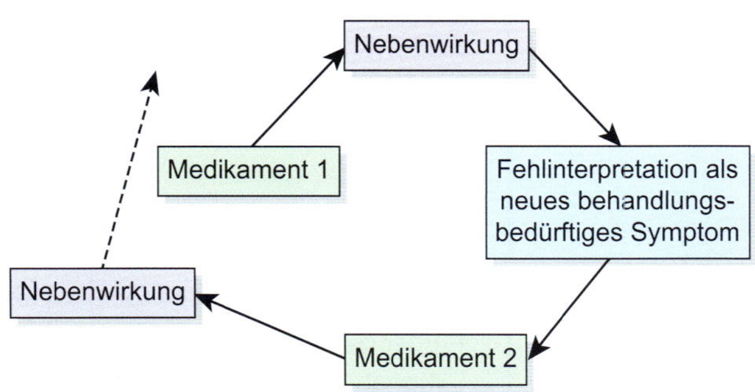

Abb. 9.1 „Verordnungskaskade" bei Medikamenten [L231, M554]

Alternative Applikationswege

Die vielfältigen körperlichen Einschränkungen von Palliativpatienten machen es häufig notwendig, nach anderen Applikationswegen zur Gabe von Medikamenten zu suchen. Unter den vielfältigen Möglichkeiten (→ Abb. 9.2) nimmt die subkutane Gabe von Medikamenten in der Palliativmedizin einen besonderen Platz ein.

Subkutane Dauerinfusionen

Die subkutane Verabreichung von Medikamenten wird in der Palliativmedizin häufig angewandt. Für bettlägerige Patienten werden gewöhnliche Perfusorsysteme verwendet. Bei mobilen Patienten kommen tragbare Pumpen zum Einsatz, die meist über eine zusätzliche Funktion zur Bolus-Verabreichung verfügen.

Indikationen/Vorteile gegenüber der oralen Medikation

- Erbrechen
- Schluckstörungen, oder wenn der Patient zu schwach zum Schlucken ist
- Vigilanzminderung oder geringe Compliance
- Resorptionsstörung (z. B. Kurzdarmsyndrom)

Vorteile gegenüber intravenöser Gabe

- Subkutannadel kann von Pflegekräften gelegt werden (wichtig im häuslichen Umfeld)
- Eine Subkutannadel im Stammbereich (→ Abb. 9.3) schränkt Patienten meist weniger ein als i. v. Zugänge an der oberen Extremität.
- Kinetik der Subkutangabe (langsameres Ansteigen der Konzentration) ist oftmals vorteilhaft.

Häufigste subkutan verabreichte Medikamente in der Palliativmedizin sind Morphin oder andere Opiate. Eine Mischung von Morphin mit folgenden Medikamenten (Auswahl) ist in der Praxis häufig:

- Haloperidol
- Levomepromazin
- Midazolam
- Metoclopramid

Generell jedoch Vorsicht bei der Mischung von Medikamenten! Nicht alle Präparate können gemischt werden. Es besteht die Gefahr, dass diese miteinander reagieren und es zu chemischen Veränderungen (z. B. Ausflocken) oder Wirkungsverlust kommt.

Bei einer Umstellung von oraler Medikation auf subkutane Gabe muss die Tagesdosis vieler Medikamente reduziert werden, da hier die Bioverfügbarkeit 100 % beträgt und kein First-pass-Mechanismus berücksichtigt werden muss. Insbesondere trifft dies auf die Gabe von Opiaten zu.

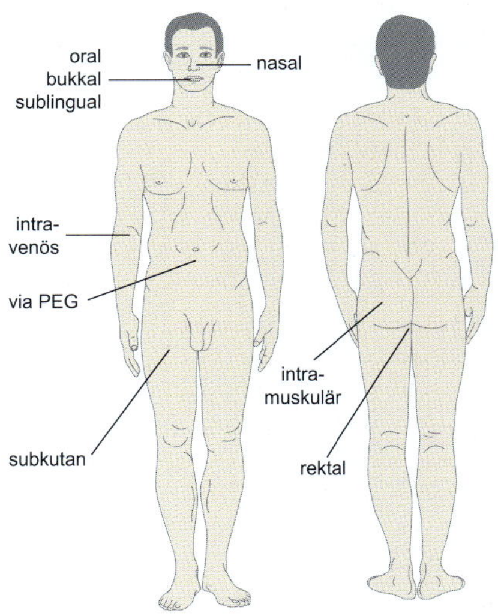

Abb. 9.2 Unterschiedliche Applikationswege von Medikamenten [L231, M554]

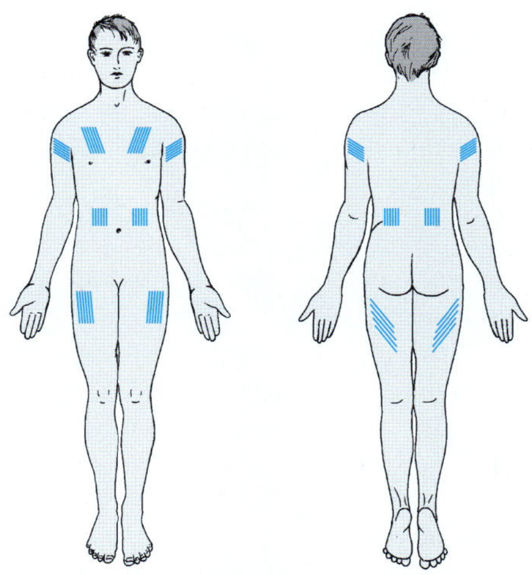

Abb. 9.3 Geeignete Körperstellen zur subkutanen Dauerinfusion von Medikamenten [L157]

Zusammenfassung

- Bei der Dosierung von Medikamenten ist zu beachten, dass ein Palliativpatient meist nicht dem „70-kg-Normalpatient" entspricht.
- Die bei Palliativpatienten häufige Polypharmazie birgt das Risiko vieler Arzneimittelwechselwirkungen und -nebenwirkungen von Medikamenten.
- Körperliche Einschränkungen von Palliativpatienten erfordern oft andere Applikationsmethoden.
- Die subkutane Gabe von Medikamenten bietet bei Palliativpatienten große Vorteile, auch wenn es sich hier manchmal um einen Off-Label-Use handelt.
- Bei der Umstellung einer Medikation auf eine unterschiedliche Applikationsroute ist bei vielen Medikamenten eine Anpassung der Tagesdosis notwendig.

Spezieller Teil

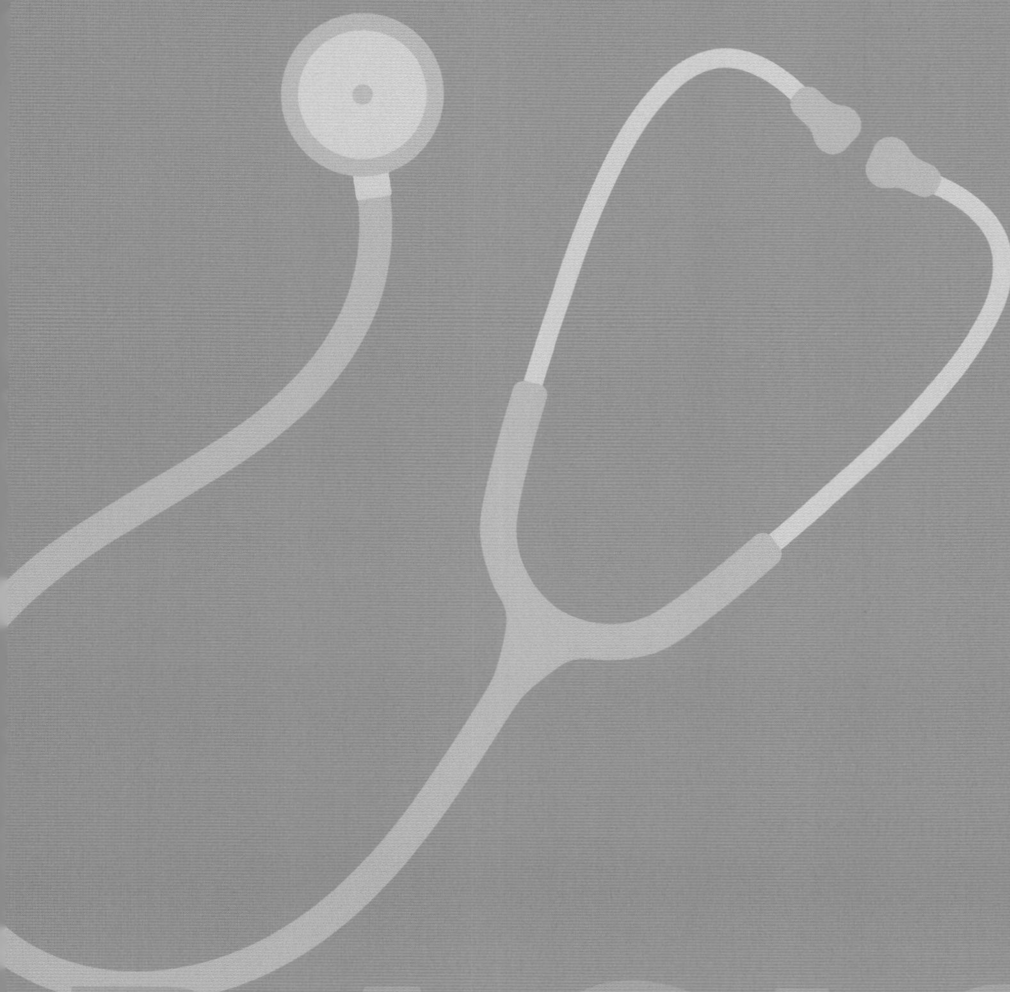

BASICS

Symptomkontrolle: Schmerzen

Symptomkontrolle: gastrointestinale Beschwerdebilder

Symptomkontrolle: respiratorische Beschwerdebilder

Symptomkontrolle: neuropsychiatrische Syndrome

Symptomkontrolle: dermatologische Probleme

Notfälle

Spezielle onkologische Krankheitsbilder

Spezielle nichtonkologische Krankheitsbilder

Palliativmedizin der Lebensalter

Die Terminalphase

Recht und Ethik

Spezielle Themen

10 Schmerz: Grundlagen und Diagnostik, Konzept des Total Pain

Grundlagen

Epidemiologie

Schmerz ist ein Symptom vieler lebensbedrohlicher Erkrankungen. Bei Krebspatienten gilt folgende Faustregel: ¼ der Patienten hat keine Schmerzen. Von den Patienten, die unter Schmerzen leiden, hat ⅓ einen einzigen (nach Ursache und Typ definierten) Schmerz, ⅓ zwei unterschiedliche Schmerzarten, ⅓ drei oder mehrere Schmerzarten.

Schmerzklassifikation

Grundsätzlich wird der **nozizeptive Schmerz** vom **neuropathischen Schmerz** unterschieden (→ Abb. 10.1).

Nozizeptiver Schmerz Entsteht durch Stimulation von Schmerzrezeptoren in Knochen, Muskeln, Bindegewebe und Knochen (**somatischer Schmerz**) oder durch Stimulation von Schmerzrezeptoren in Organen des Brust-, Bauch- oder Beckenraums **(viszeraler Schmerz).**

Neuropathischer Schmerz Entsteht aufgrund einer direkten Schädigung von peripheren Nerven oder der zentralnervösen Schmerzleitung (z. B. Läsion im Bereich des Rückenmarks oder Thalamus) und tritt in Form einschießender, **„neuralgiformen" Schmerzen** oder als **neuropathischer Dauerschmerz** auf.

Gemischte nozizeptive/neuropathische Schmerzen weisen Charakteristika beider Schmerztypen auf.

Schmerzcharakteristika

Die Beschreibung des Schmerzcharakters durch die Patienten erlaubt oftmals eine Zuordnung zum zugrunde liegenden Entstehungsmechanismus (nozizeptiv, somatisch oder viszeral versus neuropathisch).

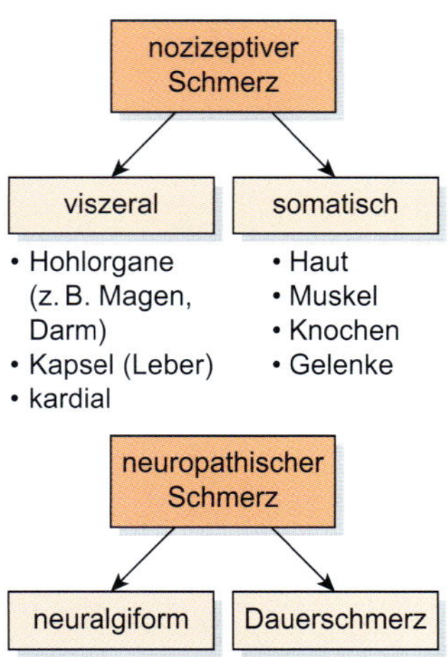

Abb. 10.1 Schmerzklassifikation [L231, M554]

Charakteristika der einzelnen Schmerztypen

- **Somatischer nozizeptiver Schmerz:** gut lokalisierbar, stechend, klopfend oder drückend
- **Viszeraler nozizeptiver Schmerz:** schlecht lokalisierbar, bohrend, drückend, oder krampfartig, kann auf zugehörige Dermatome übertragen werden (z. B. Schulterschmerz bei Leberkapselspannung/Gallenblasenaffektion)
- **Neuralgiformer Schmerz:** schneidend, stechend, blitzartig einschießend (z. B. Trigeminusneuralgie)
- **Neuropathischer Dauerschmerz:** brennend, unangenehm kribbelnd. Oft verbunden mit Hyperalgesie (Überempfindlichkeit gegenüber einem Schmerzreiz) und Allodynie (Schmerzempfinden auf eigentlich nichtschmerzhafte Reize, z. B. Berührung)

Prinzipien der Schmerztherapie und WHO-Stufenplan

Die wichtigsten Prinzipien zur Planung einer Schmerztherapie wurden 1996 von der WHO zusammengefasst. Bei deren Beachtung lassen sich ca. 80 % aller Schmerzpatienten zufriedenstellend behandeln:

By the mouth Wann immer möglich, sollte die Gabe von oralen Analgetika anderen Darreichungsformen vorgezogen werden. Dies gewährt dem Patienten größtmögliche Autonomie. Retardpräparate erlauben bei nur 1- bis 2-maliger täglicher Einnahme konstante Wirkspiegel.

By the clock Das Vorhandensein von chronischen Schmerzen führt zu Veränderungen im ZNS (z. B. Hinterhorn des Rückenmarks), die eine weitere Behandlung erschweren. Daher muss bei längerdauernden Schmerzen die Gabe der nächsten analgetischen Dosis nach einem festen Zeitplan erfolgen, nämlich bevor erneute Schmerzen auftreten.

By the ladder Analgetika für einen bestimmten Patienten werden nach der Schmerzintensität und dem Schmerzcharakter ausgewählt. (→ Abb. 10.2). Die Medikamente der jeweiligen Stufe werden so lange höher dosiert, bis der Schmerz zufriedenstellend behandelt ist. Reicht die analgetische Wirkung einer Stufe nicht (mehr) aus, so ist auf die nächsthöhere überzugehen. (Klinischer Hinweis: eine Ausnahme wird jedoch bei starken akuten Schmerzen gemacht: Hier kann unmittelbar mit einer Dosistitration von WHO-Stufe 3 Analgetika begonnen werden.)

- **Stufe 1: Nichtopioide:** Haben einen Opiatrezeptor-unabhängigen Wirkungsmechanismus. Beispiele sind Paracetamol, Ibuprofen, Diclofenac oder Metamizol.
- **Stufe 2: Mittelstarke Opioide:** Werden **zusätzlich** zu Nichtopioiden gegeben. Beispiele für mittelstarke Opioide sind Tramadol oder Tilidin.
- **Stufe 3: Starke Opioide: Ersetzen** die mittelstarken Opioide. Beispiele für starke Opioide sind Morphin, Hydromorphon, Fentanyl, Oxycodon, L-Methadon.

Die Medikation jeder Stufe kann ergänzt werden durch **adjuvante Medikamente (Koanalgetika).** Dies sind Medikamente, die primär nicht als Analgetika eingesetzt werden, aber die bei bestimmten Schmerzarten eine schmerzlindernde Wirkung haben können, z. B.:

- Neuropathische Schmerzen: Antidepressiva, Antikonvulsiva (→ Kap. 16)
- Bei Knochenschmerzen durch Metastasen: Bisphosphonate (→ Kap. 16)
- Bei kolikartigen Schmerzen: Butylscopolamin (z. B. Buscopan®)

Individuelle Schmerztherapie

Die Schmerztherapie wird für jeden Patienten individuell erarbeitet. Wichtige Gesichtspunkte bei der Auswahl der Medikamente und der Dosierung sind Schmerztyp, Vorerkrankungen und mögliche Medikamentenwechselwirkungen.

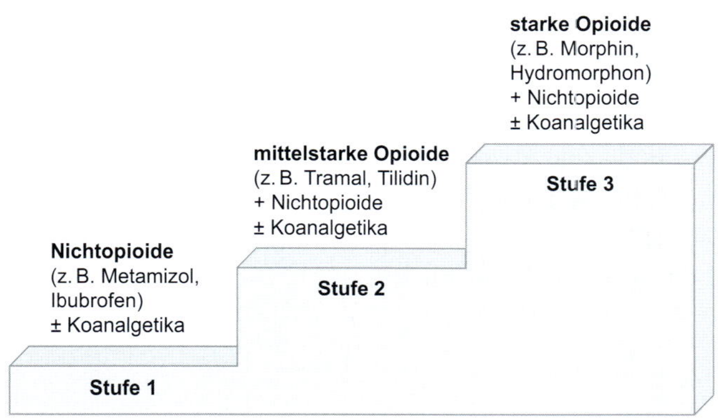

Abb. 10.2 WHO-Stufenschema zur Schmerztherapie [L231, M554]

Diagnostik

Schmerzanamnese

Eine sorgfältige Schmerzanamnese sollte folgende Punkte beinhalten:

- Beginn, Verlauf und Häufigkeit der Schmerzen
- Beschreibung des Schmerzes (Lokalisation, Qualität, Schmerzcharakter)
- Erfassung der Schmerzstärke (verschiedene Skalen s. u.)
- Auslösende Faktoren und Faktoren, die den Schmerz verschlechtern oder lindern
- Einschränkungen der Lebensqualität oder der Leistungsfähigkeit durch den Schmerz
- Anamnese psychosozialer Belastungsfaktoren
- Erfragung des Therapieziels

Messung der Schmerzintensität

Visuelle Analogskala (VAS) Der Patient markiert die Stärke des Schmerzes auf einer Linie zwischen den Extremen „kein Schmerz" und „stärkster vorstellbarer Schmerz" (→ Abb. 10.3).

Numerische Ratingskala (NRS) Selbsteinschätzung zwischen 0 (= kein Schmerz) und 10 (= schlimmster vorstellbarer Schmerz).

Verbale Ratingskala (VRS) 1 = kein Schmerz, 2 = leichter Schmerz, 3 = mäßig starker Schmerz, 5 = sehr starker Schmerz.

Schmerzeinschätzung beim nicht kontaktfähigen Patienten

Es gibt keinen zuverlässigen biochemischen oder biophysischen Marker für Schmerz. Bei nichtkontaktfähigen Patienten sind Verhaltensänderungen wie Unruhe, Vokalisationen, Mimik, Schwitzen, Blässe oder Tachykardie Hinweise für das Vorliegen von Schmerzen. Es ist davon auszugehen, dass z. B. schwer demente Patienten meist zu wenig konsequent analgetisch behandelt werden. Andererseits ist es oft schwierig, Schmerzäußerungen von anderen Beschwerden oder Symptomen zu unterscheiden. Die Einschätzung von Angehörigen und Pflegepersonal sind hier entscheidend. Im Zweifelsfall kann ein Analgetikum probatorisch gegeben werden.

Körperliche Untersuchung

Eine körperliche Untersuchung ist vor der Einleitung einer Schmerztherapie immer erforderlich. Eine apparative Diagnostik kann im Einzelfall indiziert sein. Die Belastung des Patienten durch die Untersuchung sollte gegen den möglichen Nutzen abgewogen werden.

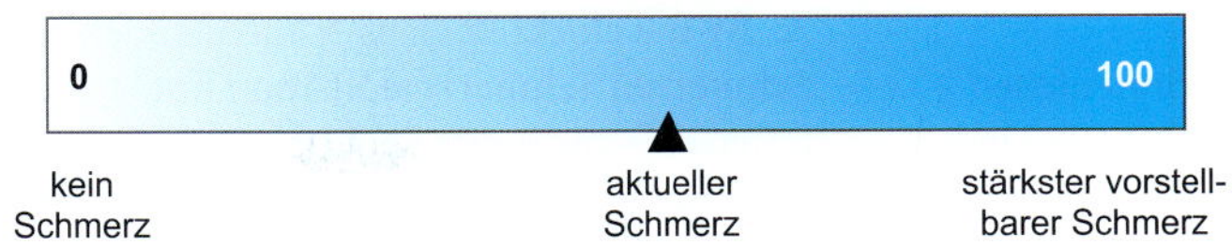

Abb. 10.3 Visuelle Analogskala zur Erfassung der Schmerzintensität [L157]

Konzept des Total Pain

Das Konzept des Total Pain geht auf Cicely Saunders (→ Kap. 2) zurück. Es besagt, dass „Schmerz" „multidimensional" zu verstehen und zu behandeln ist. Im engeren Sinn ist bei „Schmerz" die körperliche Empfindung gemeint, in einem weiteren Sinn jedoch auch das Leiden eines Menschen, der mit einer lebensbedrohlichen Erkrankung konfrontiert ist. Hier wird daher auch von „total suffering" gesprochen.

Das Schmerzerleben selbst wird wesentlich beeinflusst durch zusätzliche psychische, soziale und spirituelle Faktoren (→ Abb. 10.4). Daher genügt es bei der Mehrzahl der Palliativpatienten nicht, Schmerzen nur medikamentös zu behandeln. Zwar erfordert die Schmerzbehandlung in der Palliativmedizin unter Umständen eine große pharmakologische Expertise, jedoch müssen gleichzeitig Probleme im psychosozialen, emotionalen und spirituellen Bereich erfasst und geeignete Unterstützung angeboten werden. Dies gelingt nur in einem multidisziplinären und multiprofessionellen Team. Dies gilt umso mehr für „Schmerz" im Sinn von „total suffering": Um das Leiden eines Menschen (und seiner Zugehörigen) zu lindern, ist Unterstützung in verschiedenen Bereichen durch Teammitglieder mit unterschiedlichen Kompetenzen erforderlich. „Total pain" ist daher ein zentrales Konzept der Palliativmedizin. Ähnlichkeiten finden sich hier zum bio-psycho-sozialen Krankheitsmodell in der Psychosomatik. Eine

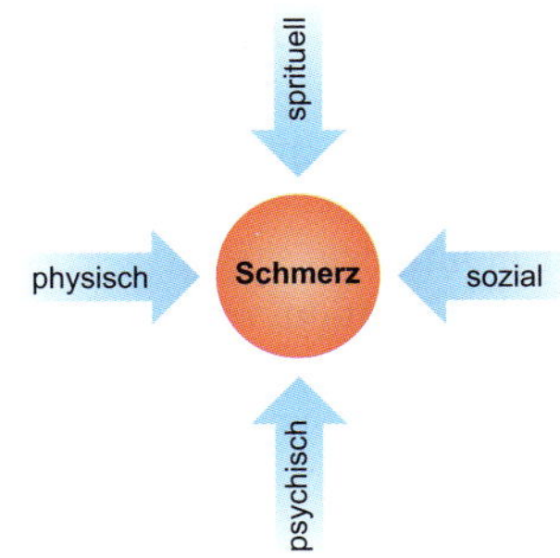

Abb. 10.4 Konzept des Total Pain: Schmerz hat neben einer physischen auch eine psychische, soziale und spirituelle Dimension. [L231, M554]

besondere Rolle spielt bei der multiprofessionellen Behandlung von „total pain" bzw. „total suffering" auch die psychologische bzw. psychotherapeutische Begleitung von Palliativpatienten.

Psychologische/Psychotherapeutische Begleitung bei Schmerzen 17

Viele Patienten fühlen sich dem Schmerz „ausgeliefert". Psychotherapeutische Interventionen zielen häufig darauf ab, dem Patienten eine aktive Bewältigungsstrategie an die Hand zu geben. Verwendete Verfahren zielen auf die Selbstwirksamkeit der Patienten und können u. a. sein:

- Entspannungstechniken
- Spezielle Schmerzbewältigungsstrategien
- Stützende Gespräche
- Würdezentrierte Verfahren (→ Kap. 3)

Zusammenfassung

- Die Auswahl der Analgetika für einen Patienten hängt von Schmerztyp und Schmerzintensität ab.
- Gabe von oraler Medikation – wann immer möglich (by the mouth).
- Bei dauerhaften Schmerzen ist eine Analgetikagabe nach festem Zeitplan erforderlich (by the clock).
- Anwendung des WHO-Stufenschemas (by the ladder).
- Individuelle Auswahl von Analgetika, z. B. Einsatz von Koanalgetika bei neuropathischen Schmerzen.
- Das Schmerzerleben wird wesentlich beeinflusst durch psychosoziale und spirituelle Faktoren, die bei einer erfolgreichen Schmerzbehandlung nicht außer Acht gelassen werden dürfen.
- „Total pain" bzw. „total suffering" sind zentrale Konzepte in der Palliativmedizin und beschreiben die Multidimensionalität von „Schmerz" bzw. „Leiden" von Patienten mit lebensbedrohlichen Erkrankungen.

11 Die 10 wichtigsten Regeln der Schmerztherapie

1. **By the ladder:**
   – Beachtung der WHO-Stufenleiter (Ausnahme: Beginn mit Stufe-3-Analgesie bei starken (Tumor-)Schmerzen [→ Kap. 10]).
   – Keine Kombination von mittelstark wirksamen Opioiden und stark wirksamen Opioiden.
   – Bei Gabe eines Opiats (WHO-Stufe 2 und 3) wird das nichtopioide Analgetikum beibehalten.
2. **By the mouth:**
   – Orale Medikation, wann immer möglich.
   – Nachteile der (stark beworbenen) transdermalen Applikationsformen im Auge behalten.
3. **By the clock:** Bei länger anhaltenden Schmerzen Schmerzmedikation fest ansetzen – nicht nur Bedarfsmedikation.
4. **Zusätzliche Bedarfsmedikation** nicht vergessen! (bei Opiaten i. d. R. ⅙ der Tagesdosis).
5. **Begleitmedikation** (Laxans, ggf. Antiemetikum) nicht vergessen.
6. Regelmäßige **Wirkungen und Nebenwirkungen evaluieren** und ggf. Dosis anpassen.
7. Beim **Umstellen einer Applikationsform** auf eine andere z. B. oral auf parenteral ist bei Opiaten meist eine Dosisanpassung nötig (z. B. orales Morphin : parenterales Morphin 3 : 1).
8. Bei einer **Opiatrotation** zunächst die analgetische Äquivalenzdosis der neuen Substanz feststellen, mit der Äquivalenzdosis minus 30 % beginnen, in den folgenden Tagen Dosisanpassung nach benötigter Bedarfsmedikation.
9. Bei einigen Schmerzarten ist die Gabe von **Koanalgetika** essenziell (z. B. beim neuropathischen Schmerz).
10. Schmerz hat neben der physischen auch **eine psychosoziale und spirituelle Komponente (Total Pain).** Die palliative Schmerztherapie bezieht neben der medikamentösen Therapie auch zusätzliche Angebote (Psychologie/Psychoonkologie, Sozialarbeit, Seelsorge, Physiotherapie etc.) mit ein.

12 Analgetika: Nichtopioide

Definition

Nichtopioide wirken durch Interaktion mit schmerzauslösenden biochemischen Prozessen und binden nicht an Opiatrezeptoren (→ Abb. 12.1, → Tab. 12.1).

Klassifikation

Nichtsaure, antipyretische Analgetika

- Vorwiegend zentrale analgetische Wirkmechanismen
- Keine antiphlogistische Wirkung, daher Einsatz bei nichtentzündlichen Schmerzursachen
- Analgetische Wirkung Metamizol >> Paracetamol

Nichtsteroidale Antirheumatika (Non-steroidal antiinflammatory drugs, NSAID)

- Die unselektive Hemmung der Cyclooxigenasen COX-1 und COX-2 bewirkt die Hemmung der Prostaglandinsynthese.

Selektive COX-2-Hemmer

- Wegen der selektiven Hemmung des COX-2-Isoenzyms treten weniger gastrointestinale Nebenwirkungen auf als bei NSAIDs.

Natriumkanalblocker

- Anfang 2025 wurde in den USA der Natriumkanalblocker Suzegritin zur Behandlung postoperativer Schmerzen zugelassen.
- Erhofft wird von dieser neuartigen Substanzklasse eine den Opioiden ähnliche analgetische Wirkung ohne die opioidtypischen Nebenwirkungen

> Aspirin wird wegen seines hohen Nebenwirkungspotenzials und der relativ geringen analgetischen Potenz in der palliativen Schmerztherapie praktisch nie eingesetzt.

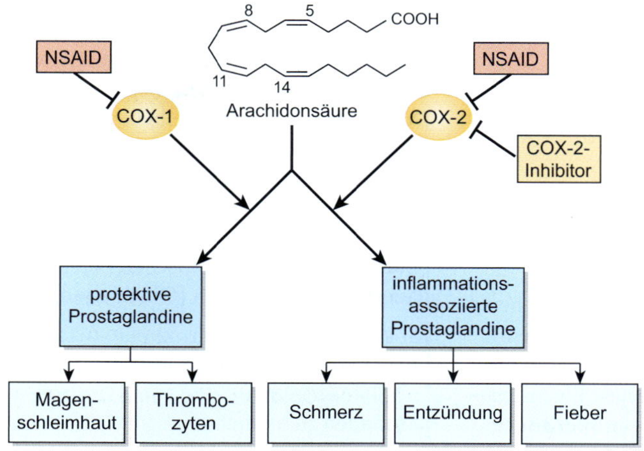

Abb. 12.1 Wirkungsweise von nichtsteroidalen Antirheumatika und COX-2-Hemmern (Auswahl) [L231, M554]

Tab. 12.1 Analgetika der WHO-Stufe 1 (Auswahl)

Substanz	Wirkdauer (ret. = retardiert)	Einzeldosis Tagesmaximaldosis (TMD)	Anmerkungen
Nichtsaure, antipyretische Analgetika			
Metamizol (z. B. Novalgin®)	4 h	500–1.000 mg (TMD 6 g)	• Spasmolytische Wirkung • NW: Agranulozytose, Blutbildkontrollen!
Paracetamol (z. B. Ben-u-ron®)	4–6 h	500–1.000 mg (TMD 4–6 g)	• Keine antientzündliche Wirkung • Hepatotoxisch bei Überschreiten der TMD
Nichtsteroidale Antirheumatika (NSAID)			
Ibuprofen (z. B. Imbun®)	4–6 h (ret. 8–18 h)	200–800 mg (TMD 2,4 g)	• Gastrointestinale NW: immer Magenschutz! • Nierenfunktionsstörungen
Diclofenac (z. B. Voltaren®)	4–6 h (ret. 8–12 h)	25–100 mg (TMD 200–300 mg)	
Selektive COX-2-Hemmer			
Celecoxib (z. B. Celebrex®)	12 h	100–200 (TMD 400 mg)	• Weniger ausgeprägte gastrointestinale NW als NSAIDs • NW: Ödeme, Hypertonie, Kopfschmerzen, Übelkeit • KI: thrombembolische Ereignisse • Für die Tumorschmerztherapie bisher nicht zugelassen!
Etoricoxib (z. B. Arcoxia®)	24 h	60–120 (TMD 120 mg)	

Indikationen

Generelle Indikation Bei nichtopioiden Analgetika: leichte bis mäßige Schmerzen.

Spezielle Einsatzgebiete Bei einzelnen nichtopioiden Analgetika:

- Metamizol hat wegen seiner spasmolytischer Komponente gute Wirkung bei viszeralen Schmerzen.
- NSAIDs und COX-2-Hemmer: Entzündungsschmerz, Knochenschmerz

Nebenwirkungen

Nichtsaure, antipyretische Analgetika

- Paracetamol: In hohen Dosierungen Hepatotoxizität und Leberversagen
- Metamizol:
  - Hypotonie und Kreislaufkollaps (v. a. bei zu rascher i. v.-Gabe)
  - Selten, aber gefürchtet ist die Agranulozytose nach Metamizolgabe.

NSAIDs

- Gastrointestinale Nebenwirkungen (Ulkus, gastrointestinale Blutung)
- Nephrotoxizität

COX-2-Hemmer

- Nephrotoxizität
- Erhöhtes Risiko thrombembolische Ereignisse (wahrscheinlich aber Klasseneffekt, der auch auf die NSAIDs zutrifft)

Zusammenfassung

Nichtopioide Analgetika werden eingeteilt in

- (Nichtsaure) **antipyretische Analgetika** (z. B. Metamizol), Hauptanwendungsgebiet: viszerale Schmerzen
- **Nichtsteroidale Antirheumatika** (z. B. Ibuprofen, Diclofenac) Hauptanwendungsgebiet: entzündliche und degenerative Gelenkerkrankungen, Schmerz mit entzündlicher Komponente, Knochenschmerz
- **COX-2-Hemmer** (z. B. Celecoxib, Etoricoxib): Hauptanwendungsgebiet: entzündliche und degenerative Gelenkerkrankungen, Schmerz mit entzündlicher Komponente, Knochenschmerzen
- **Natriumkanalblocker** (Suzegritin): neue Substanzklasse in Erprobung, analgetische Potenz ähnlich den Opioiden

13 Analgetika: Opioide – Grundlagen

Trotz eines unbestrittenen Nutzens und der insgesamt guten Verträglichkeit der Opioide werden diese Medikamente (insbesondere bei bestimmten Patientengruppen, z. B. Demenzpatienten) zu selten eingesetzt.

Wirkung und Klassifikation

Unterschied Opiate/Opioide

Als Opiate bezeichnet man die natürlichen Alkaloide des Opiums (Morphin, Codein), Opioide sind natürliche oder synthetische Substanzen mit morphinartigen Eigenschaften. Opiate/Opioide binden an spezifische Opioidrezeptoren im ZNS und peripherem Gewebe.
Die Unterschiede zwischen den einzelnen Opiaten/Opioiden basieren auf unterschiedlichen Rezeptoraffinitäten (Rezeptoraffinitäten stark wirksamer Opioide → Tab. 15.1).
Ein Wechsel von einem Opioid zu einem anderen kann stärkere Schmerzlinderung und/oder weniger Nebenwirkungen bewirken (dies gilt besonders für Opioide, die unterschiedliche Rezeptoraffinitäten aufweisen).

Wirkstärke

Die Wirkstärke der einzelnen Opioide wird meist in Verhältnis zu Morphin berechnet (→ Tab. 13.1). Nach dieser analgetischen Potenz werden die Opiate/Opioide in mittelstarke (auch als „schwache" Opioide bezeichnet) und stark wirksame eingeteilt (→ Tab. 13.1).

Tab. 13.1 Ungefähre analgetische Potenz von Opioiden (Auswahl) im Verhältnis zu Morphin

Opioid	Potenz im Verhältnis zu Morphin
Mittelstark wirksame Opioide	
Codein	1/10
Dihydrocodein	1/10
Tramadol	1/5–1/10
Tilidin/Naloxon	1/10
Tapentadol	1/3–1/2
Piritramid	3/4 (parenteral)
Stark wirksame Opioide	
Oxycodon	1,5–2
Levomethadon	Individuelle Titration!
Hydromorphon	7,5
Buprenorphin	60–100
Fentanyl	100–150

Nebenwirkungen

Einige der opiattypischen Nebenwirkungen treten v. a. bei Behandlungsbeginn bzw. Dosiserhöhung auf (z. B. Übelkeit und Erbrechen), während andere nur bei Überdosierung vorkommen (Atemdepression, Myoklonien).
Es gibt jedoch auch Nebenwirkungen, mit denen auch im therapeutischen Bereich dauerhaft zu rechnen ist (Obstipation).

> Auch bei langfristiger Anwendung von Opiaten/Opioiden sind keine Organschäden zu befürchten.

Übelkeit und Erbrechen

- Häufig bei Beginn einer Behandlung mit Opiaten/Opioiden, daher sollte bei Beginn der Therapie prophylaktisch ein Antiemetikum dazu gegeben werden: **Haloperidol** (Haldol®; 1,5–3 mg) oder **Metoclopramid** (Paspertin®: 10–20 mg, 2-mal täglich).

Obstipation

- Bei dauerhafter Opiatgabe ist bei den meisten Patienten eine Obstipationsprophylaxe notwendig.
- **Macrogol 3350** (Movicol®) ist das am häufigsten verwendete Medikament zur Vorbeugung einer opiatinduzierten Obstipation. Bei der Einnahme von Macrogol 3350 ist auf eine ausreichende Flüssigkeitszufuhr zu achten.
- **Natriumpicosulfat** (Laxoberal®) ist ein weiteres geeignetes Medikament zur Vorbeugung von opioidinduzierter Obstipation.
- Zur Therapie der Obstipation allgemein (→ Kap. 20).
- Spezifische Therapie bei hartnäckiger opiatbedingter Obstipation: **Methylnaltrexon** s. c. (Relistor®) und Naloxegol (Moventig®) p. o. sind ausschließlich im Darm wirksame Opiatantagonisten, die eingesetzt werden können, falls herkömmliche Laxanzien nicht ausreichend wirksam sind.

Benommenheit

- Häufig zu Therapiebeginn und i. d. R. selbstlimitierend
- Bei zusätzlichen sedierenden Medikamenten (Benzodiazepine, Antidepressiva) Indikation überprüfen und ggf. Alternativen in Erwägung ziehen.

Delir

- Ein Delir ist häufig multifaktoriell bedingt (→ Kap. 26).
- Rotation des Opioids erwägen.
- Bei Schmerzfreiheit Reduktion der Opiatdosis erwägen.
- Medikamentöse Behandlung → Kap. 26

Atemdepression

- Tritt **nicht** bei korrekter Schmerzbehandlung auf.
- Bei inzidentellem Auftreten (z. B. versehentliche Überdosierung):
  - Patient erweckbar: Beenden der Opiatgabe, Überwachung
  - Patient nicht erweckbar: schrittweise Antagonisierung mit Naloxon, Überwachung der Vitalfunktionen

Myoklonien

- Häufig bei Kumulation aktiver Opiatmetabolite aufgrund einer Nierenfunktionsstörung
- Behandlung durch besser geeignetes Opioid (bei Niereninsuffizienz z. B. Fentanyl, Buprenorphin)
- Symptomatische Behandlung der Myoklonien mit Benzodiazepinen (→ Kap. 27)

Pruritus und Schwitzen

- Wechsel auf ein anderes Opiat/Opioid
- Behandlung des Pruritus: Versuch der Behandlung mit Serotonin-Antagonisten (z. B. Ondansetron)

Zusammenfassung

- Opiate/Opioide unterscheiden sich hinsichtlich ihrer analgetischen Potenz: schwach/mittelstark wirksame (WHO-Stufe 2) und stark wirksame (WHO-Stufe 3)-Opiate/Opioide.
- Opiate/Opioide unterscheiden sich hinsichtlich ihrer Affinität zu den Morphin-Rezeptorsubtypen.
- Die hartnäckigste Opiatnebenwirkung ist die Obstipation, daher ist (beinahe) immer eine Obstipationsprophylaxe notwendig.

14 Mittelstark/schwach wirksame Opiate/Opioide (WHO-Stufe 2)

Substanzen dieser Gruppe werden entweder als „schwach" oder „mittelstark" bezeichnet. Sie unterliegen i. d. R. nicht der Betäubungsmittelverschreibungsverordnung (BtMVV), d. h., man braucht hierfür kein BtM-Rezept. Ausnahme: Tapentadol (Palexia®) und flüssiges Tilidin (→ Tab. 14.1). Hinzu kommt das nur parenteral zu verabreichende Piritramid (Dipidolor®).

Codein

- Wirkstärke etwa $^1/_{10}$ von Morphin
- Wird in Deutschland nur selten zur Schmerztherapie eingesetzt.
- Wirkt hauptsächlich durch hepatische Umwandlung in Morphin (2–10 % des Codeins), Wechselwirkungen mit Cytochrom p450 können die Verstoffwechselung und analgetische Wirkung von Codein beeinflussen (→ Kap. 10).
- Antitussive und obstipierende Wirkung (Haupteinsatzgebiete von Codein)

Dihydrocodein

- Bei oraler Gabe etwa genauso wirksam wie Codein
- Ähnliches (Neben-)Wirkungsprofil wie Codein
- Hepatische (Cytochrom p450) Umwandlung in Dihydromorphin, Cytochrom-p450-Wechselwirkungen beeinträchtigen jedoch die analgetische Wirkung **nicht** (anders als bei Codein).

Tilidin/Naloxon

- $^1/_{10}$ der Wirkstärke von Morphin
- Zur Verhinderung des Missbrauchs Kombination von Tilidin mit dem Opioid-Antagonisten Naloxon: Dieser gelangt nur bei Überdosierung oder (nicht zugelassener) i. v.-Gabe ins ZNS und antagonisiert dort die Tilidin-Wirkung.
- Analgetische Wirkung durch hepatische Umwandlung von Tilidin in das eigentlich wirksame Nortilidin; bei Leberinsuffizienz wird oft keine ausreichende analgetische Wirkung erreicht.

Tramadol

- ⅕ (p. o.) bis $^1/_{10}$ (i. v.) der Wirkstärke von Morphin
- Neben opioiden Eigenschaften analgetische Wirkung durch Hemmung der Wiederaufnahme von Serotonin/Noradrenalin (**Cave:** Gefahr des serotonergen Syndroms bei Kombination mit MAO-Hemmern!)
- Unzureichende Wirkung bei 5–10 % der (weißen, europäischen) Bevölkerung durch Mangel des Isoenzyms CYP2D6
- Senkt die Krampfschwelle

Tapentadol

- ⅓ bis ½ der Wirkstärke von Morphin
- Ähnlich wie Tramadol zusätzlich zu den opioiden Eigenschaften Hemmung der Wiederaufnahme von Noradrenalin
- Vergleichsweise geringe opiattypische Nebenwirkungen

Piritramid

- Etwa ¾ der Wirkstärke von Morphin
- Nur parenterale Gabe (i. m. oder i. v.)
- Hepatische Metabolisierung

Tab. 14.1 Schwach/mittelstark wirksame Opioide (Auswahl)

Wirkstoff	Orale Dosis (Tagesmaximaldosis)	Dosierungsintervall
Codein (z. B. codi OPT)	30–100 mg (300 mg)	4 h
Dihydrocodein (z. B. DHC 60/90/120®)	60–300 mg (700)	8–12 h
Tramadol (z. B. Tramal®)	• 50–100 mg (unretardiert) • 100–300 mg (retardiert) (900)	• 2–4 h (unretardiert) • 8–12 h (retardiert)
Tilidin/Naloxon (z. B. Valoron®)	• 50–100 mg (unretardiert) • 100–300 mg (retardiert) (600)	• 2–4 h (unretardiert) • 8–12 h (retardiert)
Tapentadol (Palexia®)	50–250 mg (retardiert) (500 mg)	12 h (retardiert)

* Bei Erreichen der Tagesmaximaldosis Wechsel auf ein stark wirksames Opiat

Zusammenfassung

- Schwach/mittelstark wirksame Opiate/Opioide sind u. a. Codein, Dihydrocodein, Tramadol, Tilidin und Tapentadol
- Piritramid (nur parenteral zu verabreichen) nimmt mit einer analgetischen Potenz von ca. ¾ im Vergleich zu Morphin eine intermediäre Stellung ein.
- Für die meisten wird kein BtM-Rezept benötigt.

15 Analgetika: stark wirksame Opiate/Opioide

Beispiele für stark wirksame Opiate/Opioide sind **Morphin, Hydromorphon, Oxycodon, Fentanyl, Buprenorphin, L-Polamidon.** Stark wirksame Opiate/Opioide unterliegen der Betäubungsmittelverschreibungsverordnung (BtMVV), d. h., man benötigt für alle Präparate ein BtM-Rezept (→ Abb. 15.1). Stark wirksame Opiate/Opioide sind bei starken Schmerzen und unzureichender Wirkung von WHO-Stufe-2-Analgetika indiziert (bei sehr starken Schmerzen z. B. starken Tumorschmerzen kann gleich mit der Schmerztherapie der WHO-Stufe 3 begonnen werden). Es kann erforderlich sein, im Verlauf der Therapie ein Opiat/Opioid gegen ein anderes austauschen zu müssen (Opioidrotation), z. B. wegen Nebenwirkungen. Die einzelnen Wirkstoffe unterscheiden sich in ihrem Nebenwirkungsprofil (s. u.), aber auch in ihrer Affinität zu den Morphinrezeptorsubtypen (→ Tab. 15.1). Zur ungefähren Umrechnung der Dosierung von Opioiden untereinander (z. B. bei einer Opiatrotation) → Tab. 13.1 und → Tab. 15.2.

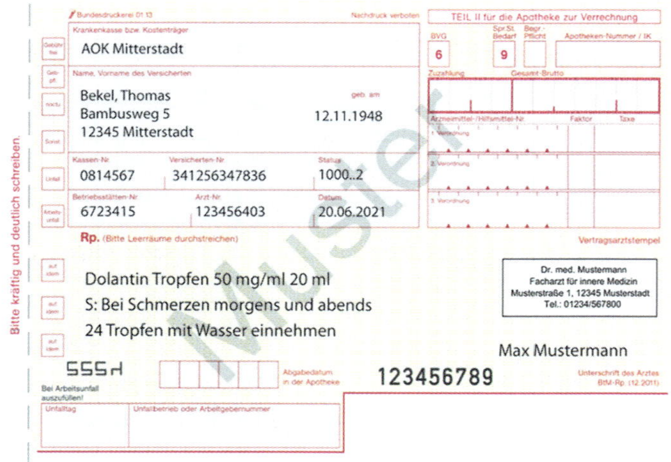

Abb. 15.1 BtM-Rezept [W329]

Tab. 15.1 Rezeptoraffinitäten stark wirksamer Opioide

Opioid	Rezeptoraffinität		
	μ	κ	δ
Morphin	Agonist	–	–
Hydromorphon	Agonist	–	–
Oxycodon	Agonist	Agonist	–
Fentanyl	Agonist	–	–
Buprenorphin	Part. Agonist	Antagonist	Agonist
L-Polamidon	Agonist	–	(Agonist)

Tab. 15.2 Opiate/Opioide zur Dauertherapie (Auswahl)

Wirkstoff	Darreichungsformen	Analgetische Äquivalenz im Vergleich zu Morphin (p. o.)	Applikationsintervall
Morphin			
	Tropfen 0,5 %, 2 %	1	4 h
	Tabletten (z. B. Sevredol®)	1	4 h
	Retardkapseln (z. B. MST-Retard®)	1	12–24 h
	Granulat (z. B. MST-Retard-Granulat®)	1	8–12 h
	Suppositorien (z. B. MSR Mundipharma®)	1	4 h
	Injektionslösung (z. B. MSI Mundipharma®)	3	4 h
Hydromorphon			
	Unretardiert (z. B. Palladon akut®)	7,5	Zur Behandlung von Durchbruchschmerzen
	Retardiert (z. B. Jurnista® retardiert)	7,5	12–24 h
Oxycodon			
	Oxycodon (z. B. Oyxgesic®)	1,5–2	8–12 h
Fentanyl			
	Fentanyl TTS (z. B. Durogesic®)	60–150	72 h (Pflasterwechsel)
	Fentanylcitrat Schmelztablette (z. B. Abstral®)		Zur Behandlung von Durchbruchschmerz
Buprenorphin			
	Buprenorphin TTS (z. B. Transtec®)	60–100	72–96 h (Pflasterwechsel)
	Buprenorphin sublingual (z. B. Temgesic®)	60–100	6–8 h

Morphin

Morphin zählt in der Palliativmedizin zu den am häufigsten verwendeten Opiaten/Opioiden.

Vorteile der Anwendung von Morphin Hierzu gehören die langjährige Erfahrung und die vielen unterschiedlichen Applikationsformen. Hinzu kommen relativ geringe Kosten im Vergleich zu anderen stark wirksamen Opioiden.
Metabolismus Hauptmetabolite von Morphin sind Morphin-3-Glucuronid (M3G, 90 %) und Morphin-6-Glucuronid (M6G, 10 %). M6G hat eine stärkere analgetische Wirkung als Morphin selbst. Die Metabolite können toxisch wirken und u. a. zu Übelkeit, Erbrechen, Myoklonien und Vigilanzminderung führen.
Anwendung bei Lebererkrankungen Bei leichter bis mäßiger Funktionsstörung gute Verträglichkeit, bei schwerer Leberfunktionsstörung ist eine Dosisreduktion erforderlich.
Anwendung bei Niereninsuffizienz Hier ist die Halbwertszeit deutlich erhöht und es besteht die Gefahr der Kumulation aktiver Metabolite. Es ist eine Dosisreduktion oder Rotation auf ein alternatives Opioid erforderlich.

Beginn einer Behandlung mit Morphin

Die **Startdosis** ist abhängig
- vom Allgemein- und Ernährungszustand des Patienten.
- davon, ob der Patient bereits Stufe-2-Opioide eingenommen hat.

Es kann mit **nichtretardiertem Morphin** oder einem **Retardpräparat** begonnen werden:

- **Nichtretardiertes Morphin:**
  – Patienten, die bereits Stufe-2-Opioide eingenommen haben: 10 mg Morphin 4-stündlich
  – Patienten ohne vorbestehende Opiatmedikation, alte oder kachektische Patienten: 2,5–5 mg 4-stündlich

- **Retardiertes Morphin:**
  - Patienten, die bereits Stufe-2-Opioide eingenommen haben: 15–30 mg 12-stündlich
  - Patienten ohne vorbestehende Opiatmedikation, alte oder kachektische Patienten: 5–15 mg 12-stündlich

Die zusätzliche **Bedarfsmedikation** (immer unretardiertes Morphin) beläuft sich auf ⅙ der Tagesgesamtdosis.

Nach 24 h und 48 h erfolgt eine **Dosisanpassung:** bei unzureichender Analgesie: Erhöhung um 30–60 %, Reduktion bei starker Sedierung oder anderen Nebenwirkungen.

Zur Behandlung eines „Schmerznotfalls" → Kap. 33.

Hydromorphon

- Häufig verwendetes Präparat in der Tumorschmerztherapie
- Hinweise auf eine möglicherweise etwas bessere Verträglichkeit im Vergleich zu Morphin
- Orale Gabe und parenterale Gabe möglich
- Nützlich bei eingeschränkter Nierenfunktion, jedoch ebenfalls Kumulation von H3G möglich, mäßige Dosisreduktion bei Niereninsuffizienz erforderlich
- Dosisreduktion bei Leberinsuffizienz erforderlich

Fentanyl

- Geeignetes Opioid für Patienten mit Niereninsuffizienz (keine Kumulation von toxischen Metaboliten), jedoch ist eine Dosisreduktion erforderlich.
- Obstipation ist im Vergleich zu Morphin geringer ausgeprägt.
- Transdermale Applikationsformen (zu den Vorteilen und Nachteilen der transdermalen Applikation → Kap. 17)
- Schnell wirksame Applikationsformen bei Durchbruchschmerz (→ Kap. 17)
- Mäßige Dosisreduktion bei Leberinsuffizienz erforderlich

Buprenorphin

- Geeignetes Opioid für Patienten mit Niereninsuffizienz, eine Dosisreduktion ist hier nicht erforderlich.
- Obstipation ist im Vergleich zu Morphin geringer ausgeprägt.
- Transdermale Applikationsformen
- Mäßige Dosisreduktion bei Leberinsuffizienz erforderlich

Oxycodon

- Oxycodon wird auch als Kombination von Oxycodon/Naloxon (z. B. Targin ret.®) zur Verminderung opiatbedingter Obstipation angeboten.
- Dosisreduktion bei Leber- oder Niereninsuffizienz erforderlich

L-Polamidon

- L-Polamidon ist das R(-)-Enantiomer des Racemats Methadon.
- Geeignetes Opioid für Patienten mit Niereninsuffizienz
- Gute Wirkung bei Schmerzen mit neuropathischem Anteil
- Die Rotation auf L-Polamidon gehört wegen der schwierigen Pharmakokinetik (Kumulationsgefahr wegen langer Halbwertszeit) in die Hände eines erfahrenen Arztes (Rotationsschemata auf L-Polamidon vgl. z. B. Bausewein/Remi).

Opiatrotation

- Es gibt keine generelle klare Überlegenheit eines bestimmten alternativen Opioids im Vergleich zu Morphin. Die Auswahl des Präparats und der Applikationsform ist von der Erkrankung, der klinischen Einschätzung und der Vormedikation abhängig.
- Eine Opiatrotation kann erforderlich sein bei Einschränkung einer Organfunktion, nicht tolerierbaren Nebenwirkungen oder unzureichender Wirkung des bisher verwendeten Präparats.

Praktisches Vorgehen bei der Opiatrotation

- Auswahl des neuen Präparats:
  - nach pharmakologischen Eigenschaften
  - nach analgetischer Potenz
  - nach verfügbaren Applikationsformen
- Berechnung der ungefähren Äquivalenzdosis
- Reduktion der Äquivalenzdosis um ca. 30 % (Sicherheit)
- Titration des neuen Präparats

Die orale Gabe eines Präparats ist der Standard (by the mouth). Bei Dysphagie und enteralen Resorptionsstörungen kommen andere Darreichungsformen (z. B. s. c., transdermal) zum Einsatz. Zum Anwendungsgebiet transdermaler und sublingualer Darreichungsformen → Kap. 17.

Kontinuierliche parenterale Therapie mit Opioiden

- Über Spritzenpumpe (Perfusor) oder auch als tragbares Pumpensystem für zu Hause möglich, falls eine orale Gabe z. B. wegen Dysphagie oder enteraler Resorptionsstörung nicht möglich ist.
- I. d. R. als Dauerinfusion mit der Möglichkeit zur zusätzlichen Bolusgabe
- Im häuslichen Umfeld ist eine s.-c.-Gabe oder eine i.-v.-Gabe via Port oder Picc-Line möglich.
- Eine Mischung verschiedener Medikamente in einem System ist möglich (→ Kap. 9).

Ketamin und Esketamin in der Schmerztherapie

Das Anästhetikum Ketamin und Esketamin (S-Enantiomer) wird in subnarkotischen Dosen zur Schmerztherapie eingesetzt – in der Regel dann, wenn es zu einem Wind-up-Phänomen gekommen ist und starke Schmerzen nicht (mehr) ausreichend auf Opioide ansprechen. Das Wind-up-Phänomen bezeichnet dabei einen Prozess, bei dem wiederholte Schmerzreize durch spinale Prozesse zu einem verstärkten Schmerzempfinden führen.

- Es kommen – neben der parenteralen Gabe – Lösungen, Kapseln und Nasensprays zum Einsatz.
- Als Nebenwirkungen können Angst, lebhafte Träume und Halluzinationen auftreten. Eine Kombination mit Benzodiazepinen kann daher sinnvoll sein.

Zusammenfassung

- **Morphin, Hydromorphon, Oxycodon, Fentanyl, Buprenorphin, L-Polamidon** sind Beispiele für stark wirksame Opiate/Opioide.
- Opiate/Opioide liegen in unterschiedlichen Darreichungsformen vor (oral, transdermal, parenteral). Bei der Umstellung auf eine andere Darreichungsform muss auf die Anpassung der Dosierung (oral – parenteral) geachtet werden.
- Ein Wechsel auf ein anderes Opiat/Opioid (Opioidrotation) kann bei unzureichender Wirkung, nichttolerablen Nebenwirkungen oder Einschränkung von Organfunktionen notwendig werden. Bei der Rotation auf ein anderes Opiat/Opioid einer unterschiedlichen Wirkungsstärke muss der Umrechnungsfaktor beachtet werden.
- L-Polamidon sollte nur von erfahrenen Therapeuten und bevorzugt im stationären Setting eindosiert werden.

Neuropathische Schmerzen

Definition

Bei neuropathischen Schmerzen ist das schmerzleitende System (peripherer Nerv oder zentralnervöse Schmerzleitung) gestört oder geschädigt.

Ätiologie

Die Ursachen für neuropathische Schmerzen bei Palliativpatienten sind unterschiedlich, z. B.:

- Infiltration neuronaler Strukturen
- Entwicklung einer peripheren Neuropathie als Folge einer (Chemo-)therapie
- Periphere Neuropathie als Teil der Erkrankung (z. B. HIV-Neuropathie)

Klinik

Die Patienten beschreiben **Spontanschmerzen,** z. B. ständig vorhandene, häufig brennende Schmerzen oder **einschießende Schmerzattacken** und häufig durch eigentlich nichtschmerzhafte Reize (z. B. durch Berührung) provozierbare Schmerzen (Allodynie) oder eine Überempfindlichkeit gegenüber einem Schmerzreiz (Hyperpathie).

Therapie

Zur Behandlung von neuropathischen Schmerzen stehen medikamentöse und nichtmedikamentöse Verfahren zur Verfügung.

Medikamentöse Therapie

Koanalgetika, die (neben Opioiden) zum Einsatz kommen, umfassen:

- Antikonvulsiva
- Antidepressiva
- Substanzen mit NMDA-Rezeptor-antagonisierender Wirkung
- Präparate zur topischen Anwendung (→ Tab. 16.1)

Eine Kombination von Substanzen mit unterschiedlichen Wirkmechanismen kann notwendig sein ebenso wie eine Kombination mit nichtmedikamentösen Verfahren. Werden Opiate zur Behandlung von neuropathischen Schmerzen eingesetzt, zeigen solche mit einem zusätzlichen nichtopioiden Wirkmechanismus oft gute Ergebnisse (z. B. Tramadol, Tapentadol [→ Kap. 14], L-Polamidon [→ Kap. 15]).

Tab. 16.1 Koanalgetika zur Behandlung neuropathischer Schmerzen (Auswahl)

Medikament	Startdosierung/Tag (Maximaldosis)	Nebenwirkungen (NW)	Besonderheiten
Antidepressiva (Trizyklika)			
Amitriptylin (z. B. Saroten®)	10–25 mg (150 mg)	Anticholinerge NW: Arrhythmien, Mundtrockenheit, Steigerung des Augeninnendrucks	Besonders bei (brennenden) Dauerschmerzen
Antidepressiva SSRI			
Venlafaxin (z. B. Trevilor®)	37,5 mg (375 mg)	Gastrointestinale NW	
Antiepileptika (Kalziumkanal)			
Pregabalin (Lyrica®)	50–100 mg (600 mg)	Müdigkeit, Schwindel	Schneller Wirkungseintritt, Anxiolyse
Antiepileptika (Natriumkanal)			
Carbamazepin (z. B. Tegretal®)	300 mg (1.400 mg)	Hyponatriämie, Schwindel, WW über Cytochrom P450	Therapie der Wahl bei Trigeminusneuralgie
Medikamente mit NMDA-Rezeptor antagonisierender Wirkung			
Ketamin (Ketanest® S)	0,15 mg/kg KG/h s. c. (0,25 mg/kg KG/h)	Sedierung, Übelkeit, Halluzinationen	Kann Opiat-Analgesie verbessern
Präparate zur topischen Anwendung			
Capsaicin (z. B. Capsamol Salbe®)	0,02-prozentige Salbe 4-mal täglich (0,05-prozentige Salbe 4-mal täglich)	Anfängliches Hautbrennen	Z. B. bei Mastektomie, postzosterischer Neuralgie

Nichtmedikamentöse Therapie

- Physiotherapie
- Psychotherapeutische Verfahren (→ Kap. 10)
- TENS = transkutane elektrische Nervenstimulation (s. u.)
- Neuroelektrische Stimulation des Rückenmarks (SCS = Spinal Cord Stimulation; s. u.)

Knochenschmerzen

Epidemiologie

Knochenschmerzen sind ein häufiges Symptom bei Tumorpatienten und kommen bei Bildung solider Metastasen am Skelett sowie bei diffuser Infiltration des Knochenmarks vor. Tumore, die häufig mit Knochenmetastasen und Knochenschmerzen einhergehen, sind z. B. Prostatakarzinome, Mammakarzinome, Nierenzellkarzinome oder das multiple Myelom.

Therapie

Bei der Behandlung von Knochenschmerzen können **medikamentöse, strahlentherapeutische** und/oder **chirurgische** Behandlungsmethoden zum Einsatz kommen.

Medikamentöse Therapie

- Optimierung der **analgetischen Therapie** mit NSAIDs/COX-2-Hemmern und ggf. Opioiden
- Zum Einsatz kommen bei der Behandlung der Knochenschmerzen zudem **Bisphosphonate.**
  - **Wirkung:** v. a. Hemmung der Osteoklastenaktivität und Reduktion der Knochenresorption
  - **Nebenwirkungen:** grippeähnliche oder gastrointestinale Symptome, langsame Infusion!
  - Bei **Niereninsuffizienz** ist eine Dosisanpassung der Bisphosphonate notwendig.
- Zu Eigenschaften und Dosierung der Bisphosphonate → Tab. 32.1 (Behandlung der Hyperkalzämie)
- Bei der Behandlung von Knochenschmerzen wird meist **Pamidronsäure** oder **Chlodronsäure** in verschiedenen Dosierungsschemata verwendet.
- **Steroide** können die analgetische Wirkung zusätzlich verbessern.

Bestrahlung von Knochenmetastasen

Indikationen Schmerzreduktion (in ca. 60–80 % erfolgreich), Erhaltung der Mobilität, Pflegeerleichterung

Voraussetzung Möglichkeit zur gezielten Bestrahlung einzelner Metastasen

Wirkeintritt Nach frühestens 3–7 Tagen zu erwarten, maximal nach 3–6 Wochen

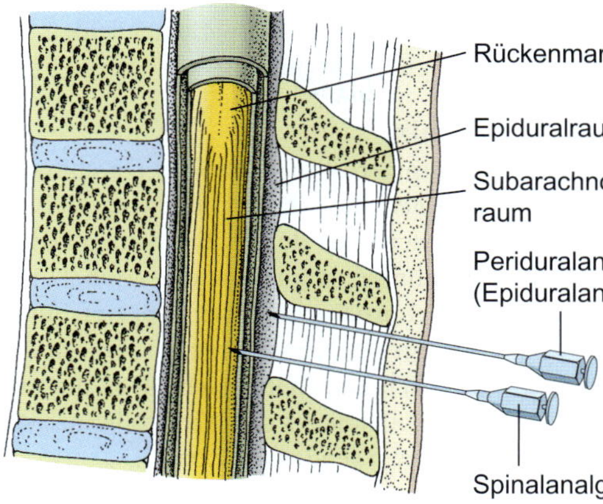

Abb. 16.1 Intrathekale und peridurale Applikation von Medikamenten [L190]

Radiopharmakotherapie

Indikationen Vor allem Schmerzreduktion (in ca. 40–90 % erfolgreich), Verwendung v. a. bei osteoblastischen Tumoren (z. B. Prostatakarzinom)

Verwendete Radionuklide Lutetium-177-PMSA (Prostatakarzinom), Strontium-89 und Samarium-153

Wirkeintritt Nach 1–4 Wochen, hält mehrere Wochen an

Nebenwirkungen Leukopenie und Thrombozytopenie (meist mild ausgeprägt)

Chirurgische Behandlung von Knochenschmerzen

Indikationen Erhalt von Stabilität und Mobilität, Pflegeerleichterung, belastungsabhängige Schmerzen, drohende Frakturen, drohender Querschnitt (→ Kap. 32)

Erforderliche Lebenserwartung Bei einem geplanten operativen Eingriff sollte eine Lebenserwartung von mindestens 1–2 Monaten vorliegen, alternativ ist eine Ruhigstellung der betroffenen Körperareale zu erwägen.

Invasive Verfahren zur Schmerztherapie

Rückenmarksnahe Verfahren

- Bei der Schmerzbehandlung von Palliativpatienten nur sehr selten notwendig
- Es werden intrathekale und peridurale Techniken unterschieden (→ Abb. 16.1).

Verwendete Medikamente

- Stark wirksame Opioide (z. B. Morphin, Fentanyl)
- Lokalanästhetika (z. B. Bupivacain)
- Clonidin (gelegentlich)

Umrechnung vom oral verabreichten Opiat

- Oral: peridural 10 : 1
- Oral: intrathekal 100 : 1

Indikationen Nichttolerierbare Nebenwirkungen einer systemischen Opiattherapie oder unkontrollierte Schmerzen.

Kontraindikationen

- Gerinnungsstörungen
- Sepsis
- Spinale oder paraspinale Metastasen im Applikationsareal

Nebenwirkungen

- Lokale Komplikationen: Infektion, Liquorleck, Katheterdislokation
- Lokalanästhetika: Schwäche, Taubheit, orthostatische Hypotonie
- Opiate: Übelkeit, Harnretention, Juckreiz

Elektrostimulationsverfahren

Elektrostimulationsverfahren (sog. „Reizstromtherapie“) werden in der Palliativmedizin nur sehr selten eingesetzt. Zur Verfügung stehen mehrere Verfahren:

Transkutane elektrische Nervenstimulation (TENS) Einsatz vorwiegend bei nichttumorbedingten neuropathischen Schmerzen.

Neuroelektrische Stimulation des Rückenmarks (SCS = spinal cord stimulation) Einsatz bei neuropathischen Schmerzen (z. B. Plexusläsionen).

Destruierende Verfahren

- Selten und erst nach Ausschöpfung anderer Therapien indiziert, meist als Plexus-coeliacus-Blockade z. B. beim Pankreaskarzinom
- Wirkungsdauer: Wochen bis Monate
- Chemische Neurolyse durch Alkohol oder Phenol oder Kälteanwendung
- Nach einer Neurolyse kann komplizierend ein schwer zu behandelnder Deafferentierungsschmerz (neuropathischer Schmerz nach Durchtrennung von peripheren Nerven oder Nervenwurzeln) auftreten.

Zusammenfassung

- Bei neuropathischen Schmerzen ist der periphere Nerv oder die Schmerzleitung im ZNS geschädigt.
- Zur Behandlung von neuropathischen Schmerzen werden Koanalgetika eingesetzt.
- Eine Kombination von Koanalgetika mit unterschiedlichen Wirkmechanismen und/oder mit nichtmedikamentösen Verfahren kann notwendig sein.
- Knochenschmerzen bei Tumorpatienten werden medikamentös, strahlentherapeutisch oder operativ behandelt.
- An invasiven Verfahren zur Schmerztherapie bei Palliativpatienten stehen die in der Palliativmedizin selten angewandten rückenmarksnahen Verfahren, Elektrostimulationsverfahren und Neurolyseverfahren zur Verfügung.

Transdermale Opiate

Bei der Schmerztherapie wird zur Basisanalgesie ein möglichst gleichmäßiger Wirkstoffspiegel angestrebt.
Transdermale Applikationssysteme von Opioiden („Schmerzpflaster") bieten (neben etlichen Nachteilen, → Tab. 17.2) diesen Vorteil.

Wirkstoffe

An transdermal applizierbaren Opiaten stehen zur Verfügung:
- Fentanyl (z. B. Durogesic SMAT®; → Tab. 17.1)
- Buprenorphin (z. B. Norspan® 5, 10, 20 µg)

Zu den pharmakologischen Eigenschaften von Fentanyl und Buprenorphin → Kap. 15.

Anwendung

Mit den transdermalen Opiaten steht ein nichtinvasiver Applikationsweg bei Dysphagie oder enteralen Resorptionsstörungen zur Verfügung. Nach der Aufdosierung wird mit transdermalen Systemen ein relativ gleichmäßiger Wirkstoffspiegel erreicht.
Transdermale Opiate sind einfach in ihrer Anwendung (die meisten Pflaster können 3–7 Tage verbleiben), dies suggeriert aber andererseits auch eine „Harmlosigkeit" der Therapie. Eine zusätzliche Bedarfsmedikation darf nicht vergessen werden: Morphin oder schnell wirksames Fentanyl s. u. (bei Fentanyl-Pflaster).

Tab. 17.1 Äquivalenzdosierungen von transdermalem Fentanyl und oralem Morphin

Fentanyl-TTS Abgaberaten	Tagesdosis orales Morphin
12,5 µg/h	< 45 mg
25 µg/h	46–90 mg
50 µg/h	91–150 mg
75 µg/h	151–210 mg
100 µg	211–270 mg

Tab. 17.2 Zusammenfassung der Vor- und Nachteile einer transdermalen Applikation von Opiaten

Vorteile	Nachteile
Alternativer Applikationsweg bei gestörter enteraler Resorption	Verzögerter Wirkungseintritt
Nichtinvasiv, einfache Anwendung	Nach Entfernung des Pflasters langes Fortbestehen der Wirkung
Gleichmäßiger Wirkstoffspiegel	Inter- und intraindividuelle Resorptionsschwankungen
Langes Dosierungsintervall	Hohe Behandlungskosten

Die Therapie mit transdermalen Systemen ist wenig flexibel und daher zur Einstellung von starken Schmerzen nicht geeignet: Mit einer analgetischen Wirkung ist erst 12 h nach Anbringen des Pflasters zu rechnen, maximale Wirkstoffkonzentration werden meist erst nach 48–72 h erreicht. Wird das Pflaster entfernt, halbiert sich die Plasmakonzentration nach 17 h (Fentanyl) bzw. 12 h (Buprenorphin)
Es bestehen große intra- und interindividuelle Unterschiede bei der Wirkstoffresorption aus transdermalen Systemen, z. B.:
- Verminderte Resorption bei Kachexie
- Verstärkte Resorption bei höheren Temperaturen (Fieber, Heizdecke)

> Transdermale Applikationssysteme sind wegen ihrer geringen Flexibilität nicht geeignet zur Schmerzeinstellung und kommen nur für Patienten mit einem stabilen Schmerzsyndrom infrage.

Opiate: schnell wirksame Applikationsformen

Schnell wirksame Applikationsformen von Opiaten sind v. a. zur **Behandlung des Durchbruchschmerzes** notwendig.

Durchbruchschmerz

Definition

Unter Durchbruchschmerz versteht man die vorübergehende Verstärkung eines Dauerschmerzes.

Epidemiologie

Ca. 50 % der Tumorpatienten leiden unter Durchbruchschmerzen.

Klinik

Typischerweise steigt beim Durchbruchschmerz die Schmerzintensität rasch an und ist nach einer durchschnittlichen Dauer von 30 min selbstlimitierend (→ Abb. 17.1).
Durchbruchschmerz (im engeren Sinn) hat keinen identifizierbaren Auslöser und ist von Schmerzen unterscheidbar, die aufgrund eines Absinkens der Wirkstoffkonzentration auftreten (end of dose pain).

Therapie

Patienten mit Durchbruchschmerzen muss eine Bedarfsmedikation zur Verfügung stehen. Diese besteht aus einem der Basistherapie angepassten nichtretardierten Opioid in Höhe von ca. ⅙ der Tagesgesamtdosis (z. B. Morphin Tropfen 2 %, Palladon Kapseln 1,3/2,6 mg), Wirkeintritt: 20–40 min.
Zur Behandlung von Durchbruchschmerzen gibt es zudem besondere Fentanyl-Präparationen zur transmukosalen und transnasalen Anwendung, die aufgrund ihrer Kinetik (schnell eintretende Wirkung nach 5–15 min) unter Umständen vorteilhaft sind (→ Tab. 17.3).
Für die Dosierung der transmukosalen/nasalen Fentanyl-Bedarfsmedikation gilt nicht die ⅙-Regel. Hier erfolgt die Dosisanpassung individuell nach den von den Herstellern empfohlenen Dosierungsschemata.

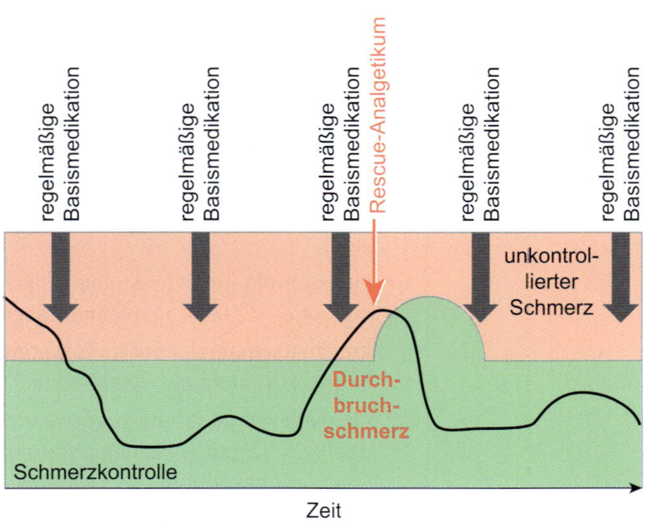

Abb. 17.1 Schmerzverlauf und Behandlung eines Patienten mit Durchbruchschmerzen [L231, M554]

Tab. 17.3 Schnellwirksames Fentanyl zur transmukosalen und transnasalen Anwendung

Zubereitung	Dosierung	Handelsname
Lutschtablette (Lolly)	200/400/600/800/1.200/1.600 µg	Actiq®
Sublingualtablette	100/200/300/400/600/800 µg	Abstral®
Buccaltablette	100/200/300/400/600/800 µg	Effentora®
Nasenspray	50/100/200 µg/Dosis	Instanyl®

Subkutane oder intravenöse Applikation von Opioiden

Eine subkutane oder intravenöse (z. B. über Portsystem) Verabreichung von Opioiden stellt oftmals eine gute Alternative zu einer oralen oder transdermalen Gabe dar, v. a. falls eine Schluckstörung oder eine gastrointestinale Passagestörung (Problem bei oraler Medikation) und/oder eine Kachexie (Problem bei transdermaler Medikation) vorliegt. Auch in der Terminalphase (Schlucken erschwert oder nicht möglich) wird diese Form der Medikamentengabe häufig angewendet.

- Über Spritzenpumpe oder auch als tragbares Pumpensystem (z. B. CADD-Pumpe) für zu Hause möglich
- I. d. R. als Dauerinfusion mit der Möglichkeit zur zusätzlichen Bolusgabe
- Eine Mischung verschiedener Medikamente in einem System ist möglich (→ Kap. 9).

Zusammenfassung

- Wesentliche **Vorteile** einer **transdermalen Anwendung stark wirksamer Opioide** sind die einfache Handhabung (keine mehrfach tägliche Tabletteneinnahme) und ihre Anwendbarkeit bei Dysphagie/enteralen Resorptionsstörungen.
- Wesentliche **Nachteile transdermaler Systeme** sind die geringe Flexibilität und die stark unterschiedlichen Resorptionsraten.
- Transdermale Systeme sind daher nur zur Therapie von stabilen Schmerzsyndromen geeignet.
- Durchbruchschmerzen kommen bei ca. 50 % aller Tumorpatienten vor und werden (zusätzlich zur Basismedikation) mit unretardierten Opiaten oder mit schnell wirksamen transmukosalen oder transnasalen Applikationsformen behandelt.
- Subkutane oder intravenöse Gabe von Opiaten/Opioiden findet oftmals bei Schluckstörungen, gastrointestinalen Passagestörungen und in der Terminalphase Anwendung.

18 Anorexie und Kachexie, Mundpflege

Anorexie-Kachexie-Syndrom

Definition

Anorexie = Appetitlosigkeit. Bezeichnet ein reduziertes Bedürfnis zu essen und/oder ein vorzeitiges Sättigungsgefühl.
Kachexie Bezeichnet eine starke Abmagerung. Bei Palliativpatienten kommen Anorexie und Kachexie oft gemeinsam vor, als sog. Anorexie-Kachexie-Syndrom.

Epidemiologie

60–80 % der Patienten mit einer terminalen Tumorerkrankung leiden an einem Anorexie-Kachexie-Syndrom. Auch bei Herzinsuffizienz, Niereninsuffizienz und COPD ist es häufig anzutreffen.

Ätiologie

Ein Anorexie-Kachexie-Syndrom ist multifaktoriell bedingt (→ Abb. 18.1). Es spielen krankheitsassoziierte Faktoren (z. B. Sekretion proinflammatorischer Substanzen durch einen Tumor, Magenentleerungsstörungen, Übelkeit, Obstipation, Schmerzen) ebenso eine Rolle wie therapiebedingte (Medikamente) und psychosoziale (Depression, Angst, Wunsch zu sterben).

Pathophysiologie

Die Gewichtsabnahme beim Anorexie-Kachexie-Syndrom ist **nicht** Folge einer verminderten Nahrungsaufnahme. Auch bei Zufuhr von hochkalorischer Nahrung kommt es zum Fortschreiten der Kachexie.

Pathophysiologisch findet sich beim Anorexie-Kachexie-Syndrom eine katabole Stoffwechsellage mit:

- Abbau der Fettdepots
- Abbau der Muskulatur
- Generalisierte Atrophie und schrittweiser Ausfall der Organfunktionen
- Nahrungsaufnahme sollte beim Palliativpatienten mit einem Anorexie-Kachexie-Syndrom eher als ein Teil der Lebensqualität gesehen werden: Der Patient bestimmt selbst, was und wie viel er essen möchte. Zur Rolle der Ernährung am Lebensende → Kap. 45.

Klinik

Die Gewichtabnahme führt zu Schwäche und Immobilität. Müdigkeit, Antriebslosigkeit und Depressionen sind häufig anzutreffen. Es kommt zur erhöhten Infektanfälligkeit.

Therapie

Allgemeine Maßnahmen

- Kausale Behandlung soweit möglich (z. B. Übelkeit, Mukositis, Depression)
- Erklärung des Prozesses der Kachexie als von der Menge der Nahrungsaufnahme weitgehend unabhängigen Prozess
- Erlaubnis an den Patienten, so viel (oder wenig) zu essen, wie er möchte
- Angebot nach den Wünschen des Patienten ausrichten und kleine, appetitlich angerichtete Mahlzeiten ermöglichen (→ Abb. 18.2)

Medikamentöse Therapie

Es gibt Patienten, deren Lebensqualität unter der Appetitlosigkeit leidet, da gutes Essen für sie „immer schon wichtig" war. Obwohl der Erfolg oft nur gering ist, kommen auch medikamentöse Therapieversuche infrage:

Steroide

- Dexamethason, Fortecortin® (2–4 mg 1–0–0)
- Appetitanregung, antiemetischer Effekt evtl. auch Stimmungsaufhellung
- Beschränkt durch das Auftreten steroidtypischer Nebenwirkungen

Cannabinoide

- Dronabinol: z. B. Ölige Dronabinol-Tropfen 2,5 % (250 mg Dronabinol) 2-mal 2,5 mg 1–1–0
- Sativex®-Mundspray (Extrakt aus Cannabisblüten und -blättern): Beginn mit 2-mal 1 Sprühstoß/Tag, Off-label-Use, keine Erstattung durch die gesetzlichen Krankenkassen
- Cannabis-Blüten zum Verdampfen

Progestagene

- Megesterolacetat, Megestat® 160–800 mg 1-mal täglich
- Wirkungseintritt nach 2–3 Wochen
- Sehr teuer
- Zunahme des Risikos thrombembolischer Ereignisse

Mundpflege

Bedeutung und Epidemiologie

Erkrankungen und Beschwerden im Bereich der Mundhöhle betreffen ca. 60 % aller Patienten mit einer terminalen Tumorerkrankung. Eine Erkrankung des Munds beeinträchtigt häufig das Sprechen und somit die sozialen Interaktionen des Patienten. Zudem ist der Mund ein zentrales Wahrnehmungsorgan des Körpers. Erkrankungen in diesem Bereich sind häufig mit Scham verbunden.

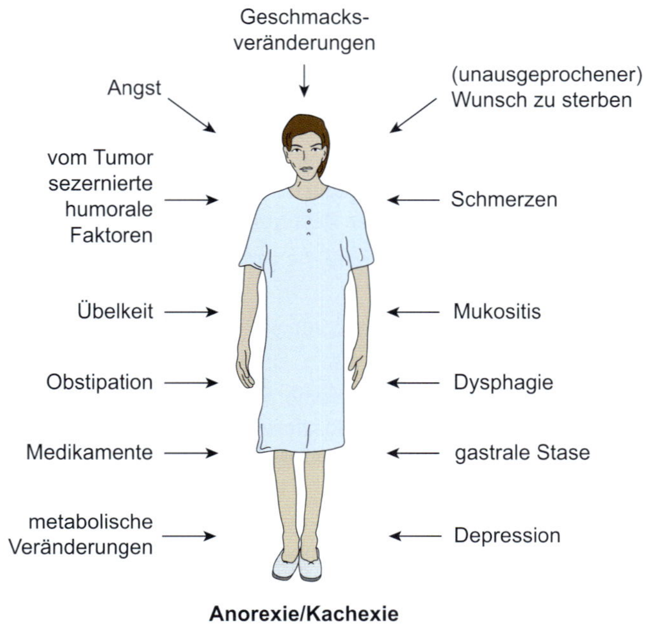

Abb. 18.1 Ein Anorexie-Kachexie-Syndrom ist meist multifaktoriell bedingt. [L231, M554]

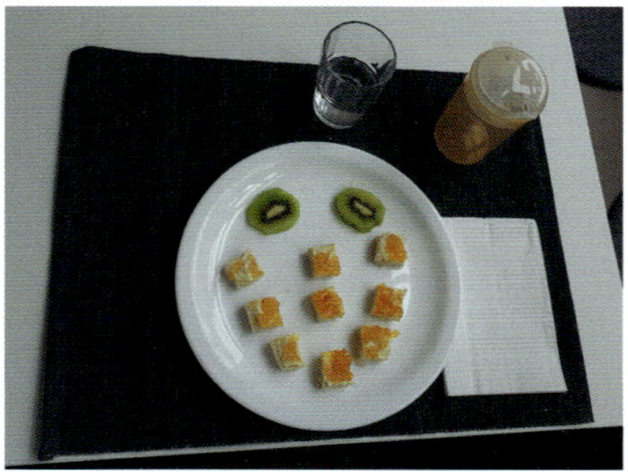

Abb. 18.2 Kleine, appetitlich angerichtete Mahlzeit [M554]

Mundgeruch

Ätiologie

- Ursache meist im Bereich der Mundhöhle lokalisiert, z. B. Mundtrockenheit, Mukositis, Soor, Zahnprobleme, zerfallende Tumoren
- Metabolische Ursachen, z. B. Urämie, Leberinsuffizienz, Diabetes
- Gastrointestinale Probleme, z. B. Reflux, Erbrechen, Obstipation

Therapie

- Sie besteht in einer Optimierung der Mundpflege und – soweit möglich – in der Beseitigung der Ursachen. Hilfreich können auch Mundspülungen mit Tee, Weißwein oder Lösungen ätherischer Öle sein.
- Eine Behandlung mit Chlorophyll-Dragees oder Tropfen wirkt geruchsreduzierend (→ Kap. 29).
- Exulzerierende Tumore im Mund- und Rachenbereich können mit Metronidazol (Clont®)-Spüllösung oder -spray behandelt werden (→ Kap. 29).

Mundtrockenheit

Ätiologie

Mundtrockenheit kann u. a. verursacht sein durch:

- verminderte Speichelproduktion z. B. als Bestrahlungsfolge oder Medikamentennebennebenwirkung (Anticholinergika, Antidepressiva, Opiate)
- Austrocknung durch Sauerstoffgabe
- Schleimhauterkrankungen (Mukositis, Ulzerationen).

> Das Durstgefühl bei schwerkranken Patienten ist stark abhängig von der Trockenheit der Mundschleimhäute, weniger von der Menge der zugeführten Flüssigkeit. Mundtrockenheit muss in erster Linie durch sorgfältige Mundpflege behandelt werden.

Therapie

- Optimale Zahn- und Mundpflege
- Anbieten von verschiedenen Getränken (Wein, Bier, Säfte) in Sprühfläschchen
- Lutschen von Obststücken oder Eisstückchen mit gefrorenen Getränken
- Die Speichelproduktion kann durch cholinerge Medikamente angeregt werden (z. B. Pilocarpin, Salagen® Tabletten 3-mal 5 mg).

> Bei Mundtrockenheit sollten zur Mundpflege keine Zitronenstäbchen (Lemonsticks) verwendet werden, da diese Glyzerin enthalten und zu einer weiteren Austrocknung des Munds führen.

Stomatitis/Mukositis

Definition

Stomatitis ist eine Entzündung der Mundschleimhaut (→ Abb. 18.3). Bei einer Mukositis sind auch die Schleimhäute von Pharynx und/oder Ösophagus betroffen.

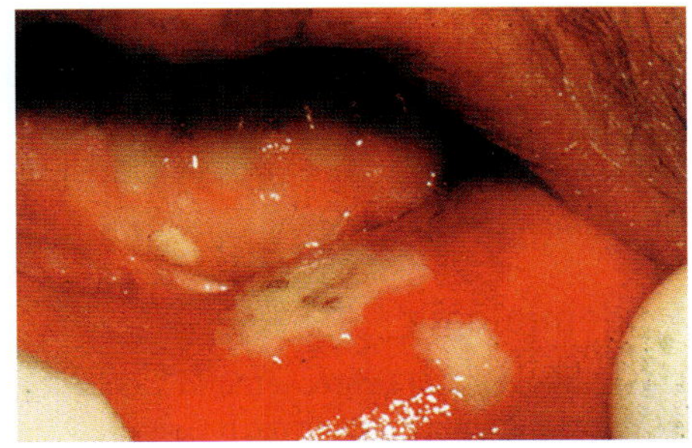

Abb. 18.3 Patient mit Stomatitis [E653]

Ätiologie

Häufige Ursachen einer Stomatitis/Mukositis sind:

- Chemotherapie und Bestrahlung
- Infektionen (Pilze, Bakterien oder Viren) häufig durch Immunsuppression (Tumor, Steroide) verursacht
- Xerostomie (z. B. durch Sauerstoffgabe oder Medikamente)

Therapie

- Vorbeugung einer Mukositis durch eine gute Mundpflege
- Analgetische Therapie: lokale Analgetika als Spülung oder Spray, systemische Analgetika vor dem Essen, um eine Nahrungsaufnahme zu ermöglichen
- Spülungen mit Salbei- oder Kamillentee oder Teebaumöl
- Antazida oder Sucralfat bilden einen Schutzfilm über der Schleimhaut und bewirken hierdurch eine Schmerzlinderung.
- Antivirale oder antimykotische Therapie, falls erforderlich
- Nahrung: nach Wunsch des Patienten, auf säurehaltige Lebensmittel sollte jedoch verzichtet werden

Zusammenfassung

- Ein Anorexie-Kachexie-Syndrom bei schwerkranken und sterbenden Patienten ist meist multifaktoriell bedingt.
- Die Kachexie ist hierbei Folge kataboler Stoffwechselprozesse, **nicht** einer unzureichenden Kalorienzufuhr.
- Patienten und Angehörigen sollten diese Zusammenhänge erklärt werden. Der Patient sollte hier vom „Druck" zu essen entlastet werden.
- Erkrankungen und Beschwerden im Bereich der Mundhöhle sind bei Palliativpatienten häufig anzutreffen und umfassen Mundgeruch, Mundtrockenheit und Stomatitis/Mukositis.
- Mundtrockenheit ist der Hauptauslöser von Durstgefühl und muss mit individuell angepassten Maßnahmen behandelt werden.

19 Übelkeit und Erbrechen

Definition

Übelkeit Unangenehme Gefühl, Erbrechen zu müssen.
Erbrechen Schwallartige Entleeren von Mageninhalt über den Mund.

Epidemiologie

Die Häufigkeit von Erbrechen und Übelkeit ist bei Palliativpatienten je nach Grunderkrankung sehr unterschiedlich. Patienten mit **AIDS** (→ Kap. 40) sind mit 43 % am häufigsten betroffen. 30 % der Patienten mit **terminaler Niereninsuffizienz** (→ Kap. 42), mindestens (je nach zugrunde liegender Studie) 17 % der Patienten mit **Herzinsuffizienz** (→ Kap. 41) und mindestens 6 % der Krebspatienten leiden an Übelkeit.

Ätiologie

Häufige Ursachen für Übelkeit beim Palliativpatienten sind:

- Primär gastrointestinale Ursachen: z. B. gastrale Stase, Obstipation, Ileus/intestinale Obstruktion, Druck durch Aszites
- Soor
- Medikamente: z. B. Opiate, Antibiotika, Digitalis
- Metabolische Ursachen: z. B. Hyperkalzämie, Nierenversagen, Infektionen
- Toxische Ursachen: durch Bestrahlung oder Chemotherapie
- Hirndruck: z. B. Metastasen, Hirnschwellung nichtmaligner Ursache, meningeale Reizung
- In Verbindung mit Schwindel: Labyrinthaffektion oder Mitbeteiligung zentralnervöser vestibulärer Bahnen
- Schmerzen
- Husten
- Psychosozial: Angst, Depression

Pathophysiologie

An der Entstehung von Übelkeit und Erbrechen sind zentralnervöse Strukturen (die Chemorezeptortriggerzone [CTZ] und das Brechzentrum im Hirnstamm) sowie der Gastrointestinaltrakt beteiligt. (→ Abb. 19.1) Metabolische Veränderungen und emetogene Medikamente wirken über Aktivierung der CTZ, zentralnervöse Störungen stimulieren direkt das Brechzentrum. Die Wahl des Antiemetikums richtet sich nach der Ursache und erklärt sich aus der Rezeptorverteilung. Beispielsweise ist die Therapie einer durch Hirndruck verursachten Übelkeit durch Medikamente, die im Gastrointestinaltrakt wirken, weniger geeignet.

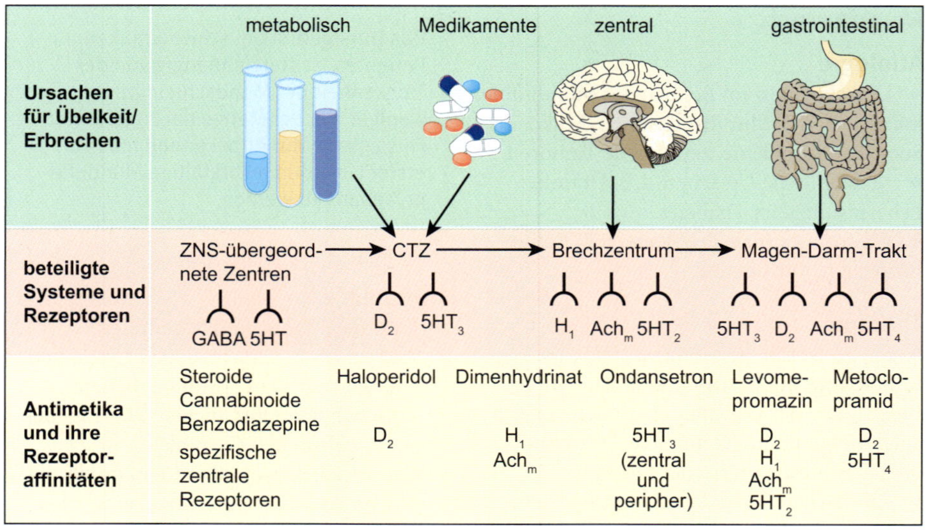

Abb. 19.1 Pathophysiologie von Übelkeit und Erbrechen, Rezeptorverteilung [L231, M554]

Klinik

Übelkeit und Erbrechen werden oft von autonomen Symptomen begleitet (Schwitzen, Tachykardie, Blutdruckabfall). Längerdauerndes/wiederholtes Erbrechen kann zu Schwäche, Exsikkose und Elektrolytentgleisung führen. Schäden durch Magensäure (Stomatitis, Ösophagitis) können den Patienten zusätzlich belasten.

> Übelkeit und Erbrechen können gemeinsam, aber auch isoliert auftreten. Länger anhaltende Übelkeit ist ein höchst belastendes Symptom. Nur mäßig häufig auftretendes Erbrechen (ca. 1- bis 2-mal täglich) ohne lang anhaltende Übelkeit wird hingegen von vielen Patienten toleriert.

Diagnostik

Anamnese Wann und wie oft tritt Übelkeit oder Erbrechen auf? Treten Übelkeit und Erbrechen gemeinsam auf? Gibt es einen Auslöser für das Erbrechen (z. B. Nahrungsaufnahme)?
Körperliche Untersuchung Untersuchung des Abdomens, ggf. auch rektale Untersuchung. Gegebenenfalls sollte auch nach Hirndruckzeichen gefahndet werden (Kopfschmerzen, Stauungspapille).
Aussehen des Erbrochenen überprüfen Unverdaute, teilverdaute Nahrung, Stuhl (Miserere), Blutbeimengung.
Labor und radiologische Untersuchung Sollten bei Verdacht erwogen werden, z. B. Urämie, Hyperkalzämie oder Magen-Darm-Passage bei V. a. Obstruktion.

Differenzialdiagnose

Differenzialdiagnostisch zum Erbrechen kommen Expektoration und Regurgitation (lageabhängiger Reflux) infrage.

Therapie

Die Therapie von Übelkeit und Erbrechen besteht – wann immer möglich – in der Beseitigung der Ursache und wird gelindert durch pharmakologische und nichtpharmakologische Interventionen.

Kausale Therapie

- Überprüfung der Medikation und Beschränkung auf wirklich notwendige Medikamente
- Bei massivem Aszites kann die Aszitespunktion (→ Kap. 21) Erleichterung verschaffen.
- Weitere Beispiele für kausale Maßnahmen sind die Behandlung eines erhöhten Hirndrucks, einer Hyperkalzämie, von Schmerzen oder Husten.

Allgemeine Maßnahmen

- Unangenehme Gerüche z. B. bei undichtem Stomabeutel, Tumorzerfall (→ Kap. 29) reduzieren.
- Ruhige und sichere Umgebung schaffen.
- Kleine und appetitliche Mahlzeiten anbieten.
- Mögliche psychosoziale Ursachen ansprechen und behandeln.

Medikamentöse Therapie

Antiemetika sollten nach einem festen Schema (nicht nur als Bedarfsmedikation) gegeben werden. Verhindert das Erbrechen die orale Resorption, muss auf rektale, s. c.- oder i. v.-Gabe ausgewichen werden.

Zur Behandlung von Übelkeit und Erbrechen werden zusätzlich zu den in → Tab. 19.1 und → Tab. 19.2 aufgeführten Medikamenten folgende Substanzen eingesetzt:

- **Steroide** haben neben (lokaler) abschwellender Wirkung wahrscheinlich auch eine zentralnervöse antiemetische Wirkung.
- **Anxiolytika** vermindern Übelkeit durch zentral dämpfende Effekte/Wirkung.
- **Cannabinoide** wirken antiemetisch über spezifische ZNS-Rezeptoren.

Auswahl des Antiemetikums, Dosierung und Nebenwirkungen

Grundsätzlich sollte sich die Auswahl des Antiemetikums nach der wahrscheinlichsten Ursache richten:

Medikamentöse oder metabolische Ursachen

- Haloperidol (Haldol®)
- Levomepromazin (Neurcil®)

Gastrale Stase/funktionelle Obstruktion

- Metoclopramid (Paspertin®)
- Domperidon (Motilium®)

Cave: nicht bei gastrointestinaler Obstruktion!

Gastrointestinale Obstruktion (→ Kap. 22)

- Haloperidol (Haldol®)
- Dimenhydrinat (Vomex®)

Intrakranielle Druckerhöhung

- Dexamethason (Fortecortin®)
- Dimenhydrinat (Vomex®)

Bisweilen ist die Kombination von Antiemetika mit verschiedenen Wirkungsmechanismen notwendig. Bei unklarer Ursache ist ein Versuch mit Levomepromazin (Wirkung an mehreren unterschiedlichen Rezeptoren, → Tab. 19.1) häufig wirksam. Die Behandlung muss in regelmäßigen Abständen re-evaluiert und ggf. angepasst werden (z. B. Umstellung auf orale Medikation).

Tab. 19.1 Rezeptoraffinitäten der wichtigsten Antiemetika

Agonist/Antagonist	Ach_M Ant	H_1 Ant	$5HT_2$ Ant	D_2 (zentral)	$5H_3$ Ant	$5HT_4$ Ag
Haloperidol				+++		
Metoclopramid				++	(+)	++
Domperidon					++	
Ondansetron					+++	
Levomepromazin	+	+	++	++		
Dimenhydrinat	+	++				
Scopolamin	+++					

Ant = Antagonist, Ag = Agonist, Ach_M = muskarinerger Acetylcholin-Rezeptor, H_1 = Histamin-Rezeptor, D_2 = Dopamin-Rezeptor, $5HT_{(2,3,4)}$ = Serotonin-Rezeptoren

Tab. 19.2 Dosierungen und Nebenwirkungen der häufigsten Antiemetika

Präparat	Substanzgruppe	Dosierung bei Übelkeit	Häufige Nebenwirkungen/Besonderheiten
Haloperidol (Haldol®)	Neuroleptikum	p. o.: 0,5–1,5 mg 3-mal täglich s. c.: 3–20 mg/24 h	Extrapyramidalmotorische Störungen (EPS) (bei Dosis > 5 mg/d)
Levomepromazin (Neurocil®)	Neuroleptikum	p. o.: 1–5 mg 2-mal täglich s. c.: 5–12,5 mg/24 h	Sedierung, EPS, anticholinerge Nebenwirkungen (Mundtrockenheit, kardiale NW)
Metoclopramid (Paspertin®)	Motilitätsverändernde prokinetisch wirkende Substanz/prokinetisch	p. o.: 10–20 mg 4- bis 6-mal täglich s. c.: 40–100 mg/24 h	EPS, Vorsicht bei Subileus, V. a. Ileus
Domperidon (Motilium®)	Motilitätsverändernde Substanz	p. o.: 10–20 mg 3- bis 4-mal täglich	Vorsicht bei Subileus und V. a. Ileus
Ondansetron (Zofran®)	$5\text{-}HT_3$-Antagonist	p. o.: 8 mg 2- bis 3-mal täglich	Einsatz vorwiegend bei Chemo- und Radiotherapie induzierter Übelkeit NW: Obstipation
Dimenhydrinat (Vomex®)	Antihistaminikum	p. o.: 50–100 mg 3- bis 4-mal täglich s. c.: 100–300 mg/24 h rektal: 150 mg 3-mal täglich	Sedierung, anticholinerge NW
Dexamethason (Fortecortin®)	Steroid	4 mg morgens p. o. oder s. c.	Steroidtypische NW: Myopathie, neuropsychiatrische, gastrointestinale NW
Scopolamin (Scopoderm TTS®)	Anticholinergikum	Transdermal: 1 mg/3 d	Sedierung, anticholinerge NW
Dronabinol	Cannabinoid	5–20 mg	Schwindel, Herzklopfen, Übelkeit

Zusammenfassung

- Vor der Therapie mit Antiemetika nach Ursachen der Übelkeit fahnden, die spezifisch behandelt werden können (z. B. Obstipation, Hyperkalzämie).
- Ein Antiemetikum sollte nach der wahrscheinlichsten Ursache der Übelkeit ausgewählt werden. Bei unzureichender Wirkung eines Präparats kann die Kombination von Substanzen mit verschiedenen Wirkmechanismen sinnvoll sein.
- Ein Antiemetikum sollte nach festem Schema und nicht nur nach Bedarf gegeben werden.
- Mögliche Nebenwirkungen, insbesondere bei Gabe von Prokinetika bei möglicher gastrointestinaler Obstruktion, müssen engmaschig kontrolliert werden.

20 Obstipation und Diarrhö

Obstipation

Definition

Bei Obstipation (Verstopfung) kommt es zu einer verlängerten Verweildauer des Stuhls im Darm mit seltener, verminderter und meist schwieriger Entleerung.

Epidemiologie

Obstipation ist nach Schmerz und Appetitlosigkeit das dritthäufigste Symptom bei Palliativpatienten. Ca. 50 % der Patienten, die auf eine Palliativstation aufgenommen werden, geben Obstipation als Problem an.

Ätiologie

Bei Palliativpatienten gibt es vielfältige Ursachen für eine Obstipation:

- Nebenwirkung einer Therapie: z. B. Opioide, Anticholinergika, Antacida, Antiepileptika, Antiemetika (5-HT3-Antagonisten)
- Metabolische Störungen: z. B. Dehydrierung, Hyperkalzämie (→ Kap. 32), Hypokaliämie, Urämie, Diabetes
- Lokale Veränderungen: z. B. Raumforderung im Becken, anorektale Veränderungen (Hämorrhoiden, Fissur, Abszess)
- Ernährung: z. B. geringe Nahrungsaufnahme, geringe Flüssigkeitsaufnahme, ballaststoffarme Ernährung
- Umgebung: fehlende Intimsphäre beim Verrichten des Stuhlgangs
- Funktionelle Einschränkungen: z. B. Immobilität, Bettlägerigkeit unkontrollierter (Bewegungs-)Schmerz, Depression

Klinik

Verstopfung ist häufig mit abdominalen und rektalen Schmerzen verbunden. Analfissuren und Hämorrhoiden als Folge einer Obstipation können zusätzliche Beschwerden verursachen. Appetitlosigkeit, Übelkeit und Erbrechen sind häufige Begleiterscheinungen einer länger dauernden Verstopfung.

Durch Obstipation kann die Resorption von Medikamenten gestört sein. Die Wirksamkeit anderer Therapien (z. B. analgetische Behandlung) kann erheblich eingeschränkt sein. Eine unbehandelte Obstipation kann bei Palliativpatienten schwerwiegende Komplikationen, z. B. Harnverhalt und Verwirrtheit, verursachen. Schließlich kann eine Verstopfung zu einer intestinalen Obstruktion und schlimmstenfalls zur Durchwanderungsperitonitis führen.

Diagnostik

Anamnese

- Häufigkeit und Beschaffenheit des Stuhlgangs, Vorhandensein von „paradoxer Diarrhö“ (Obstipation wechselt mit Diarrhö, da es nach längerer Obstipation zur bakteriellen Zersetzung und Verflüssigung des Stuhls kommen kann)
- Frühere Stuhlgewohnheiten
- Medikamentenanamnese, Ernährung, assoziierte Beschwerden (Schmerzen, Übelkeit, Erbrechen etc.)

Körperliche Untersuchung

- Palpation und Auskultation des Abdomens
- Rektale Untersuchung: anorektale Veränderungen, impaktierter Stuhl („Kotsteine“)

Apparative Untersuchungen Meist nur zur Differenzialdiagnose der gastrointestinalen Obstruktion erforderlich.

Therapie

> An die Möglichkeit einer Obstipation sollte vorbeugend gedacht und entsprechende Maßnahmen sollten getroffen werden (→ Abb. 20.1). Dies gilt insbesondere bei Gabe von Medikamenten mit obstipierender Wirkung. Bei der Gabe von Opiaten ist bei fast allen Patienten eine Obstipationsprophylaxe notwendig. Zur Prophylaxe wird häufig Macrogol oder Natriumpicosulfat eingesetzt.

Allgemeine Maßnahmen

- Dem Allgemeinzustand angemessene Optimierung der Ernährung (Flüssigkeit, Ballaststoffe)

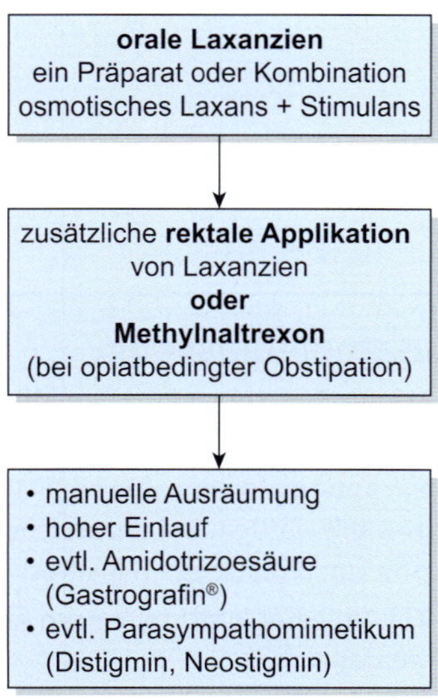

Abb. 20.1 Medikamentöser Stufenplan zum Vorgehen bei Obstipation [L231, M554]

- Größtmöglicher Komfort und Intimsphäre beim Toilettengang
- Pflegerische Maßnahmen:
  - Kolonmassage
  - Säfte mit laxierender Wirkung (z. B. Sauerkraut-, Pflaumen-, Rhabarbersaft)
  - Milch- und Honigeinlauf

Medikamentöse Therapie

Laxanzien werden nach ihren Wirkungsprinzipien in **4 Gruppen** eingeteilt (→ Tab. 20.1):

Osmotische Laxanzien

Diese Substanzen werden kaum resorbiert und quellen unter Wasseraufnahme, sodass eine Vermehrung des Darminhalts und dadurch eine bessere Peristaltik erreicht wird.

- Makrogole (Polyethylenglycole), z. B. Movicol®: häufig verwendetes Medikament zur Prophylaxe der opioidbedingten Obstipation
- Salinische Abführmittel wie Magnesiumsulfat (Bittersalz), finden aufgrund ihrer Nebenwirkungen (Elektrolytentgleisungen, Dehydratation) keine Anwendung in der Palliativmedizin.
- Zuckerderivate wie Mannit, Sorbit, Laktulose (Bifiteral®). Nebenwirkungen: Flatulenz, Meteorismus, Darmkrämpfe. Laktulose wird in der Palliativmedizin wegen dieser Nebenwirkungen nur selten eingesetzt.

Gleitmittel Rektale Entleerungshilfen, z. B. als Suppositorien oder Klistiere wie Glyzerin (Glycilax®)

Füll- und Quellstoffe Z. B. Leinsamen, Weizenkleie, Flohsamen. Wegen der Quellwirkung der Substanzen muss ausreichend getrunken werden, sonst kann es zu einer Verstärkung der Obstipation kommen. Nicht geeignet bei opiatbedingter Obstipation.

Stimulanzien Z. B.

- Bisacodyl (Dulcolax®) Es wird nach oraler Aufnahme zunächst resorbiert und wieder in den Darm ausgeschieden. Die Wirkung setzt erst nach ca. 6–10 h ein. Nach rektaler Applikation rascher Wirkungseintritt.
- Natrium-Picosulfat (Laxoberal®): Ähnlicher Wirkungsmechanismus wie Bisacodyl. Wirkungseintritt nach ca. 4–6 h.

Zur Behandlung **opiatbedingter Obstipation** wird der periphere Opiatantagonist Methylnaltrexon (Relistor®) eingesetzt. Dieser wirkt nicht im ZNS, daher kommt es zu keiner Antagonisierung der analgetischen Wirkung der Opiate.

Weitere Medikamente mit laxierender Wirkung Off-Label-Use (→ Kap. 9):

- Amidotrizoesäure (z. B. Gastrografin®): iodhaltiges Röntgenkontrastmittel. Wird nur im Einzelfall bei schwerer Obstipation verwendet.

- Distigmin (Ubretid®), Neostigmin (Prostigmin®) sind Parasympathomimetika, welche die Motilität der Darmmuskulatur erhöhen. Wird nur im Einzelfall nach Ausschluss einer gastrointestinalen Obstruktion verwendet.

Diarrhö

Definition

Von Diarrhö (Durchfall) spricht man, wenn der Stuhlgang zu häufig, zu flüssig und/oder zu voluminös erfolgt.

Epidemiologie

Diarrhö kommt bei Patienten mit fortgeschrittenen Tumorerkrankungen in 7–10 % vor, bei AIDS-Patienten zu 25–50 %.

Ätiologie

- Medikamente: z. B. Laxanzien, Antazida, Antibiotika, Zytostatika
- Passagebehinderung und Obstipation kann zur „paradoxen Diarrhö" (s. o.) führen.
- Malabsorption: z. B. bei Kurzdarmsyndrom nach Darmresektion, Steatorrhö (Fettstuhl) bei Pankreaskarzinom, chologene Diarrhö bei Verschlussikterus
- Therapienebenwirkung: z. B. Strahlenenteritis, Chemotherapie
- Infektion durch Viren, Bakterien
- Tumore können durch Schleimbildung oder Obstruktion zum Durchfall führen.
- Karzinoid-Syndrom bei neuroendokrinen Tumoren, die durch Hormonsekretion Diarrhö auslösen

Klinik

Länger anhaltende Diarrhö kann die Lebensqualität (u. a. durch Einschränkung der Mobilität und soziale Isolation) erheblich reduzieren. Zu Komplikationen kommt es v. a. durch Flüssigkeits- und Elektrolytverluste. Lokale Komplikationen sind: Wundsein der Perianalregion, Dekubitus.

Diagnostik

Anamnese Stuhlfrequenz, Konsistenz, Aussehen, Farbe und Geruch, assoziierte Symptome (z. B. Schmerzen, Übelkeit), Medikamentenanamnese.

Körperliche Untersuchung Abdominelle Untersuchung, rektale Untersuchung.

Zusatzuntersuchungen

- Bildgebung: Sonografie, Röntgen (Raumforderung, Darmwandveränderung)
- Kontrolle der Elektrolyte bei länger anhaltender Diarrhö
- Mikrobiologische Untersuchungen bei V. a. infektiöse Ursache

Tab. 20.1 Laxanzien: Dosierung und Eigenschaften ausgewählter Substanzen

Wirkstoff (Handelsname z. B.)	Darreichungsform	Dosierung	Wirkungseintritt	Nebenwirkungen/ Besonderheiten
Macrogol (Movicol®)	Granulat	1–3 Beutel in je 125 ml Flüssigkeit (13–39 g)	1–2 Tage	Gute Verträglichkeit, große Flüssigkeitsmenge zur Einnahme
Sorbit (Mikroklist®)	Klistier	1 Klistier	15–60 min	
Natriumpicosulfat (Laxoberal®)	Tropfen, Tabletten, Granulat	1 Tablette, 10–40 gtt	6–12 h	Nicht bei gastrointestinaler Obstruktion
Bisacodyl (Dulcolax®)	Tablette, Dragee, Zäpfchen	10 mg, 1–2 supp.	8–12 h 15–60 min	
Natriumdihydrogenphosphat (Practo-Clyss®)	Klistier	1 Klistier	10–60 min	
Flohsamenschalen, Sennesfrüchte (Agiolax®)	Granulat	20–30 g	Mehrere Tage	Nicht bei opiatbedingter Obstipation
Opioidantagonisten				
Methylnaltrexon (Relistor®)	s. c.	8–12 mg	30–60 min	Übelkeit, Schwindel, nur opiatbedingte Obstipation
Naloxegoloxalat (Moventig®)	p. o.	12,5–25 mg	7–8 h	
Naldemidin (Rizmoic®)	p. o.	200 µg		

Differenzialdiagnose

Die Differenzialdiagnose zur Diarrhö ist die Stuhlinkontinenz. Hier kommt es (1- bis 3-mal täglich) „ohne Vorwarnung" zur Stuhlentleerung.

Therapie

Allgemeine Maßnahmen

- Ursachen beseitigen, soweit möglich
- Patienten zur schluckweisen Flüssigkeitsaufnahme ermutigen
- Ggf. i. v. oder s. c. Flüssigkeit geben
- Analtampon oder Fäkalkollektor anbieten

Medikamentöse Therapie

Obstipierende Medikamente

- Tinctura opii 5–20 gtt. 4-mal täglich
- Loperamid (z. B. Immodium®) wirkt durch Hemmung der Darmperistaltik: 2 mg nach jedem Stuhlgang, maximal 12 mg/d

Absorbierende Medikamente Z. B. medizinische Kohle (Kohle-Compretten® 2–4 Tabletten 3- bis 4-mal/d), Pektin

Saccharomyces boulardii Z. B. Perenterol® 2 Kapseln 3-mal täglich

Spezifische medikamentöse Therapie

Strahlenenteritis Acetylsalicylsäure (Aspirin®) 300 mg alle 4 h, Hydrocortison rektal (Colifoam® Schaum), Colestyramin (z. B. Quantalan®) 1–2 Beutel

Steatorrhö Pankreasenzyme, z. B. Kreon® 2–8 Kapseln zu den Mahlzeiten

Chologene Diarrhö, Kurzdarmsyndrom Colestyramin (z. B. Quantalan®) 1–2 Beutel

Karzinoid-Syndrom Octreotid (Sandostatin®) 50–200 µg 2-mal täglich

Zusammenfassung

- Eine unbehandelte **Obstipation** kann zu schwerwiegenden Komplikationen führen.
- Medikamentennebenwirkungen, metabolische Störungen, anorektale Veränderungen, aber auch eine Veränderung der Ernährung und mangelnde Privatsphäre können Obstipation verursachen.
- Eine vorbeugende Obstipationsprophylaxe ist bei der Mehrheit der Patienten, die Opiate/Opioide erhalten, erforderlich.
- Die medikamentöse Behandlung der Obstipation folgt einem Stufenplan, beginnend mit oralen Laxanzien, bei ausbleibendem Erfolg ergänzt durch rektale Laxanzien. Periphere Opioidantagonisten werden bei opiatbedingter Obstipation eingesetzt.
- Eine Diarrhö wird – soweit möglich – ursachenspezifisch behandelt.
- Medikamente mit obstipierender Wirkung sind Tinctura opii oder Loperamid.

21 Aszites und Aszitespunktion

Definition

Aszites („Bauchwassersucht“) ist eine pathologische Flüssigkeitsansammlung in der freien Bauchhöhle (→ Abb. 21.1).

Epidemiologie

10–50 % der Tumorpatienten und > 50 % der Patienten mit dekompensierter Leberzirrhose (→ Kap. 42) entwickeln im Verlauf ihrer Erkrankung Aszites.

Klassifikation und Ätiologie

Aszites wird in **malignen** und **nichtmalignen** Aszites unterteilt.
Der gemeinsame pathophysiologische Mechanismus besteht in einem Übertritt von Flüssigkeit aus den Blutgefäßen in die Bauchhöhle.
Ursachen:

- Ein im Bauchraum lokalisierter Primärtumor (z. B. Ovarialkarzinom oder eine Peritonealkarzinose)
- Portale Hypertension in Folge einer Leberzirrhose oder Raumforderungen im Bereich der Leber
- Rechtsherzinsuffizienz
- Hypalbuminämie führt durch Verminderung des kolloidosmotischen Drucks zum Aszites
- Entzündlich: Peritonitis kann Aszites verursachen.

Klinik

- Abdominelles Druckgefühl und Schmerzen
- Gastrointestinaler Reflux, Übelkeit und Erbrechen
- Atemnot und eingeschränkte Mobilität
- Untere Einflussstauung mit Ödemen der unteren Extremität
- Eine gefürchtete Komplikation bei Aszites ist die spontane bakterielle Peritonitis (SBP), die mit einer hohen Letalität verbunden ist.

Diagnostik

Körperliche Untersuchung Abdominale Schwellung und „Undulationsphänomen“ (Anstoßen des geschwollenen Abdomens an einer Seite verursacht eine „Welle“, die an der anderen Seite gefühlt werden kann).
Ultraschall Methode der Wahl, um Aszites zu diagnostizieren.
Zytodiagnostische, klinisch-chemische und mikrobiologische Untersuchung Nach Punktion.

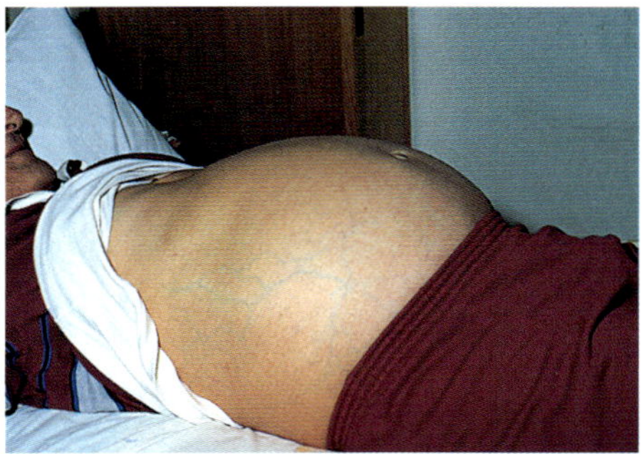

Abb. 21.1 Patient mit Aszites [E420]

Therapie

Natriumrestriktion und Diuretika Aldosteronantagonist, Spironolacton (50–400 mg/d) und/oder Schleifendiuretikum (z. B. Torasemid, z. B. Unat® 5–20 mg/d oder Furosemid, z. B. Lasix® 40–120 mg/d).
Aszitespunktion

- Indikation: fehlendes Ansprechen auf medikamentöse Therapie und subjektive Beeinträchtigungen des Patienten, z. B. Schmerzen, Spannungsgefühl, Dyspnoe
- Technik:
  - Blasenentleerung, halbsitzende Lagerung, evtl. 30°-Drehung auf die Punktionsseite
  - Festlegung der Punktionsstelle durch Ultraschalluntersuchung, Punktionsort ist meist die Fossa iliacalis, gelegentlich auch oberhalb der Blase (→ Abb. 21.2).
  - Hautdesinfektion, Lokalanästhesie
  - „Zickzack“-Punktion mit dicklumiger Venenverweilkanüle (Versetztes Durchstechen von Haut- und Muskelschichten)
  - Anbringen der Ablaufsystems und -beutels
- Ablaufmenge: so viel wie möglich und vom Patienten toleriert wird; bei größeren Aszitesmengen (> 5–6 l) Überwachung der Kreislauffunktionen und Erwägen eines intravenösen Volumenersatzes
- Bei rasch nachlaufendem Aszites Einlegen eines perkutanen Ablaufschlauches (z. B. PleurX Aszites®) erwägen.
- Intraperitoneale Chemotherapien können in Einzelfällen Erleichterung bringen. Bei einem Teil der Tumore ist eine Therapie mit dem monoklonalen Antikörper Catumaxomab (Removab®) effektiv.

Peritoneo-venöser Shunt Wird bei Palliativpatienten nur in Ausnahmefällen und bei einer Lebenserwartung > 1–3 Monate angelegt. Bei malignem Aszites kommt es nicht selten zu einer Verstopfung durch Tumorzellen.

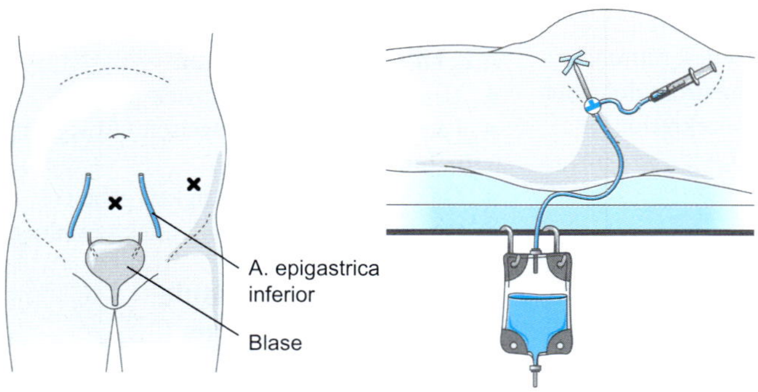

Abb. 21.2 Aszitespunktion [L190]

Zusammenfassung

- Aszites lässt sich in malignen und nichtmalignen Aszites einteilen.
- Die Behandlung des Aszites besteht medikamentös in der Gabe von Diuretika. Bei mangelndem Erfolg und subjektiven Beschwerden wird eine Aszitespunktion durchgeführt.
- Bei rasch nachlaufendem Aszites kann das Einlegen eines perkutanen Ablaufschlauchs (z. B. PleurX®) oder (in seltenen Fällen) ein peritoneo-venöser Shunt erwogen werden.
- Eine intraperitoneale Chemotherapie oder Therapie mit dem monoklonalen Antikörper Catumaxomab kann bei einigen Tumorarten das rasche Nachbilden des Aszites verzögern.

22 Ileus und gastrointestinale Obstruktion

Definition

Ileus **Unterbrechung der natürlichen Darmpassage.** Es wird ein **paralytischer** Ileus („Darmlähmung") vom **mechanischen** Ileus (gastrointestinale Obstruktion) unterschieden.
Subileus Unvollständiger Darmverschluss.

Epidemiologie

> Die Behandlung des durch intraluminale oder extraluminale Tumormassen verursachten mechanischen Ileus ist eine häufige palliativmedizinische Aufgabe.

Eine gastrointestinale Obstruktion kommt in 5–51 % der Patientinnen mit Ovarialkarzinom und in 10–28 % der Patienten mit gastrointestinalen Tumoren vor.

Ätiologie

Mechanischer Ileus Z. B.:
- Verschluss durch ein intraluminales Hindernis: z. B. intraluminaler Tumor
- Verschluss durch extraluminale Ursachen: Verwachsungen, Tumormassen im Omentum oder Peritoneum

Paralytischer Ileus Z. B.:
- Bei Darmperforation mit Peritonitis
- Urämie
- Mesenterialinfarkt

Klinik

Übelkeit, Erbrechen (evtl. als Stuhlerbrechen „Miserere"), Meteorismus, Stuhlverhalt und abdominale Schmerzen sind die Kernsymptome der gastrointestinalen Obstruktion. Beim mechanischen Ileus sind vermehrte Darmgeräusche, beim paralytischen Ileus keine oder nur sehr wenig Darmgeräusche auskultierbar.

Diagnostik

Apparative diagnostische Maßnahmen können – abhängig von der Krankheitssituation und möglichen tumorspezifischen Behandlungen sowie dem Patientenwunsch – indiziert sein.
Anamnese Erbrechen (Häufigkeit, Aussehen), Stuhlgang, Schmerzen.
Körperliche Untersuchung Druckschmerz, tastbare Resistenzen, Auskultation, rektal-digitale Untersuchung.
Sonografie Beurteilung der Darmbewegung, Vorliegen einer Pendelperistaltik.
Abdomenleeraufnahme Spiegelbildung zur DD einer Obstipation (meist nur eingeschränkte Aussagekraft, da weder das Vorliegen multipler Obstruktionen noch die genaue Höhe des Passagehindernisses bestimmt werden kann; → Abb. 22.1).
CT-Untersuchung mit Kontrastmittel **Goldstandard** zur Lokalisation des Ileus und Beurteilung der Ausdehnung einer Raumforderung.

Differenzialdiagnose

> Die wichtigste Differenzialdiagnose zum Ileus ist die Obstipation.

Von Bedeutung ist zudem die Differenzierung zwischen Subileus und (vollständigem) Ileus. Hier kann die Frage nach dem Abgang von Winden hilfreich sein, die bei einem kompletten Ileus nicht mehr vorhanden sind.

Therapie

Zum therapeutischen Vorgehen beim tumorbedingten mechanischen Ileus → Abb. 22.2.

Operative Therapie

- Bei Palliativpatienten ist die Operationsindikation eher zurückhaltend zu stellen, die meisten Studien zeigen keinen Vorteil hinsichtlich Überleben oder Lebensqualität nach einer Operation.
- Die besten Ergebnisse werden bei benigner Ursache (z. B. Narbenstrikturen), die schlechtesten bei Peritonealkarzinose erzielt.
- Eine einzelne, lokalisierte Stenose spricht eher für eine Operation als das Vorliegen multipler Stenosen.
- Individuelle Faktoren wie AZ und EZ, Tumorausbreitung, Vorliegen von Aszites etc. müssen in die Entscheidung für oder gegen Operation miteinbezogen werden.

Endoskopische Stenteinlage

- bei lokalisierter Engstelle, v. a. im Kolon möglich
- Kontraindikation: Tumorperforation und Peritonitis

Ablauf-PEG

- PEG (perkutane endoskopische Gastrostomie) Hierbei wird eine Sonde durch die Bauchdecke in den Magen gelegt. Eine PEG-Sonde kann dazu dienen, dem Patienten Nahrung, Flüssigkeit und Medikamente zuzuführen, kann jedoch auch „umgekehrt" als Ablauf-PEG benützt werden, um Mageninhalt, der wegen einer tieferliegenden Obstruktion nicht weitertransportiert werden kann, abzuleiten.
- Ablauf der gastrointestinalen Sekrete über die PEG vermindert Übelkeit und Erbrechen.
- orale Aufnahme von Flüssigkeiten und (dünnflüssigen) Speisen ist möglich, dies trägt bei vielen Patienten zu einer erheblichen Verbesserung der Lebensqualität bei.

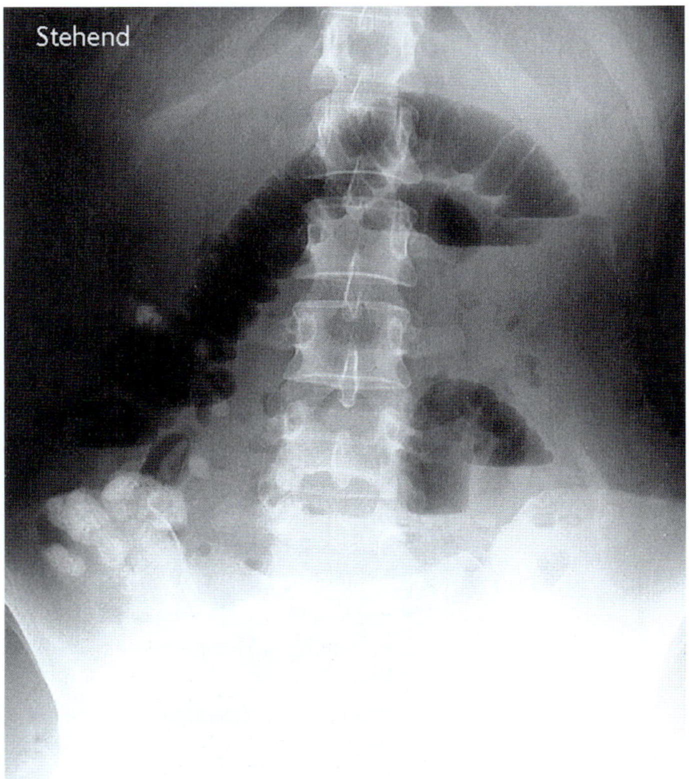

Abb. 22.1 Röntgenbild eines Abdomens mit mechanischem Ileus. Charakteristische Spiegelbildung im Darmlumen. [E283]

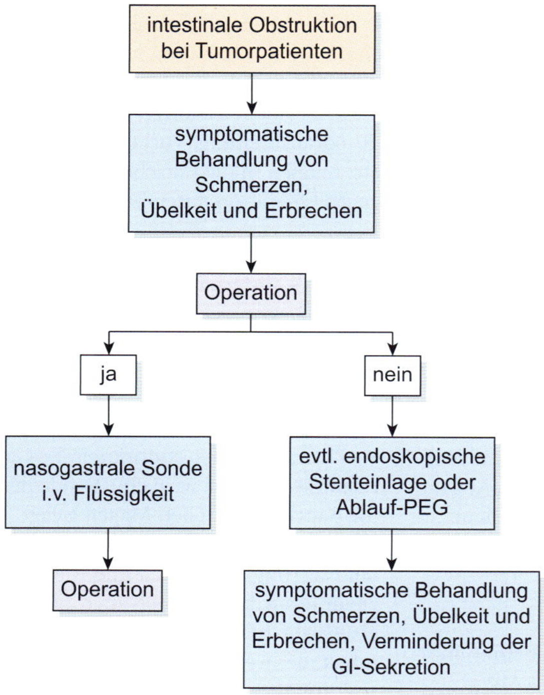

Abb. 22.2 Die palliative Behandlung des mechanischen Ileus [L231, M554]

- Indikationsstellung: v. a. Patientenwunsch wieder Nahrung zu sich nehmen zu können, die Lebenserwartung sollte jedoch > 30 d sein.
- Die Einlage einer **nasogastralen Sonde** ist nur als **vorübergehende Maßnahme** (z. B. zur Überbrückung der Zeit bis zur Operation) oder zur Symptomkontrolle in den letzten Lebenstagen indiziert.

Medikamentöse Therapie

Schmerztherapie

- Metamizol ist wegen seiner zusätzlichen spasmolytischen Eigenschaften ein häufig verwendetes Medikament bei intestinaler Obstruktion.
- N-Butylscopolamin (Buscopan®) 40–120 mg/d s. c., zusätzliche sekrethemmende Wirkung
- Morphin oder andere Opioide

Therapie von Übelkeit und Erbrechen

- Haloperidol (z. B. Haldol®) oder Dimenhydrinat (z. B. Vomex®) (Dosierungen: → Kap. 19)
- Metoclopramid (z. B. Paspertin®) bewirkt eine Steigerung der gastrointestinalen Motilität und ist daher bei funktionellen Störungen oder inkompletter Obstruktion Mittel der Wahl, kann jedoch Schmerzen verstärken; Metoclopramid ist aber kontraindiziert bei komplettem mechanischem Ileus.
- Dexamethason (Fortecortin®) hat neben der antiemetischen auch eine antiödematöse Wirkung auf den Darm und kann daher bisweilen die Darmpassage wiederherstellen.

Reduktion der gastrointestinalen Sekretion

- N-Butylscopolamin (Buscopan®) 40–120 mg/d s. c., zusätzliche spasmolytische Wirkung
- Octreotid (Sandostatin®) 0,3–0,6 mg/d s. c., Wirkmechanismus: Somatostatinanalogon, Problem: hohe Therapiekosten
- Ranitidin oder Protonenpumpenhemmer können ebenfalls zur Sekretminderung eingesetzt werden.

Parenterale Flüssigkeitsgabe und Ernährung bei Ileus

- Eine **parenterale Flüssigkeitsgabe** kann in bestimmten Fällen sinnvoll sein; zu beachten ist allerdings, dass dadurch eine vermehrte gastrointestinale Sekretion ausgelöst werden kann und ein Durstgefühl besser mit Feuchthalten der Mundschleimhaut erreicht werden kann (vgl. → Kap. 18)
- Die **parenterale Ernährung** von Palliativpatienten wird kontrovers diskutiert. Die Mehrzahl der Palliativpatienten mit tumorbedingtem Ileus scheint nicht von einer parenteralen Ernährung zu profitieren. Gleichzeitig stattfindende Chemotherapie und höhere Lebenserwartung sind Faktoren, die für eine Durchführung dieser Maßnahme sprechen.
- Die Frage nach der Gabe von Ernährung und Flüssigkeit sollte rechtzeitig mit dem Patienten und v. a. auch mit den Angehörigen besprochen werden (→ Kap. 45).

Zusammenfassung

- Der mechanische Ileus wird vom paralytischen Ileus unterschieden.
- Der tumorbedingte mechanische Ileus kann operativ oder palliativ medikamentös behandelt werden.
- Endoskopische Interventionsmöglichkeiten sind Stenteinlagen und die Anlage einer Ablauf-PEG.
- Die medikamentöse Behandlung besteht aus Analgetika, antiemetisch wirksamen Substanzen und Medikamenten zur Reduktion der gastrointestinalen Sekretion.
- Bei Subileus kann die Kombination von propulsiven (Metoclopramid) und antiödematösen Medikamenten (Dexamethason) die Darmpassage wiederherstellen.
- Von einer vollständigen parenteralen Ernährung profitiert nur ein geringer Teil der Patienten.

23 Husten und Hämoptyse

Husten

Epidemiologie und Ätiologie

Husten kann bei vielen nichtmalignen (z. B. COPD → Kap. 41 oder ALS → Kap. 39) und malignen Erkrankungen ein behandlungsbedürftiges Symptom sein. Bei Tumorpatienten in der Terminalphase beträgt die Prävalenz ca. 50 %, bei Patienten mit Bronchialkarzinom bis zu 80 %.

Ursachen von Husten beim Palliativpatienten können sein:

- Pulmonal bedingt, z. B. Tumore, Lymphangiosis carcinomatosa, Pleuraerguss, COPD, Aspiration, Stauungslunge
- Folge einer Therapie: Bestrahlung, Chemotherapie, Medikamente (z. B. Amiodaron)
- Muskuläre Schwäche, die ein effektives Abhusten erschwert (z. B. ALS, → Kap. 39)
- Unabhängige Ursachen: z. B. Rauchen, gastroösophagealer Reflux

Klinik

Husten ist eine normale Schutzreaktion des Körpers, um die Atemwege freizuhalten. Der Hustenreflex wird durch mechanische oder chemische Reize an den Schleimhäuten der Luftröhre und Bronchien ausgelöst. Längere oder häufige Hustenattacken können Patienten jedoch erschöpfen und interferieren mit normalen Alltagsaktivitäten.

Diagnostik

Anamnese Dauer, Häufigkeit, Begleitsymptome, Vorhandensein und Aussehen von Auswurf.

Körperliche Untersuchung Perkussion, Auskultation.

Zusatzuntersuchungen Evtl. mikrobiologische Untersuchung des Sputums oder Röntgen-Thorax.

Therapie

Grundsätzlich wird **nichtproduktiver** (trockener) vom **produktivem Husten** unterschieden.

Die Behandlung sollte – wenn immer möglich – zunächst kausal sein (z. B. Therapie einer Herzinsuffizienz bei Stauungslunge). Spezifische Behandlungsmethoden können indiziert sein, z. B.:

- Palliative Bestrahlung (z. B. bronchiale Hypersekretion bei einigen Lungentumoren)
- Verwendung von mechanischen „Abhusthilfen" bei muskulärer Schwäche (→ Kap. 39)

Produktiver Husten

Behandlungsziel Einfaches Abhusten eines lockeren Sekrets. Behandlungsmöglichkeiten umfassen:

- Abklopfen, Bronchialtoilette
- Vernebelte Kochsalzlösung, bei spastischer Komponente evtl. Vernebelung von Ipatropiumbromid/Salbutamol
- Versuch der Sekretverflüssigung (Acetylcystein, z. B. ACC®, Ambroxol, z. B. Mucosolvan®, Efeuextrakt, z. B. Prospan®)

Während der Nacht Auch Antitussiva zur Unterdrückung des Hustenreizes können indiziert sein (s. u.).

Bei schwachen oder sterbenden Patienten kann es sinnvoll sein, die bronchiale Sekretion durch antimuskarinerge Substanzen zu vermindern z. B.:

- Ipatropiumbromid (Atrovent®)
- Scopolamin (Scoderm TTS®-Pflaster)

Nichtproduktiver Husten

Behandlungsziel beim nichtproduktiven Husten ist die Unterdrückung des Hustenreizes. Dies kann erreicht werden durch:

Reduktion der lokalen Irritation im Bronchialsystem

- Vernebelte Kochsalzlösung
- Inhalation von Lokalanästhetika, z. B. Lidocain 0,25 % 3-mal täglich
- Steroide (z. B. Dexamethason)
- Vernebelte Cromoglicinsäure (Mastzellstabilisator) bei Husten durch Bronchialkarzinom
- Phytotherapeutika (z. B. Spitzwegerich-, Salbei- oder Thymian-Lutschtabletten)

Zentrale Unterdrückung des Hustenreizes

- Nichtopioide Antitussiva
  - Dextromethorphan (z. B. Silomat DPM®): hat evtl. eine zusätzliche Wirkung bei neuropathischen Schmerzen
  - Noscapin (z. B. Capval®): wirkt nicht sedierend
  - Pentoxyverin (z. B. Sedotussin®)
- Opiate, z. B.
  - Codein (3- bis 4-mal 30 mg)
  - Morphin (5 mg 4-stündlich)

Hämoptyse (Bluthusten)

Epidemiologie und Ätiologie

Dieser ist oft ein Angst erregendes Symptom für den Patienten und kann verursacht sein durch:

- Bronchitis, Pneumonie
- Bronchialkarzinom (⅓ der Patienten), Metastasen
- Lungenembolie
- Blutung aus dem Nasen-Rachen-Raum

Therapie

Leichte/mäßige Hämoptyse

- Zentral dämpfende Antitussiva
- Palliative Bestrahlung
- Steroide
- Evtl. Einsatz von Antifibrinolytika (Tranexamsäure)

Schwere Hämoptyse Ca. 3 % der Patienten mit Bronchialkarzinom:

- Zur Behandlung von Blutungsnotfällen und Atemnot (→ Kap. 31)
- Bei schwerer Hämoptyse kommen die Patienten meist durch Aspiration größerer Blutmengen und weniger durch Verbluten zu Tode.

Zusammenfassung

- Husten kann in produktiven und nichtproduktiven Husten eingeteilt werden.
- Bei produktivem Husten ist das primäre Therapieziel die Erleichterung des Abhustens durch nichtpharmakologische und medikamentöse Maßnahmen.
- Bei nichtproduktivem Husten ist die Unterdrückung des Hustenreizes entweder durch Verringerung lokaler Irritation oder durch zentrale Dämpfung das Therapieziel.
- Schwere Hämoptysen kommen nur selten vor und sind wie palliative Blutungsnotfälle zu behandeln.

24 Dyspnoe und Pleuraerguss

Dyspnoe

Definition

Dyspnoe ist das **subjektive Gefühl,** nicht genügend Luft zu bekommen. Objektive Messwerte (Pulsoxymetrie, Blutgase) korrelieren meist nicht mit dem Gefühl der Atemnot. Atemnot kann kontinuierlich vorhanden sein oder in Attacken auftreten.

> Atemnot ist nicht messbar. Die Schwere der Atemnot kann nur vom Patienten selbst beurteilt werden.

Epidemiologie

Die Häufigkeit von Atemnot bei Palliativpatienten ist abhängig von der Grunderkrankung:

- 70 % der Patienten mit Tumorerkrankungen leiden in den letzten 6 Wochen unter Dyspnoe.
- Dyspnoe ist pathognomonisch für chronische Atemwegserkrankungen (z. B. COPD, → Kap. 41).
- Atemnot ist ein häufiges und schwerwiegendes Symptom von Motoneuronerkrankungen (→ Kap. 39).

Klassifikation

- Bei starker körperlicher Belastung
- Bei täglichen Aktivitäten
- In Ruhe (intermittierend oder kontinuierlich)
- In der Sterbephase
- Akut (z. B. Verlegung der Atemwege)

> **„Selbstversuch" zur Atemnot**
> Im „Selbstversuch" lässt sich das Gefühl einer (mäßigen) Dyspnoe nachempfinden:
> - Halten Sie zunächst 30 s die Luft an.
> - Atmen Sie danach 2 min ausschließlich durch einen Strohhalm.
> - Was haben Sie während des Versuchs empfunden? Woran haben Sie gedacht?

Pathophysiologie

Die **normale Atmung** funktioniert als Regelkreis mit dem Ziel, pO_2, CO_2 und pH konstant zu halten. Übergeordnete (limbische und kortikale) Zentren beeinflussen diesen Regelkreis. In pathologischen Zuständen kommt es zu einem Mismatch zwischen den Bedürfnissen des Organismus und der Atemleistung. Dies kann zur Empfindung „Atemnot" führen, wobei die Bewertung dieses Mismatch durch übergeordnete Zentren für die Empfindung „Atemnot" eine wesentliche Rolle spielt.

Angst und Atemnot sind pathophysiologisch eng verknüpft (→ Abb. 31.1).

Im **Verlauf einer längerdauernden Ateminsuffizienz** kommt es zu einer Kohlendioxidretention mit einer zunehmenden Bewusstseinstrübung, der sog. Kohlendioxidnarkose. Diese Patienten nehmen keine Atemnot mehr wahr und versterben meist friedlich.

Ätiologie

Atemnot bei Palliativpatienten kann vielfältige Ursachen haben und ist meist multifaktoriell bedingt. Grundsätzlich kann eine Atemnot bedingt sein durch:

- Mitbeteiligung der Lunge durch die Grunderkrankung (Bronchialkarzinom, Metastasen, maligner Pleuraerguss [s. u.], Insuffizienz der Atemmuskulatur bei neurodegenerativen Erkrankungen)
- Zusätzliche Erkrankungen oder Komplikationen, welche die Lunge betreffen: z. B. Herzinsuffizienz, Lungenembolie, Pneumonie, Lungenfibrose als Folge der Chemo- oder Radiotherapie
- „Extrapulmonale" Ursachen: z. B. Kachexie, abdominale Raumforderung, Anämie
- Psychosoziale Ursachen: z. B. „Angst vor dem Ersticken"

Diagnostik

Anamnese Zeitverlauf (plötzlich oder allmählich), Begleitsymptome (z. B. Schmerzen), Auslöser für Atemnot, Medikamentenanamnese.

Körperliche Untersuchung Erfassen von Atemfrequenz, Zyanose, Stridor. Perkussion und Auskultation der Lunge. Orientierende Untersuchung des Abdomens (Aszites, Raumforderung), evtl. nach Zeichen einer tiefen Beinvenenthrombose suchen.

Apparative Diagnostik Röntgen-Thorax, Sonografie bei V. a. Erguss, vor Pleurapunktion.

Therapie

Behandlung spezifischer Ursachen

Wann immer möglich, sollten spezifische Ursachen der Atemnot behandelt werden (→ Tab. 24.1).

Allgemeine Maßnahmen

- Ruhe vermitteln.
- Dem Patienten Raum und Luft verschaffen: geöffnetes Fenster, unangenehme Gerüche vermeiden.
- Ein Taschenventilator kann Linderung verschaffen.
- Entspannungstechniken oder kognitive Techniken zum Umgang mit Atemnot trainieren.
- Nichtinvasive Heimbeatmung (→ Kap. 39)
- **Sauerstoffgabe** ist abhängig von der Erkrankung und den Wünschen des Patienten:
  - Bei Patienten mit Dyspnoe und Tumorerkrankung wirkt die Sauerstoffgabe nicht besser als Gabe von Raumluft. Linderung der Dyspnoe kommt daher eher durch den Luftzug als durch die Sauerstoffgabe selbst zustande.
  - Bei COPD-Patienten mit einem pO_2 < 90 % lindert die Sauerstoffgabe die Atemnot (→ Kap. 41).
  - Nebenwirkungen einer Sauerstoffgabe sind Mundtrockenheit, eine ausbleibende Gewöhnung an einen niedrigen pO_2 und psychische Abhängigkeit.
  - Sauerstoffgabe kann als ein sinnvolles Placebo eingesetzt werden, sollte jedoch im Blick auf die Nebenwirkungen sorgfältig erwogen werden!

Tab. 24.1 Behandlung spezifischer Ursachen von Atemnot

Ursache	Kausale Behandlung
Lymphangiosis carcinomatosa	Steroide
Lungenembolie	Antikoagulation
Bronchusverlegung durch Tumor	Stenting, Laserbehandlung, Bestrahlung
Maligner Pleuraerguss	Pleurapunktion, Pleurodese (s. u.)
Herzinsuffizienz	Diuretika, ACE-Hemmer
Anämie	Erythropoetin, Transfusion*
Aszites	Aszitespunktion
Pneumonie	Antibiose*
Asthma, COPD	Optimierung der bestehenden Behandlung
Angst	Nichtpharmakologische Interventionen: z. B. Entspannungstechniken und Anxiolytika (s. u.)

* Die Indikation zur Behandlung einer Anämie und Antibiotikagabe wird in Abhängigkeit vom Allgemeinzustand, dem Patientenwillen und dem Therapieziel gestellt. In der Terminalphase sind diese Maßnahmen häufig nicht mehr sinnvoll.

Medikamentöse Therapie

- Wichtigste Medikamente bei der Behandlung der Atemnot in der Palliativmedizin sind Opiate/Opioide. Eine erwiesene Wirkung innerhalb dieser Substanzgruppe besteht nur für Morphin. Startdosierungen bei opiatnaiven Patienten (→ Tab. 24.2). Bei Patienten, die bereits Opiate erhalten, wird die Dosis um 30–50 % gesteigert. Auch eine Opiatrotation (→ Kap. 15) kann die Symptome einer Dyspnoe lindern.
- Zur Behandlung der Angstkomponente sind Benzodiazepine und sedierende Neuroleptika geeignet (→ Tab. 24.2).

Morphin ist ein wirksames und sicheres Medikament zur Behandlung der Atemnot. Eine klinisch relevante Atemdepression ist bei fachgerechter Anwendung nicht zu befürchten.

Zur Therapie der Atemnotattacke → Kap. 31.

Tab. 24.2 Medikamente zur Dauertherapie der Atemnot

Substanzen	Applikationsform	Startdosierung
Opiate		
Morphin (z. B. Sevredol®)	Oral als Tropfen oder Tabletten	2,5–5 mg/4 h, Dosissteigerung nach Bedarf
Morphin	S. c. oder in der Spritzenpumpe	10–30 mg/d
Hydromorphon (z. B. Jurnista®)	Retardtablette	4 mg/d
Benzodiazepine		
Lorazepam (z. B. Tavor®)	Tablette oder Buccaltablette	1 mg/6–8 h
Midazolam (z. B. Dormicum®)	Spritzenpumpe s. c.	10–30 mg/24 h

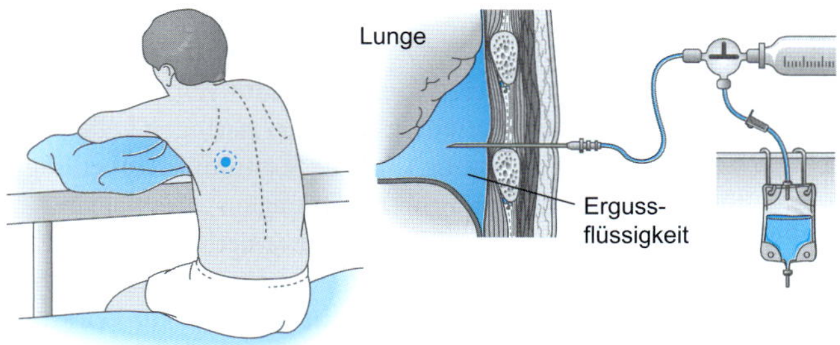

Abb. 24.1 Durchführung einer Pleurapunktion [L157]

Pleuraerguss

Definition

Abnorme Flüssigkeitsansammlung im Pleuraspalt. Ein **maligner Pleuraerguss** findet sich häufig bei Mamma-, Ovarial- und Bronchialkarzinomen.

Pleurapunktion

- Bei symptomatischem Pleuraerguss zur Beschwerdelinderung
- Zur Pleurodese (Instillation von Substanzen zum „Verkleben“ der Pleurablätter) bei rezidivierendem Pleuraerguss

Durchführung

- Sitzende Lagerung (→ Abb. 24.1)
- Markierung der Punktionsstelle 4.–7. ICR (Höhe des Ergusses durch Perkussion oder Sonografie feststellen)
- Punktionsort: „obere Kante untere Rippe“
- Punktion nach Desinfektion und Lokalanästhesie: zickzackförmiges Vorschieben der Punktionsnadel, bis Aspiration von Flüssigkeit möglich wird, Anschließen des Ablaufschlauches unter Valsalva-Manöver, Erguss abziehen oder ablaufen lassen.
- Ziehen der Nadel unter erneutem Valsalva-Manöver
- Bei schnell nachlaufendem Pleuraerguss kann eine dauerhafte Drainage eingelegt werden (z. B. PleurX®). Nach entsprechender Schulung können Patienten oder Angehörige auch im häuslichen Umfeld Pleuraerguss ablassen.

Zusammenfassung

- Atemnot ist nicht durch Messwerte objektivierbar. Entscheidend sind die Angaben des Patienten.
- Atemnot und Angst verstärken sich gegenseitig.
- Atemnot wird – soweit möglich – ursächlich behandelt. Zudem werden nichtpharmakologische Behandlungsmethoden (z. B. Lagerungstechniken, Taschenventilator, Entspannungstechniken) und Medikamente zur Behandlung der Atemnot eingesetzt.
- Wichtigste Substanz bei der Behandlung der Atemnot ist Morphin oder ggf. andere Opiate/Opioide.
- Eine zusätzliche Angstkomponente der Atemnot kann mit Benzodiazepinen oder sedierenden Neuroleptika behandelt werden.
- Beim Pleuraerguss kann eine Pleurapunktion zu einer deutliche Symptomlinderung führen.

25 Depression und Demoralisation, Fatigue

Depression

Definition

> *„Eine Depression ist ein Gemütsleiden mit unterschiedlichen Ursachen (reaktiv, endogen, körperlich begründbar etc.), das mit psychischen, psychomotorischen sowie vegetativ-somatischen Symptomen einhergeht."*
>
> *(Volker Faust, 1995)*

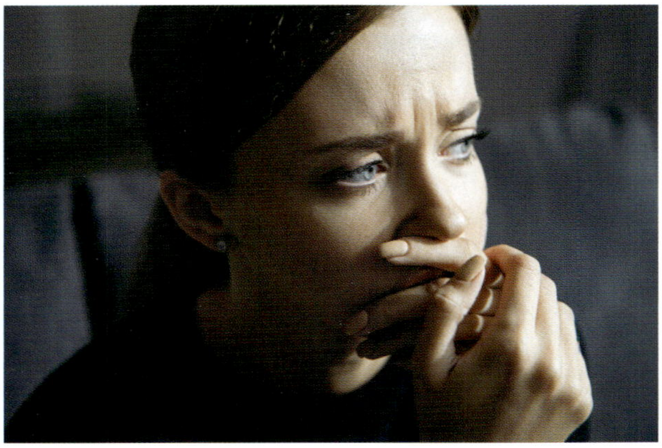

Abb. 25.1 Nicht selten tritt bei Palliativpatienten neben der körperlichen Erkrankung eine Depression als „Zweiterkrankung" auf, die diagnostiziert und behandelt werden muss. [J787-248]

Epidemiologie

Angaben zur Prävalenz der Depression bei Palliativpatienten schwanken. Die meisten Studien geben ca. 10–30 % an (Risiko gegenüber Gesunden 2- bis 4-fach erhöht).

> Eine Depression als „Zweiterkrankung" wird bei Palliativpatienten häufig nicht erkannt und nicht bzw. zu wenig konsequent behandelt (→ Abb. 25.1).

Klinik

Die üblichen Diagnosekriterien der Depression sind bei Palliativpatienten nur eingeschränkt anwendbar. So können körperliche Beschwerden als Diagnosekriterien meist nicht sinnvoll angewandt werden. Besser geeignet als diagnostisches Kriterium sind seelische Symptome wie Niedergeschlagenheit, Selbstabwertung, Gedankenkreisen, Gefühle der Wertlosigkeit, Schuld und Hoffnungslosigkeit. Ein wichtiges Unterscheidungskriterium zur Demoralisation (s. u.) ist das Vorhandensein von Anhedonie (Unfähigkeit, Freude und Lust zu empfinden).

Therapie

Die regelmäßige Anamnese psychischer Symptome ist Teil der Palliativbetreuung. Unterstützende Gespräche können von allen Teammitgliedern angeboten werden. Eine psychologische, psychoonkologische oder psychotherapeutische Mitbetreuung kann indiziert sein.

Medikamentöse Therapie

Bei einer mittelgradigen bis schweren Depression kommen Antidepressiva zum Einsatz.
Studien zeigen bei Palliativpatienten keine eindeutigen Vorteile einer bestimmten Substanzgruppe. Die Auswahl des Medikaments erfolgt daher i. d. R. pragmatisch nach dem Profil der unerwünschten oder erwünschten Nebenwirkungen (→ Tab. 25.1).

Klassische Antidepressiva benötigen meist mehrere Wochen bis zum Wirkungseintritt. Bei Patienten mit einer geringen Lebenserwartung sind zur Stimmungsaufhellung auch alternative Strategien zu erwägen:

- **Steroide:** z. B. Dexamethason 4 mg/d für 1 Woche, danach 2 mg für 1 weitere Woche (auch als „Überbrückung" bis zur Wirkung eines Antidepressivums); kann jedoch auch eine Depression verstärken oder eine Psychose indizieren
- **Stimulanzien:** z. B. Methylphenidat (Ritalin®) werden bei Palliativpatientinnen mit einer Depression nicht empfohlen.
- **Ketamin:** Ketamin oder Esketamin (Ketanest®) kann – aufgrund des raschen Wirkungseintritts – zur Behandlung von Depressionen bei Palliativpatienten eingesetzt werden (oral, nasal, parenteral).

Demoralisation

Definition

Merkmale der Demoralisation sind das Erleben von Sinnlosigkeit und Hoffnungslosigkeit ebenso wie die Angst, die eigene Würde nicht bewahren zu können und anderen zur Last zu fallen. Eng verbunden mit dem Begriff der Demoralisation ist das Erleben „existenziellen" Leids.
Das Konzept der Demoralisation hat in der Palliativmedizin weite Verbreitung gefunden, auch wenn es insbesondere in Abgrenzung zur Depression nicht allgemein akzeptiert ist.

> Die für eine Depression typische **Anhedonie** (Unfähigkeit, Freude und Lust zu empfinden) ist bei der Demoralisation nicht vorhanden.

In der Palliativmedizin ist die Demoralisation ein hilfreiches Konzept: Es beschreibt einen häufig beobachteten seelischen Zustand außerhalb der Depression und eröffnet dadurch auch eine Möglichkeit, diesen Sachverhalt mit dem Patienten in einer adäquaten Weise zu besprechen.

Fatigue

Definition

Fatigue bezeichnet ein Gefühl starker Müdigkeit oder körperlicher Schwäche und Energiemangel. Fatigue ist eine häufige Begleiterscheinung von vielen onkologischen und nichtonkologischen Erkrankungen.

Epidemiologie

Ca. 70 % der Tumorpatienten leiden an Symptomen der Fatigue. Auch Tumorbehandlungen (z. B. Chemotherapie) können eine Fatigue auslösen oder verstärken. Aber auch bei vielen nichtmalignen Erkrankungen wie Herzinsuffizienz und COPD ist Fatigue ein häufiges Symptom, das die Lebensqualität erheblich beeinträchtigen kann.

Ätiologie

Bei der Entstehung der Fatigue wird eine multifaktorielle Genese angenommen, wie zirkulatorische, metabolische und endokrine Störungen. Chronische Infektionen können ebenso eine Rolle spielen wie emotionale Belastungen oder die Nebenwirkungen einer Behandlung (z. B. Chemo- oder Radiotherapie). Es besteht häufig eine enge Beziehung zum Anorexie-Kachexie-Syndrom (→ Kap. 18).

Klinik

Es können verschiedene Dimensionen der Fatigue unterschieden werden:

- Physische Symptome: Müdigkeit, unüblicher Schlafbedarf, Erschöpfung, Unfähigkeit zu arbeiten
- Kognitive Symptome: verminderte Konzentrationsfähigkeit

Tab. 25.1 Antidepressiva bei Palliativpatienten (Auswahl): Dosierung und Nebenwirkungen

	Dosierung	Günstig bei	Unerwünschte Nebenwirkungen (u. a.)
Trizyklische Antidepressiva			
			Sedierung, anticholinerge NW: Arrhythmien, Mundtrockenheit, Steigerung des Augeninnendrucks
Amitriptylin (z. B. Saroten®)	Beginn mit 10–25 mg zur Nacht, schrittweise Steigerung bis zu 150 mg	Neuropathische Schmerzen, Pseudohypersalivation	
SSRI			
			Übelkeit, Erbrechen, Kopfschmerzen, gastrointestinale Nebenwirkungen, Serotoninsyndrom (oft bei gleichzeitiger Gabe anderer serotonerger Medikamente): Somnolenz, Delir, Rigor, Tremor, vegetative Symptome
Citalopram	Beginn mit 10–20 mg Steigerung bis 40 mg möglich	Pathologisches Weinen	
Sertralin (z. B. Zoloft®)	Beginn mit 25–50 mg Steigerung bis 200 mg möglich	Angst	
Andere Antidepressiva			
Mirtazapin (Remergil®)	Beginn mit 7,5–15 mg zur Nacht, Steigerung bis 45 mg möglich	Schlafstörung, Übelkeit, neuropathische Schmerzen	Sedierung (niedriger Dosisbereich), orthostatische Dysregulation
Venlaflaxin (Trevilor®)	37,5 mg 2-mal täglich, Steigerung auf 2-mal 150 mg möglich	Neuropathische Schmerzen, Hitzewallungen	Magen-Darm-Beschwerden, Übelkeit, Schwindel, Schlaflosigkeit, Mundtrockenheit, Kopfschmerzen, Halluzinationen

- Affektive Symptome: Antriebslosigkeit und Herabgestimmtheit

Diagnostik

Anamnese Wegweisend für die Diagnose ist die Anamnese mit der typischen Beschwerdeschilderung durch die Patienten. Zudem sollte nach **spezifischen Begleitsymptomen** gefahndet werden: Schmerz, Schlafstörungen, Anorexie/Kachexie. **Psychosoziale Belastungsfaktoren** sollten erfragt werden.
Labordiagnostik Sie kann bei Verdacht auf eine behebbare Ursache indiziert sein: z. B. Hypothyreose (Bestimmung von TSH, T3, T4), Anämie (Hämoglobin, Transferrin, Ferrin, Eisen), Infektion (CRP, Prokalzitonin), Organfunktionsstörung (Kreatin, Harnstoff, Bilirubin).

Therapie

Eine Beseitigung **kausaler Ursachen** ist, wann immer möglich, anzustreben (z. B. Bluttransfusion bei Anämie).

Allgemeine Maßnahmen

- Schlafhygiene (vgl. Maßnahmen bei Schlafstörungen; → Kap. 28)
- Dem Allgemeinzustand angepasste physische Aktivität (auch Musiktherapie oder Kunsttherapie)
- Beratung der Patientinnen zum „Energiemanagement“ (= Einteilung der Kräfte für priorisierte Tätigkeiten)

Medikamentöse Therapie

Ein medikamentöser Therapieversuch kann unternommen werden mit:
- Methylphenidat (z. B. Ritalin®) 2,5–5 mg (1–1–0) oder Modafinil (z. B. Vigil®) 200 mg 1-0-0
- Kortikosteroide (in zeitlich begrenztem Umfang)
- Amantadin (bei MS-Patienten).

Zusammenfassung

- Eine depressive Störung ist bei Palliativpatienten häufig und wird oft übersehen.
- Eine Depression kann i. d. R. von einer Demoralisation unterschieden werden.
- Bei der Pharmakotherapie der Depression ist die Medikamentenauswahl beim Palliativpatienten nach der Lebenserwartung und dem Nebenwirkungsprofil auszuwählen.
- Fatigue ist eine häufige Begleiterscheinung onkologischer und nichtonkologischer Erkrankungen. Die Behandlung erfolgt – wann immer möglich – kausal, durch allgemeine Maßnahmen und ggf. medikamentös.

26 Verwirrt? – Das Delir

Definition

Die Bezeichnung „Delir" leitet sich von „de lira" (lat.: de = von, aus und lira = Spur, Furche, Rille) ab und bedeutet „aus der Spur geraten". Delir ist ein Syndrom, das verschiedenste Ursachen hat und gekennzeichnet ist durch Störungen des Bewusstseins, der Wahrnehmung, des Denkens, der Psychomotorik und des Schlafes (→ Abb. 26.1).

Die Merkmale des Delirs nach DSM-IV
- Symptomatik:
  - Bewusstseinsstörung
  - Denkstörungen
  - Wahrnehmungsstörungen
  - Gedächtnisstörungen
  - Desorientiertheit zu Zeit, Ort oder Person
  - Änderung der psychomotorischen Aktivität
  - Störung des Schlaf-Wach-Rhythmus
- Dauer: < 6 Monate
- Beginn: Merkmale entwickeln sich innerhalb von Stunden

Epidemiologie

Bis zu 85 % der onkologischen Patienten entwickeln in der Terminalphase ein delirantes Syndrom. 28–42 % der Patienten, die auf eine Palliativstation aufgenommen werden, weisen zu diesem Zeitpunkt ein Delir auf. Ein persistierendes Delir ist mit einer schlechten Prognose hinsichtlich des Überlebens verbunden. Zudem beeinträchtigt dieses Krankheitsbild die Lebensqualität von Patienten und Angehörigen erheblich: Nach einem überstandenen Delir erinnern sich 74 % der Patienten an diesen Zustand als äußerst unangenehmes Erlebnis.
Das Auftreten eines Delirs bei onkologischen Patienten ist der häufigste Grund, warum eine häusliche Pflege nicht fortgesetzt werden kann und eine Krankenhauseinweisung erforderlich ist.

Ätiologie

Bei Palliativpatienten gibt es eine Vielzahl von möglichen Ursachen für ein Delir:
- **Metabolische Ursachen:** z. B. Störungen des Flüssigkeits- und Elektrolythaushalts (Dehydrierung, Hyperkalzämie, Hypo- und Hyperglykämie, etc.)
- **Nebenwirkung von Medikamenten** bzw. deren Entzug. (→ Tab. 26.1)
- **Physische Beeinträchtigungen** (Schmerzen und Müdigkeit), psychosoziale Ursachen (z. B. Umgebungswechsel, Depression oder (Todes-)Ängste)
- **Fortschreiten der Grunderkrankung** durch Organversagen oder Ausweitung des Krankheitsprozesses auf das Zentralnervensystem

Das Delir beim Palliativpatienten ist meist multifaktoriell bedingt!

Klassifikation

Das Delir wird nach psychomotorischen Veränderungen klassifiziert. Es werden unterschieden:
- hyperaktive Form (2–21 %)
- hypoaktive Form (29–43 %)
- Mischformen (43–54 %)

Hyperaktive Form Ist gekennzeichnet durch eine deutliche psychomotorische Unruhe bis Agitiertheit und Irritierbarkeit des Patienten. Es bestehen häufig Halluzinationen. Die Patienten wirken ängstlich und zeigen deutliche vegetative Symptome.

Hypoaktive Form Die Patienten sind apathisch und nehmen kaum Kontakt auf. Es besteht eine Bewegungsarmut. Halluzinationen werden meist erst auf Befragen geschildert. Die vegetativen Symptome sind meist gering ausgeprägt. Das hypoaktive Delir wird oft nicht erkannt oder als Depression fehldiagnostiziert.

Mischform zwischen hypo- und hyperaktiver Form: Die jeweiligen Symptome kommen wechselnd vor.

Klinik

Kernsymptom des Delirs ist eine Störung des Bewusstseins, der Wahrnehmung, des Denkens und der Psychomotorik. Typisch ist eine deutliche tageszeitliche Fluktuation der Symptome mit Verschlechterung während der Nacht. Das klinische Erscheinungsbild variiert entsprechend den klinischen Subtypen (s. o.).

Diagnostik

Die Diagnose des Delirs wird klinisch aufgrund der Symptome gestellt. Es stehen mehrere Screening-Instrumente zur Verfügung, z. b. die Confusion Assessment Method (CAM).
Eine Studie mit Palliativpatienten hat gezeigt, dass 80 % der Delire bei dieser Patienten-

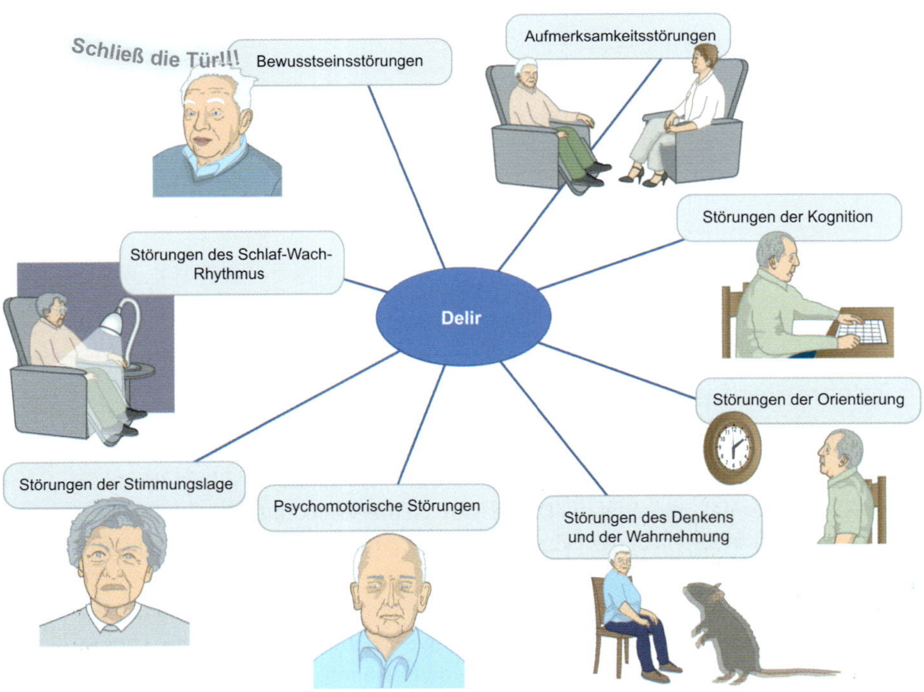

Abb. 26.1 Übersicht über mögliche Symptome des Delirs [L138]

Tab. 26.1 Häufige medikamentöse Ursachen eines Delirs (durch Metaanalysen belegt)

Opioide
Benzodiazepine
Dihydropyridine (Kalziumkanalblocker)
Antihistaminika
„Verdächtige Medikamente"
Trizyklische Antidepressiva
NSAIDS
Parkinson-Medikamente
Steroide
Chemotherapeutika
Digitalis-Präparate
[…]

gruppe diagnostiziert werden können, indem Angehörigen die einfache Frage gestellt wird: „Ist der Patient stärker verwirrt als früher?" Für die Ursachendiagnostik ist die gründliche Anamneseerhebung entscheidend: Körperliche Beschwerden wie Schmerzen und Übelkeit müssen ebenso erfragt werden wie Ausscheidungen und psychosoziale Belastungen. Eine körperliche, internistische und orientierende neurologische Untersuchung ist die Basis, um ggf. über weitere Laboruntersuchungen oder andere technische Zusatzuntersuchungen zu entscheiden.

Differenzialdiagnose

Klinisch wird das Delir von Angehörigen und Krankenhauspersonal i. d. R. als „Verwirrtheit" wahrgenommen. Verwirrtheit ist jedoch keine Diagnose, sondern lediglich eine unspezifische Beschreibung. Die häufigsten Differenzialdiagnosen in der palliativen Situation umfassen den nichtkonvulsiven Status epilepticus (→ Kap. 33), die Demenz und (selten) die psychotische Episode (→ Tab. 26.2).

Tab. 26.2 Differenzialdiagnose der „Verwirrtheit" bei Palliativpatienten

	Delir	Demenz	Psychose	Epilepsie
Beginn (innerhalb von)	Stunden/Tagen	Wochen/Monaten	Stunden/Tagen	Sekunden/Minuten
Fluktuation	Ja	Gering	Ja/Nein	Ja/Nein
Anamnese	Auslöser	Vorbestehende Symptome	Meist vorbestehende Symptome	Organische Ursache
EEG	Delta-, Theta-Wellen (normal)	(Normal)	ETP*	

* ETP = epilepsietypische Potenziale

Therapie

Kausale Maßnahmen

Wann immer möglich und sinnvoll, sollte eine kausale Therapie des Delirs erfolgen, z. B. Korrektur einer Hyperkalzämie, Therapie eines Harnwegsinfekts etc. Hierbei ist jedoch sorgfältig die Frage nach dem Therapieziel zu stellen: So kann es beispielsweise sinnvoll sein, einen Infekt zu therapieren, da dies eine sehr effektive Methode der Symptomkontrolle (Schmerzen!) sein kann. In einem anderen Fall kann es angezeigt sein, z. B. in einer terminalen Krankheitssituation einen Infekt nicht zu therapieren, um dem Wunsch des Patienten nach Therapiebegrenzung gerecht zu werden.
Der Medikamentenplan sollte kritisch überprüft werden. Einzelne Medikamente müssen bei Verdacht abgesetzt oder umgesetzt werden. Insbesondere ist bei Patienten, die Opioide erhalten, eine Opioidrotation zu erwägen (→ Kap. 14).

Allgemeine Maßnahmen

Die wichtigsten Maßnahmen zur Therapie des Delirs bei Palliativpatienten sind nichtmedikamentöser Natur:

- Es ist darauf zu achten, die Umgebung ruhig und sicher zu gestalten. Gerade bei der hyperaktiven Form sollte die Betreuung möglichst durch eine bestimmte Pflegekraft pro Schicht gewährleistet werden. Evtl. muss auch die Anzahl der Besucher limitiert werden.
- Die diagnostischen Maßnahmen (z. B. Blutdruck- und Fiebermessen) und „Schläuche und Strippen" (EKG-Elektroden, i. v.-Zugänge, Blasenkatheter) sollten auf das unbedingt notwendige Maß reduziert werden.
- Es ist wichtig, dem Patienten die Reorientierung zu erleichtern (Brille, Hörgerät, Uhr im Zimmer).
- Die Kommunikation muss dem Krankheitsbild angepasst werden: Mit dem Patienten sollte in einfachen, klar strukturierten Sätzen gesprochen werden. Er soll dabei nicht bevormundet und nicht (auch in noch so bester Absicht) belogen werden.

Medikamentöse Therapie

Die medikamentöse Therapie des Delirs bei Palliativpatientinnen wird kontrovers diskutiert: Konnte in einem Teil der Studien eine Verbesserung der Delirsymptomatik feststellt werden, so wurde dies nicht in allen bestätigt, oder es wurde sogar eine Verschlechterung durch die „Standardtherapeutika" Haloperidol oder Risperidon gefunden. In der Praxis kommen – nach sorgfältiger Abwägung und v. a. beim agitierten Delir – dennoch folgende Medikamente zum Einsatz (→ Tab. 26.3):

- Das hochpotente Butyrophenon-Neuroleptikum Haloperidol (Haldol®).
- Alternativ kommen auch neuere atypische Neuroleptika wie Risperidon (Risperdal®) oder Quetiapin (Seroquel®) infrage.
- Benzodiazepine werden aufgrund der häufigen paradoxen Wirkung i. d. R. nur in Kombination mit Neuroleptika eingesetzt.
- Problematisch können – insbesondere beim Haloperidol – extrapyramidal-motorische Nebenwirkungen sein (z. B. Parkinson-ähnliche Störungen oder unwillkürliche Bewegungen). Diese sind bei den in der Palliativmedizin verwendeten niedrigen Dosierungen jedoch selten zu beobachten.

Tab. 26.3 Medikamente, die zur Behandlung eines Delirs bei Palliativpatienten häufig eingesetzt werden

Medikament	Charakteristikum	Dosierung beim Palliativpatienten
Haloperidol (z. B. Haldol®)	Oft als „Goldstandard" betrachtet	Start mit 0,5–1 mg (4-stündlich bis Wirkeintritt)
Risperidon (Risperdal®)	Schneller Wirkungseintritt	Start mit 0,5 mg 2-mal täglich
Quetiapin (Seroquel®)	Kurze HWZ, sedierende Wirkung	Start mit 12,5–25 mg 2-mal täglich

Zusammenfassung

- Kernsymptome des Delirs sind die Störung des Bewusstseins, der Wahrnehmung, des Denkens und der Psychomotorik.
- Meist ist ein Delir bei Palliativpatienten multifaktoriell bedingt.
- Bei der Durchführung diagnostischer oder therapeutischer Maßnahmen des Delirs bei Palliativpatienten ist das Therapieziel im Blick zu behalten.
- Die wichtigste Therapiemaßnahme ist die Beseitigung behandelbarer Ursachen.
- Die am häufigsten zur Therapie des Delirs verwendeten Medikamente sind Neuroleptika, deren Einsatz und Wirksamkeit bei Palliativpatientinnen gegenwärtig kontrovers diskutiert werden.

27 Neurologische Symptome

Epileptische Anfälle

Es ist wichtig, sich zu vergegenwärtigen, dass ein epileptischer Anfall i. d. R. ein kurzes, selbst limitierendes Ereignis ist (meist < 1 min), das meist keiner spezifischen medikamentösen Therapie bedarf. Ein konvulsiver Status epilepticus (Anfall mit Dauer > 5 min oder Serie von Anfälle) ist jedoch ein lebensbedrohlicher Zustand und muss behandelt werden. Zur Therapie epileptischer Anfälle → Kap. 33.

Schwindel

Zu unterscheiden ist ein „unsystematischer" (Benommenheit, Unwohlsein) vom eigentlichen „systematischen" Schwindel, der durch eine Störung des vestibulären Systems oder der zentralen vestibulären Bahnen verursacht ist.

Ätiologie

Bei Palliativpatienten ist Schwindel häufig Ausdruck der Schädigung zentral-vestibulärer Bahnen als Folge einer zerebralen Raumforderung oder einer Durchblutungsstörung und ist meist mit anderen fokal-neurologischen Symptomen verbunden.

Generell ist auch an einen (von der Grunderkrankung unabhängigen) benignen paroxysmalen Lagerungsschwindel (BPPV) zu denken. Dieser

- wird durch Kopfbewegungen ausgelöst,
- ist durch kurz dauernde, intensive Schwindelattacken gekennzeichnet und
- wird durch Lagerungsübungen behandelt.

Klinik

Der Schwindel im eigentlichen Sinn ist mit einer Eigenbewegungsempfindung (Dreh-, Lift- oder Schwankgefühl verbunden).

Diagnostik

Neurologische Untersuchung mit:

- Prüfung von Gleichgewicht, Koordination
- Suche nach Augenbewegungsstörungen: Spontannystagmus, durch Bewegung provozierbarer Nystagmus
- Ausschluss weiterer fokalneurologischer Defizite

Zerebrale Bildgebung (CCT, MRT) gegebenenfalls notwendig.

Therapie

Symptomatische Behandlung mit Medikamenten, welche die Empfindlichkeit gegenüber vestibulären Reizen reduzieren („vestibuläre Sedativa"):

- Dimenhydrinat: z. B. Vomex A supp®: 150 mg, 3–4/Tag
- Scopolamin-Pflaster: Scopoderm TTS®
- Flunarizin: Sibelium Kapsel® 10 mg zur Nacht

Spastik

Definition und Klinik

Unter **Spastik** versteht man „Muskelsteifigkeit": geschwindigkeitsabhängiger, federnder Widerstand bei passiver Dehnung der Muskulatur.

Ätiologie

Zur Spastik kommt es durch Schädigung der Pyramidenbahn. Ursachen hierfür können z. B. sein:

- Durchblutungsstörung (zerebrale oder spinale Ischämie)
- Neurodegenerative und entzündliche Erkrankungen (z. B. ALS, → Kap. 39; Multiple Sklerose)
- Rückenmarkskompression (→ Kap. 32)

Therapie

Kausale Therapie

(Rückenmarkskompression) ist anzustreben, wann immer möglich.

Allgemeine Maßnahmen

Regelmäßige und intensive Physiotherapie

Medikamentöse Therapie

Der Einsatz von **oraler Medikation** zur Behandlung der Spastik ist aufgrund des für Palliativpatientinnen häufig ungünstigen Nebenwirkungsprofils (z. B. Kraftminderung, Sedierung, Mundtrockenheit) sorgfältig abzuwägen. Zum Einsatz kommen:

- Baclofen (Lioresal®): Beginn mit 2-mal 5 mg (Dosissteigerung nach Verträglichkeit)
- Tizanidin (Sirdalud®): Beginn mit 3-mal 2 mg
- Benzodiazepine wie Clonazepam (2-mal tgl. 0,5 mg)
- Cannabinoide (Sativex®): Mundspray ist zur Behandlung der Spastik bei multipler Sklerose zugelassen.
- Tolperison (z. B. Mydocalm®) ist zur Behandlung von Spastik nach Schlaganfall zugelassen.

Bei fokaler und segmentaler Spastik und in Abhängigkeit von der Lebenserwartung kann auch die **Injektionsbehandlung mit Botulinumtoxin A** in Erwägung gezogen werden.

Myoklonien

Definition und Klinik

Unwillkürliche, blitzartige Kontraktionen einzelner Muskeln oder Muskelgruppen, z. T. repetitiv auftretend.

Ätiologie

Es gibt viele unterschiedliche Ursachen für Myoklonien:

- Neurodegenerative Erkrankungen, Creutzfeldt-Jakob-Krankheit
- Als Manifestation einer Epilepsie
- Ausdruck einer Enzephalopathie: z. B. bei Elektrolytentgleisungen
- Als Opiatnebenwirkung (→ Kap. 14 und → Kap. 15)

Therapie

Eine kausale Therapie wird durchgeführt, wann immer diese möglich ist (z. B. Opioidrotation bei opioidinduzierten Myoklonien). Symptomatisch werden Myoklonien in der Palliativmedizin vorwiegend mit Benzodiazepinen behandelt, z. B.:

- Midazolam (Dormicum®): 2–5 mg s. c.
- Clonazepam (Rivotril®): 0,5–3 mg

Zusammenfassung

- Nur der Status epilepticus, nicht der einfache, kurz dauernde epileptische Anfall bedarf einer unverzüglichen medikamentösen Behandlung.
- (Systematischer) Schwindel beruht auf einer Schädigung des vestibulären Systems oder zentralnervöser vestibulärer Bahnen. Symptomorientiert wird dieser mit Antihistaminika und Anticholinergika behandelt.
- Spastik entsteht durch Schädigung der Pyramidenbahn. Neben der Physiotherapie stehen die Behandlung von Botulinumtoxin A und mehrere orale Spasmolytika zur symptomatischen Behandlung zur Verfügung.
- Myoklonien in der Palliativmedizin können unterschiedliche Ursachen haben. Neben der kausalen Behandlung kommen vorwiegend Benzodiazepine zum Einsatz.

Schlafstörung

Definition

Einschlafstörung Diese liegt vor, wenn bis zum Einschlafen mehr als eine ½ h vergeht.
Durchschlafstörungen Bei einem nächtlichen Aufwachen vergeht mehr als eine ½ h, bis der Patient wieder einschlafen kann. Auch ein zu frühes Erwachen kann Ausdruck einer Schlafstörung sein.
Zirkadiane Rhythmusstörungen Dies bedeutet, dass die normale, individuelle Verteilung von Schlaf- und Wachphasen durcheinandergeraten ist.

Ätiologie

- Schlafstörungen sind bei Palliativpatienten häufig Begleiterscheinung anderer Symptome oder Erkrankungen wie Schmerz, Angst, Übelkeit, Atemstörungen, Depressionen oder Demenz
- Medikamentennebenwirkung (z. B. Steroide, aktivierende Antidepressiva)
- Hospitalisierung mit ungewohnter Umgebung, Inaktivität tagsüber, Unruhe und Schlafunterbrechungen

Klinik

- Subjektiv oft als sehr belastend erlebte Schlaflosigkeit
- Müdigkeit, Reizbarkeit, Konzentrationsminderung, Abnahme sozialer Interaktionen
- Verstärkung anderer belastender Symptome (Schmerz, Übelkeit)

Diagnostik

- Eingehende Anamnese: Diese sollte Fragen nach der Art der Schlafstörung, begleitenden Beschwerden (Schmerz, Atemnot) und nach Angst und Albträumen beinhalten.
- Medikamentenanamnese
- Dokumentation des Schlaf-Wach-Rhythmus
- Körperliche Untersuchung

Therapie

Allgemeine Maßnahmen sollten einer medikamentösen Therapie vorausgehen oder diese begleiten.

Allgemeine Maßnahmen

- Korrigierbare Ursachen beseitigen (s. o.).
- Schlafhygiene: Regelmäßige Einschlafzeiten, nächtliche Störungen vermeiden, Aktivitäten tagsüber anbieten.
- Entspannungstraining, Einschlafrituale

Medikamentöse Therapie

Ein geringeres Abhängigkeitspotenzial als Benzodiazepine weisen **Nicht-Benzodiazepin-Rezeptor-Agonisten** („Z-Substanzen") auf:

- Zolpidem (Stilnox®) 5–10 mg p. o.
- Zopiclon (Ximovan®) 3,75–15 mg p. o.

Benzodiazepine werden bei Schlafstörungen in der Palliativmedizin häufiger als bei anderen Patientinnen eingesetzt, wenn damit gleichzeitig andere Symptome behandelt werden (z. B. zur Anxiolyse). Vorsicht jedoch bei älteren Menschen (paradoxe Wirkung!) z. B.:

- bei Einschlafstörung: Midazolam (Dormicum®) 7,5 mg p. o.
- bei Durchschlafstörungen: Lorazepam (Tavor®) 0,5–1 mg p. o.

Ist eine antidepressive Wirkung gewünscht, kommen oft **sedierende Antidepressiva** zum Einsatz, z. B.:

- Mirtazapin (Remergil®) 7,5–15 mg p. o.

Auch **sedierende Neuroleptika** können eine gute Alternative sein, insbesondere wenn auch gleichzeitig andere Symptome behandelt werden (z. B. delirantes Syndrom), z. B.:

- Quetiapin (Seroquel®) 12,5–25 mg p. o.
- Levomepromazin (Neurocil®) 10–50 mg p. o.

Phytotherapeutika wie Baldrian, Hopfen oder Lavendel kommen ebenfalls zum Einsatz.

Angst

Epidemiologie

Die Mehrzahl der Studien zeigt bei Palliativpatienten eine Prävalenz von Angstsymptomen von ca. 50 % (→ Abb. 28.1).

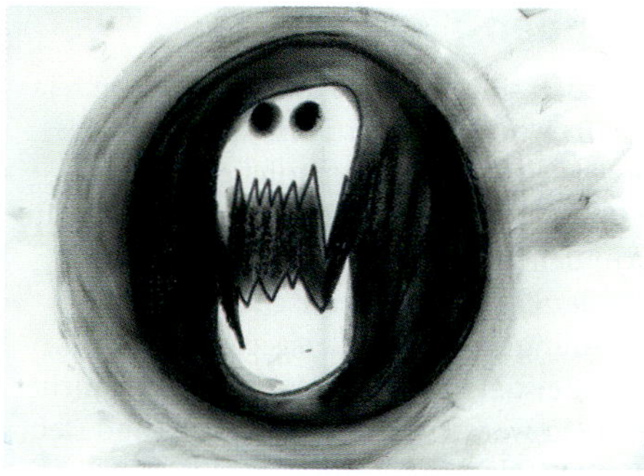

Abb. 28.1 Am Lebensende treten bei vielen Menschen Ängste auf. Allein das Aussprechen der Ängste gegenüber einem aufmerksamen Zuhörer kann symptomlindernd sein. [O610]

Klinik

Ängste bei Palliativpatienten können unterschiedlichen Inhalts sein, wie Angst vor dem Fortschreiten der Erkrankung, Angst vor dem Verlust von Autonomie und körperlicher Integrität, Angst vor Schmerzen und letztendlich die Auseinandersetzung mit dem bevorstehenden Tod.

Differenzialdiagnosen

Fatigue, Angst und Schlafstörungen treten oft zusammen mit Depression oder Demoralisation auf oder sind Symptome einer Depression (→ Kap. 25). Weitere Differenzialdiagnosen sind die Anpassungsstörung und die Posttraumatische Belastungsstörung (PTBS).

Therapie

Angst gehört zu den normalen und gesunden Reaktionen von Menschen in Belastungssituationen. Es ist Aufgabe des Arztes, dem Patienten – und auch den Angehörigen – Zeit und Gelegenheit zu geben, diese Ängste zu artikulieren. Unbegründete Ängste (z. B. vor unerträglichen Schmerzen) können häufig durch Erklärung der Situation und der therapeutischen Möglichkeiten gelindert werden. Ängste aufgrund von körperlichen Symptomen (z. B. Atemnot, Schmerz) sind ursächlich zu behandeln.
Eine **psychologische** oder **psychoonkologische Behandlung** kann hilfreich sein, ebenso wie spirituelle Unterstützung.
Eine **Pharmakotherapie** kann jedoch zeitweise indiziert sein. Zum Einsatz kommen:

- Benzodiazepine (z. B. Lorazepam) 1–2,5 mg p. o. – besonders bei akuten Angstsymptomen
- Anxiolytisch wirkende Antidepressiva (z. B. Sertralin, Venlafaxin oder Citalopram)
- Opipramol (z. B. Insidon®) 2-mal 50 mg ist zur Behandlung einer generalisierten Angststörung zugelassen.
- Pregabalin (z. B. Lyrica®) weist ebenfalls eine anxiolytische Wirkung auf (Beginn mit 2-mal 25 mg oder 2-mal 50 mg).

Zusammenfassung

- Schlafstörungen und Angst sind häufige Beschwerden in der Palliativmedizin.
- Schlafstörungen und Ängste sollten angesprochen werden. Zur Therapie stehen allgemeine nichtmedikamentöse Maßnahmen, psychotherapeutische und medikamentöse Interventionen zur Verfügung.
- Geeignete Medikamente zur Behandlung der Schlafstörung sind u. a. „Z-Substanzen", Benzodiazepine, sedierende Antidepressiva und sedierende Neuroleptika.
- Medikamente zur Behandlung der Angst umfassen u. a. Benzodiazepine und anxiolytische Antidepressiva.

29 Wunden, Geruchsbildung

Wunden

Wunden sind für den Palliativpatienten häufig ein sehr deutlicher Hinweis darauf, dass bereits ein Teil der körperlichen Integrität verloren gegangen ist. Dies gilt besonders für Wunden maligner Ursache.
Bei der palliativmedizinischen Wundbehandlung wird davon ausgegangen, dass in den meisten Fällen eine Wundheilung nicht erreicht werden kann. Im Vordergrund steht das Ziel, eine geringstmögliche Beeinträchtigung durch die Wunde zu erreichen und die psychologische Traumatisierung zu reduzieren. Eine Körperbildveränderung und Scham sind häufig anzutreffen. Es sollten empathische Gesprächsangebote gemacht werden, die es dem Patienten ermögliche, auch diese tabuisierten Themen zu artikulieren.

Klassifikation

Prinzipiell lassen sich **nichtmaligne** (z. B. Dekubitus, schlecht heilende OP-Wunden) von **malignen Wunden** unterscheiden (→ Abb. 29.1).

Maligne Wunden

Maligne Wunden können vorkommen als Exulzeration des Primärtumors (z. B. beim Mammakarzinom) oder bei diffuser Hautmetastasierung. Häufige Komplikationen und Probleme sind:

Schmerzen

- Behandlung entsprechend WHO-Stufenschema
- Bei Schmerzen beim Verbandswechsel Entspannungstechniken und/oder Gabe von Schmerzmitteln 30–60 min vor dem Verbandswechsel
- Schmerzen beim Verbandswechsel können zudem durch besondere Sorgfalt bei der Wundversorgung reduziert werden (non-adhäsive Wundauflagen, angewärmte Wundspülungen).

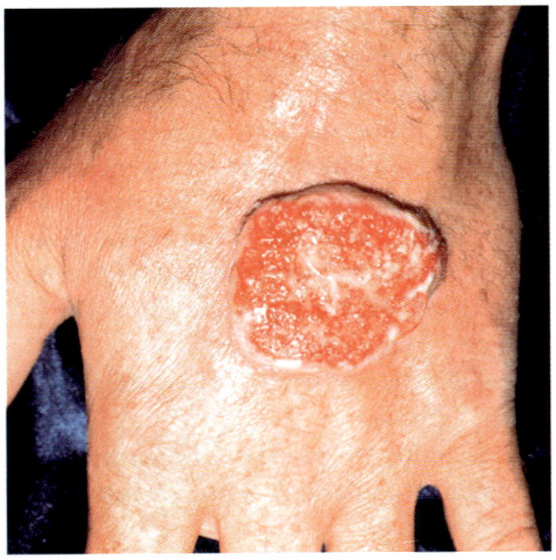

Abb. 29.1 Exulzerierender Tumor [E365]

- Besonders bei malignen Wunden im Bereich der Schleimhäute kann eine topische Therapie mit Morphingel oder Lokalanästhetika in Erwägung gezogen werden.

Exsudatbildung

- Hier kommen saugstarke Wundauflagen zum Einsatz (z. B. Kaltostat® oder Algosteril®).
- Auf einen Hautschutz der umliegenden Haut mit geeigneten Cremes ist zu achten.

Blutung

- Reduzierung des Blutungsrisikos durch Anfeuchten der Kompresse vor dem Verbandswechsel
- Blutstillung durch Auflegen von Gaze getränkt mit Adrenalin 1 : 1.000
- Anwendung von Sucralfat (z. B. Ulcogant Suspension®) oder lokale Anwendung von Tranexamsäure

Infektionen

- Säuberung der Wunde mit 0,9 % NaCl oder Auswaschen unter fließendem Wasser
- Einsatz lokaler Antibiotika (z. B. Fusidinsäure, Fucidine Creme®) oder systemische Antibiose (z. B. Ofloxacin, Tarivid® 2-mal 200 mg)

Geruchsbildung

Geruchsbildung ist ein häufiges Problem bei malignen Wunden, kann jedoch auch ein äußerst belastendes Problem z. B. bei vaginalem oder rektalem Ausfluss sein.

Therapie

Wunden sind physiologisch bakteriell besiedelt. Kommt es zu einem Überwiegen gram-negativer Bakterien, kann dies zu übel riechendem Wundexsudat führen.
Folgendermaßen wird behandelt:

- Vorsichtige Nekrosenabtragung
- Lokale Wundantiseptika
- Lokale antibiotische Behandlung: Auflegen einer Kompresse, die in Metronidazol-(Clont®-)Infusionslösung getränkt wurde
- Alternativ: Wundauflagen, die Kohlepulver zur Geruchsbindung enthalten
- Systemische Antibiose mit Metronidazol 3-mal 400 mg für 3–5 Tage

Allgemeine Maßnahmen

- Häufig lüften, Kaffeesatz oder -pulver oder Katzenstreu aufstellen (wirkt geruchsabsorbierend).
- Chlorophyll wird bei Geruchsbildung z. B. bei HNO-Erkrankungen oder infizierten Wunden eingesetzt: Chlorophyll-Dragees 3-mal 1–2 Tabletten/Tag oder als lokale Anwendung: Chlorophyll-Salbe 2- bis 3-mal täglich auf die gesäuberte Wunde auftragen.
- Bei rektalem oder vaginalem Ausfluss können Vorlagen mit Kohlepulver zur Geruchsbindung eingesetzt werden.
- Bei Geruch aus Stoma- oder Drainagebeuteln kann Süßstoff in den Drainagebeutel gegeben werden.

Zusammenfassung

- Ziel der **Wundbehandlung** bei Palliativpatienten ist meist nicht die Wundheilung, sondern die Minimierung der Beschwerden durch die Wunde(n).
- **Geruchsbildung** ist ein Symptom, das die Lebensqualität stark beeinträchtigen und zur sozialen Isolation führen kann. Verschiedene lokale und systemische Behandlungsmethoden zur Verminderung unangenehmer Gerüche stehen zur Verfügung.

30 Juckreiz und Lymphödem

Juckreiz

Definition

Juckreiz (Pruritus) ist eine unangenehme Empfindung an der Haut, die ein Bedürfnis zu kratzen auslöst.

Epidemiologie

Juckreiz bei Palliativpatienten kann eine Vielzahl von Ursachen haben und in schweren Fällen die Lebensqualität erheblich beeinträchtigen.

Pathophysiologie

Nicht vollständig geklärt. Wahrscheinlich werden marklose C-Nervenfasern durch mechanische, thermische oder chemische Reize erregt.

Ätiologie

- Häufigste Ursache: Hauttrockenheit
- Störungen von Organfunktionen und Stoffwechselerkrankungen, z. B. Cholestase, Urämie, Hyperkalzämie, Diabetes mellitus
- Pruritus bei hämatoonkologischen Erkrankungen oder paraneoplastisch
- Viele Medikamente können Juckreiz auslösen. In der Palliativmedizin häufig anzutreffen ist ein opiatbedingter Juckreiz.

Klinik

Juckreiz führt zu einem Teufelskreis Jucken – Kratzen – Jucken (→ Abb. 30.1). Durch Kratzen kann es zu Hautverletzungen und Infektionen kommen. Juckreiz kann zu Schlafstörungen, Beeinträchtigungen des Alltagslebens und Depressionen führen.

Therapie

Allgemeine Maßnahmen

- Luftige Kleidung tragen, Räume nicht überheizen.
- Reiben statt Kratzen; einen statt mehrere Fingernägel zum Kratzen verwenden.

Medikamentöse Therapie

Wann immer möglich, sollte Juckreiz ursachenspezifisch behandelt werden → Tab. 30.1. Grundsätzlich gibt es eine Reihe von Therapieansätzen bei **chronischem Juckreiz:**

- Antihistaminika (z. B. Dimetinden, Fenistil®)
- Menthol, Kampfer, Lidocain und Polidocanol
- Topische oder systemische Glucocorticoide (zur kurzfristigen Therapie)
- Cannabinoid-Rezeptor-Agonisten
- UV-Phototherapie
- Opioidantagonisten (z. B. Naltrexon)
- Antikonvulsiva (Gabapentin, Pregabalin)
- SSRI und trizyklische Antidepressiva
- Neurokininrezeptor-1-Antagonisten

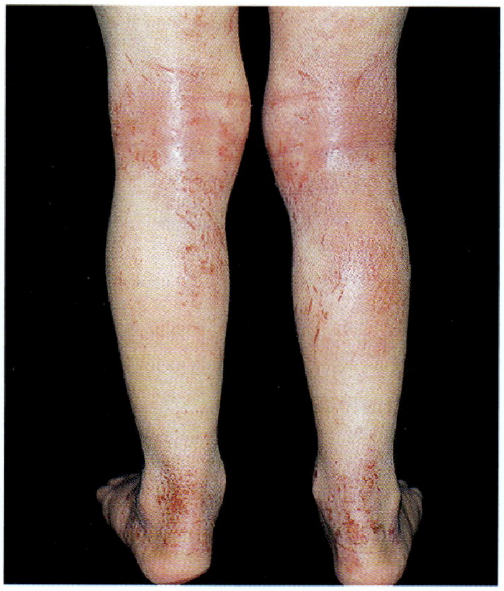

Abb. 30.1 Juckreiz kann zu großflächigen Hautverletzungen und Superinfektion führen. [E385]

Tab. 30.1 Spezifische Ursachen des Juckreizes und Behandlungsmethoden.

Zugrundeliegende Störung	Nichtpharmakologische Behandlung	Medikamentöse Behandlungsansätze
Hauttrockenheit	• Fett- und harnstoffhaltige Cremes • Verzicht auf Seifen und alkoholische Lösungen	
Cholestase	Stenteinlage in die Gallenwege, um den Galleabfluss wiederherzustellen	• Naltrexon • Rifampicin • Paroxetin • Colestyramin • Methyltestosteron
Urämie	UVB-Bestrahlung	• Naltrexon • Gabapentin, Pregabalin
Lymphom	Tumorspezifische Therapie	• Steroide • Cimetidin • Mirtazapin
Paraneoplastisch	Tumorspezifische Therapie	• Paroxetin • Mirtazapin • Thalidomid
Opiate		• Ondansetron

Lymphödem

Definition

Interstitielle Ansammlung von Gewebsflüssigkeit, die nicht ausreichend abfließen kann.

Ätiologie

Bei Palliativpatienten meist Folge einer Tumorerkrankung oder deren Therapie:

- Lymphödem der oberen Extremitäten: z. B. bei oberer Einflussstauung (→ Kap. 32) oder nach Ausräumung der axillären Lymphknoten
- Lymphödem der unteren Extremitäten bei Tumoren im kleinen Becken

Darüber hinaus finden sich auch von der Grunderkrankung unabhängige Lymphödeme (z. B. bei Adipositas oder chronisch-venöser Insuffizienz).

Klinik

- Teigige Schwellung der Haut in der betroffenen Region, in späteren Stadien fibrotische Veränderungen und Verfärbungen
- Spannungsgefühl, Parästhesien, Bewegungseinschränkungen
- Bei unterer Einflussstauung Skrotalödem
- Es besteht aufgrund der Störung der lokalen Immunabwehr die Gefahr einer Infektion, v. a. eines Erysipels, das einer antibiotischen Behandlung bedarf.

Therapie

- Sorgfältige Hautpflege. Verletzungen (Fußpflege) vermeiden; keine Injektionen, Infusionen oder Blutabnahmen im betroffenen Areal.
- Physiotherapeutische/pflegerische Anwendungen: manuelle Lymphdrainage, entstauende Bewegungstherapie, Kompressionsstrümpfe, Wickeln der Extremität
- Zur medikamentösen Therapie werden (häufig mit nur begrenzter Wirkung) Diuretika eingesetzt. Bei einer Einflussstauung kann oftmals eine Verbesserung des Lymphabflusses durch Steroide erreicht werden (z. B. Dexamethason, Fortcortin® 4–16 mg p. o./Tag).

Zusammenfassung

- **Juckreiz** bei Palliativpatienten kann verschiedene Ursachen haben, z. B. allgemeine Hauttrockenheit, Hautbeteiligung bei hämatoonkologischen Erkrankungen, paraneoplastischer Juckreiz, Störungen einer Organfunktion (Cholestase, Ikterus).
- Behandlung des Juckreizes durch lokaltherapeutische und pharmakologische Behandlungsmethoden, die möglichst ursachenspezifisch eingesetzt werden sollten.
- Wichtigster Teil der Behandlung von Lymphödemen sind physiotherapeutische und pflegerische Maßnahmen.

31 Schwere akute Blutung und akute Atemnot

Schwere akute Blutung

Epidemiologie und Klassifikation

Die Häufigkeit schwerer Blutungsereignisse bei Patienten mit fortgeschrittenen Tumorerkrankungen liegt bei 6–14 %.

Einteilung nach Lokalisation

Die häufigsten Lokalisationen für schwere Blutungen sind:

- HNO-Tumore (Blutung aus A. carotis)
- Bronchialkarzinom (Blutung aus Pulmonalarterien)
- Oberer und unterer Gastrointestinaltrakt
- Urogenitale Blutungen

Einteilung nach Ursachen

- Blutung aufgrund eines **lokalisierbaren Prozesses** (z. B. Tumoreinbruch in die A. carotis)
- Blutung aufgrund einer **Gerinnungsstörung** (z. B. aufgrund einer Leberinsuffizienz, → Kap. 42)
- **Kombination** der beiden genannten Ursachen

Diagnostik

Die Diagnostik hängt vom geplanten Vorgehen ab und kann von einem Unterlassen von der Diagnostik über Laboruntersuchungen (Hb, Gerinnung, Kreuzblut) bis zur Angiografie reichen.

Therapie

Im Vorfeld

- Patienten mit einem Risiko für schwere Blutungen (z. B. frühere Blutungen, Thrombozytopenie, Infiltration von Gefäßwänden) identifizieren.
- Prognose klären, Situation mit Patienten und Angehörigen besprechen.
- Wünsche des Patienten und Vorgehen (Patientenverfügung und Notfallplan) (schriftlich) festlegen.
- Das Umfeld (Pflegende, Hausarzt) bezüglich Patientenverfügung und Notfallplan informieren.
- Alle notwendigen Utensilien und Medikamente bereithalten:
  - Dunkle Tücher (aufgrund der „psychologischen" Wirkung besser geeignet als weiße Tücher)
  - Einmalhandschuhe/Schutzkleidung
  - Verbandsmaterial
  - Materialien zur i. v./s. c. Gabe von Medikamenten (Butterfly, Spritzen etc.)
  - Medikamente zur Sedierung und Analgesie, Hämostyptika (s. u.)
- Patient und Familie Unterstützung (z. B. Psychologe, Psychoonkologe, Seelsorger) anbieten.

Akutsituation

Allgemeine Maßnahmen

- Patienten nicht alleine lassen.
- Seitlich oder nach Wunsch lagern.
- Dunkle Tücher zum Abdecken verwenden.
- Druck auf äußerlich zugängliche Wunde ausüben.
- Mit einem Absauggerät absaugen (wenn möglich).

Sedierung und Schmerztherapie

- Midazolam (Dormicum®) 5–10 mg i. v. oder s. c., falls erforderlich Wiederholung nach 10–15 min
- Diazepam (z. B. Valium®) 10–50 mg oder bis zur ausreichenden Sedierung i. v. oder rektal
- Parenterale Schmerztherapie mit Opiaten/Opioiden falls erforderlich und angepasst an die vorbestehende (Opioid-) Medikation

Versuch der Blutstillung

- Clauden® Gaze, Watte, Tamponade
- Kompresse mit Suprarenin 1 : 10 in NaCl 0,9 % tränken.
- 1-prozentige Alaun-Lösung auftupfen.
- Topische oder systemische Gabe von Tranexamsäure (Antifibrinolytikum)

Akute Atemnot

Ätiologie

- Raumforderung: Verlegung der Atemwege durch Bronchialtumor, Kompression durch Tumoren des Ösophagus oder Mediastinums
- Pathologie der Lunge oder des Pleuraraums: Lungenödem, Lymphangiosis carcinomatosa, Lungenembolie, Pneumonie, Asthma bronchiale
- Aspiration (Blut oder Nahrung/Flüssigkeit)
- Schwäche/Ermüdung der Atemmuskulatur
- Psychosoziale Gründe: z. B. Angst, ungeklärte Konflikte

Oftmals führt auch eine Kombination verschiedener Ursachen zur Atemnotattacke.

Klinik

Akute Atemnot (Atemnotattacken) kann entweder als Verstärkung einer vorbestehenden, kontinuierlichen Atemnot (→ Kap. 24) oder auch unvermittelt bei Patienten ohne vorbestehende Dyspnoe auftreten.

Akute Atemnot wird vom Patienten als massiv beeinträchtigendes, lebensbedrohliches Ereignis erlebt und ist mit Angst verbunden.

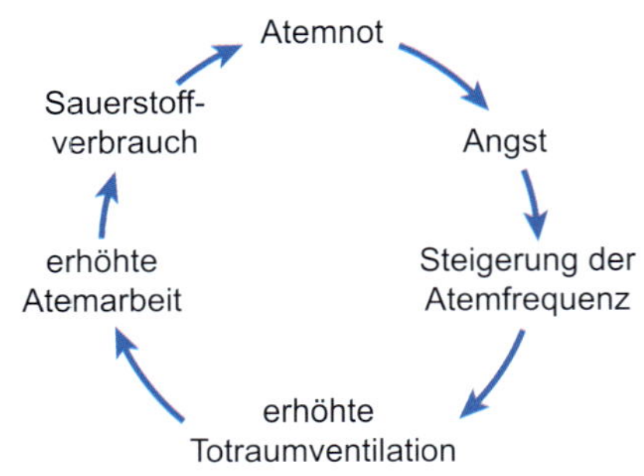

Abb. 31.1 „Teufelskreis" von Atemnot und Angst bei einer Atemnotattacke [L231, M554]

Angst führt in einem Circulus vitiosus über einen gesteigerten Atemantrieb und eine erhöhte Totraumventilation zu weiterer Atemnot (→ Abb. 31.1).

> Die Angst, qualvoll ersticken zu müssen, ist eine häufige (oft nicht zur Sprache gebrachte) Sorge vieler Palliativpatienten.

Diagnostik

Soweit vom Patienten toleriert, orientierende körperliche Untersuchung (Atemfrequenz, Puls, Auskultation).

Differenzialdiagosen

- Rasselatmung (Death Rattle) (→ Kap. 46)
- Zentrale Atemstörungen: Diese sind entweder Zeichen einer fokalen Schädigung zentralnervöser Strukturen (z. B. Schlaganfall), einer Hirndrucksymptomatik oder Bestandteil eines normalen Sterbeprozesses (→ Kap. 46).

Therapie

Im Vorfeld

- Patienten mit dem Risiko für akute Atemnotattacken (z. B. drohende Bronchusverlegung durch einen Tumor) identifizieren.
- Die Situation mit Patient und Angehörigen besprechen, Vorgehen und Patientenwünsche festlegen (insbesondere muss die Frage einer Intubation geklärt werden!).
- Notfallmedikation (s. u.) bereithalten.
- Das Umfeld über das geplante Vorgehen informieren.

Akutsituation

Allgemeine Maßnahmen

- Patienten nicht alleine lassen.
- Ruhe vermitteln.
- Oberkörper hoch oder nach Wunsch des Patienten lagern (→ Abb. 31.2).
- Fenster öffnen, Luftzug (Taschenventilator) oder Luftbefeuchtung.
- Sauerstoffgabe versuchen.

Medikamentöse Therapie

Linderung der Atemnot

- Patienten ohne bisherige Opioide: 2,5–5 mg Morphin i. v. oder s. c. oder 5–10 mg p. o., Wiederholung nach 10–15 min, bis eine ausreichende Symptomkontrolle erreicht ist
- Patienten mit bereits bestehender Opiattherapie: ⅙–¼ der Opiattagesdosis i. v., s. c. oder als schnellwirksame orale/nasale Medikation

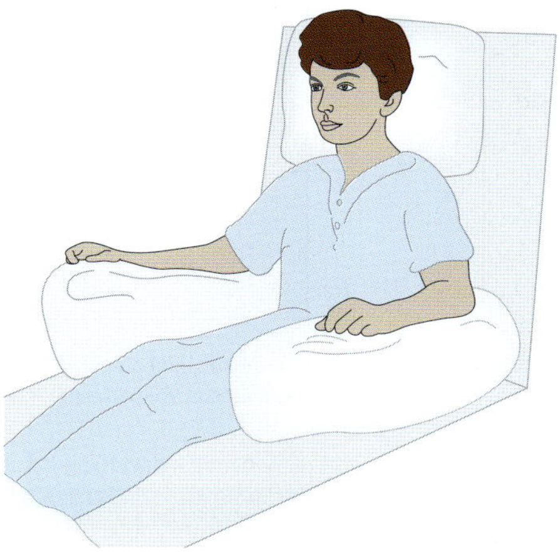

Abb. 31.2 Lagerung eines Patienten mit Atemnot: halbsitzende Lagerung, Abstützen der Unterarme, evtl. Knierolle [L231, M554]

Sedierung

- Benzodiazepine sind Medikamente der Wahl z. B. Midazolam (Dormicum®) 2,5–5 mg i. v. oder s. c. oder Tavor expidet® 1,0–2,5 mg s. l. Eine Atemdepression (die in diesen Dosierungen nicht relevant ist) kann in Kauf genommen werden.
- Alternativ Sedierung mit niederpotenten Neuroleptika z. B. Promethazin (Atosil®) 25–50 mg p. o., s. c. oder i. v.

Ursachenspezifische Behandlung

- Bronchodilatatoren: β-Sympathomimetika bei Bronchospastik; bei Asthma z. B. Salbutol, Sultanol® 1–2 Hübe
- Steroide (inhalativ oder systemisch): bei Lymphangiosis carcinomatosa, Asthma, Tumorobstruktion (z. B. Dexamethason, Fortecortin® 8–12 mg i. v. oder s. c.). Steroide wirken hier v. a. durch ihre antiödematösen Eigenschaften.
- Epinephrin (verdünnt 1 : 5 in NaCl 0,9 %): Inhalation kann ein (Begleit-)ödem rasch reduzieren und hierdurch Atemnot reduzieren.
- Furosemid (Lasix®): bei Lungenödem

Zusammenfassung

- Patienten mit dem Risiko einer drohenden akuten Blutung oder Atemnotattacke im Vorfeld des Ereignisses identifizieren.
- Das Vorgehen mit Patienten, Angehörigen und im Behandlungsteam besprechen.
- Das Vorgehen (schriftlich) festlegen: Patientenverfügung, Notfallplan (Soll ggf. eine Tracheotomie/Intubation durchgeführt werden?).
- Wichtigste Medikamente zur Behandlung der akuten Atemnot sind Opiate/Opioide und Benzodiazepine.
- Zur Sedierung bei akuter Blutung oder Atemnot sind Benzodiazepine (s. c., i. v. oder s. l.) Medikamente der Wahl.

Hyperkalzämie

Epidemiologie

Eine **symptomatische Hyperkalzämie** kommt bei 10–20 % der Tumorpatienten vor. Häufigste Grunderkrankungen sind Lungentumore, das Mammakarzinom und hämatoonkologische Erkrankungen (multiples Myelom, Lymphome).

Pathophysiologie

Beim Gesunden wird der Kalziumspiegel durch die Interaktion von Parathormon, Kalzitonin und Vitamin D reguliert. Ursachen eines erhöhten Kalziumspiegels bei Tumorerkrankungen können sein:

- Paraneoplastische Produktion von Parathormon-related Peptide (PTHrP) (meist bei Bronchialkarzinomen). Dies mobilisiert Kalzium aus den Knochen und erhöht die renale Reabsorption von Kalzium.
- Eine abnormale Umwandlung von (25-) Vitamin D zu (1,25-)Kalzitriol kann bei hämatoonkologischen Erkrankungen ein Mechanismus für die Entstehung einer Hyperkalzämie sein.
- Tumorinvasion in den Knochen: Durch Freisetzung von Zytokinen aus dem Tumor kann es zu einer Osteoklastenaktivierung und Freisetzung von Kalzium kommen.

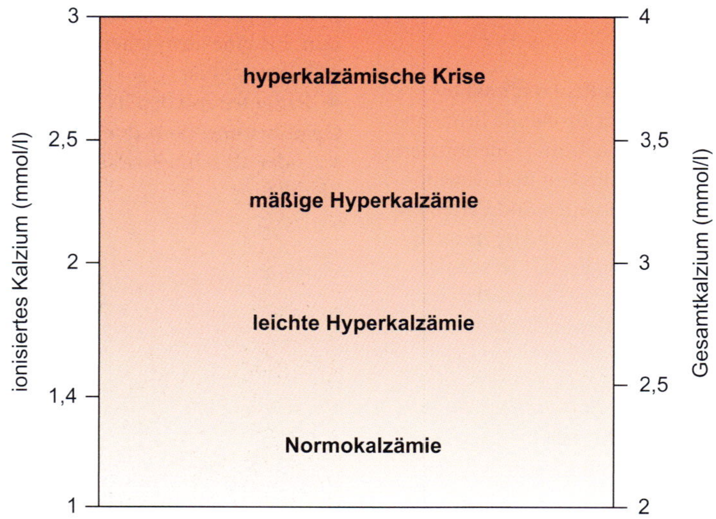

Abb. 32.1 Bei steigenden Serumkalziumspiegeln kommt es zu zunehmenden hyperkalzämischen Symptomen. Ab ca. 3,5 mmol/l Gesamtkalzium ist das Vollbild einer hyperkalzämischen Krise zu erwarten. [L231, M554]

Tab. 32.1 Medikamente zur Behandlung der Hyperkalzämie

Präparat	Dosierung (Einzeldosis)
Denusomab (z. B. Xgeva®)	60–120 mg (Fertigspritze)
Bisphosphonate	
Ibandronsäure (z. B. Bondronat®)	2–4 mg in 500 ml NaCl 0,9 %
Clodronsäure (z. B. Ostac®)	300–1.500 mg in 500 ml NaCl 0,9 %
Pamidronsäure (z. B. Aredia®)	15–90 mg in 125–1.000 ml NaCl 0,9 %
Zoledronsäure (z. B. Zometa®)	4 mg in 100 ml NaCl 0,9 %
Kalzitonin (z. B. Calcitonin PANPHARMA®)	100 I. E. Kalzitonin i. m. oder i. v.

Klinik

- Übelkeit, Erbrechen (→ Abb. 32.1)
- Obstipation
- Polyurie, Polydipsie
- Muskelschwäche
- Quantitative oder qualitative Bewusstseinsstörungen
- Psychische Auffälligkeiten

> Bei der Kombination Übelkeit/Erbrechen, Obstipation und Bewusstseinsstörung/psychische Veränderungen bei Tumorpatienten an die Möglichkeit einer Hyperkalzämie denken!

Diagnostik

Labor Kalzium, Kreatinin, Albumin
EKG Bradykardie, QT-Verkürzung möglich

Therapie

> Patienten mit Hyperkalzämie sind immer dehydriert!

- Rehydrierung: NaCl 0,9 % 500–1.000 ml. Oft ist eine Rehydrierung nicht ausreichend, um normale Kalziumspiegel zu erreichen; weitere Schritte sind:
- **Forcierte Diurese:** immer erst bei ausreichender Rehydratation des Patienten anwenden: Furosemid (z. B. Lasix®) 40 mg i. v., Diuretika werden meist kombiniert mit **Steroiden,** z. B. 100 mg Prednisolon (z. B. Urbason®) p. o.).
- **Hemmung der Kalziumfreisetzung** (→ Tab. 32.1)
  - **Kalzitonin:** Hemmung der Osteoklastenaktivität, Erhöhung der renalen Kalziumausscheidung
  - **Denusomab** (z. B. Xgeva 60–120 mg): Monoklonaler Antikörper, blockiert die Bildung von Osteoklasten
  - **Bisphosphonate** inhibieren die Osteoklastenaktivität. Die Wirkung der Bisphosphonate setzt erst zeitverzögert ein (Pamidronat: 24–48 h) und hält ca. 2 Wochen an.
- In schweren Fällen Hämodialyse

Obere Einflussstauung (V.-cava-superior-Syndrom)

Definition

Eine obere Einflussstauung liegt vor, wenn der venöse Rückfluss zum Herzen aus den oberen Extremitäten und dem Kopf behindert wird.

Epidemiologie

Eine obere Einflussstauung kommt relativ selten vor (2,4–4,2 % der Patienten mit Bronchialkarzinom; → Kap. 34).
65 % der Patienten mit oberer Einflussstauung haben ein Bronchialkarzinom, 8 % ein Lymphom. Die obere Einflussstauung ist häufig die Erstmanifestation der Erkrankung.

Klinik

- Husten, Dyspnoe
- Dysphagie
- Schwellungen und Ödeme (→ Abb. 32.2), Rötungen von Hals, Nacken und Armen
- Kopfschmerzen, Hirnödem
- Horner-Syndrom, Stimmbandlähmung

> Die gefährlichste Komplikation der oberen Einflussstauung ist eine Verlegung der Atemwege. Hierdurch kann es zu akuter Atemnot und Ersticken kommen.

Diagnostik

Bildgebung Röntgen-Thorax: Mediastinalverbreiterung, pulmonale/mediastinale Raumforderungen

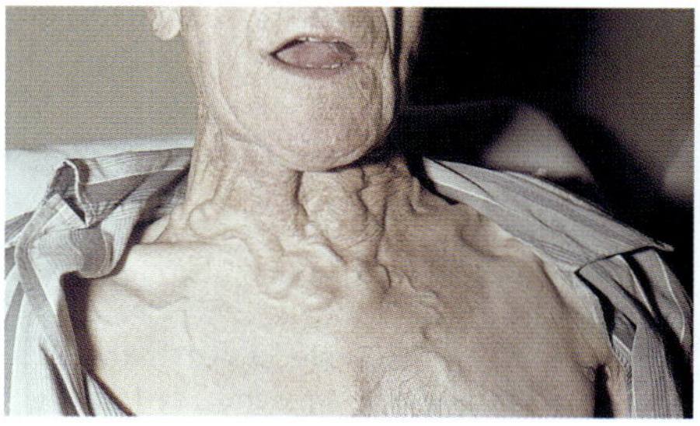

Abb. 32.2 Ausgeprägte Einflussstauung am Hals und oberen Thoraxbereich durch Mediastinaltumor [R490]

Labor Versuch der Histologie-Gewinnung vor Beginn einer Chemo- oder Strahlentherapie

Therapie

- Oberkörper hochlagern
- Sauerstoffgabe
- Kortikoide: 16–24 mg Dexamethason (Fortecortin®) p. o., s. c. oder i. v.
- Forcierte Diurese: Furosemid (z. B. Lasix®) 40 mg i. v.
- Gegebenenfalls Stenteinlage in die V. cava superior, um einen venösen Rückfluss zum Herzen wieder zu ermöglichen
- Chemotherapie oder Radiotherapie abhängig vom zugrunde liegenden Tumor, eine Besserung ist erst nach 3–4 Tagen zu erwarten.

Rückenmarkskompression

Epidemiologie

Vorkommen in ca. 5 % aller Tumorpatienten. Die häufigsten zugrunde liegenden Malignome sind Prostata-, Brust- und Bronchialkarzinome.

Ätiologie

- Metastase eines Wirbelkörpers
- Tumorwachstum durch ein Intervertebralforamen
- Primär spinaler Tumor
- Meningeosis carcinomatosa

Klinik

- Schmerz ist das häufigste (96 %) Symptom einer Rückenmarkskompression (akuter Beginn oder subakute Entwicklung über Wochen möglich).
- Muskellähmungen, Sensibilitätsstörungen
- Blasen-Mastdarm-Störungen

Diagnostik

Anamnese und klinisch-neurologische Untersuchung Paresen, Sensibilitätsstörungen. Gibt es ein sensibles Niveau auf einer bestimmten Höhe?

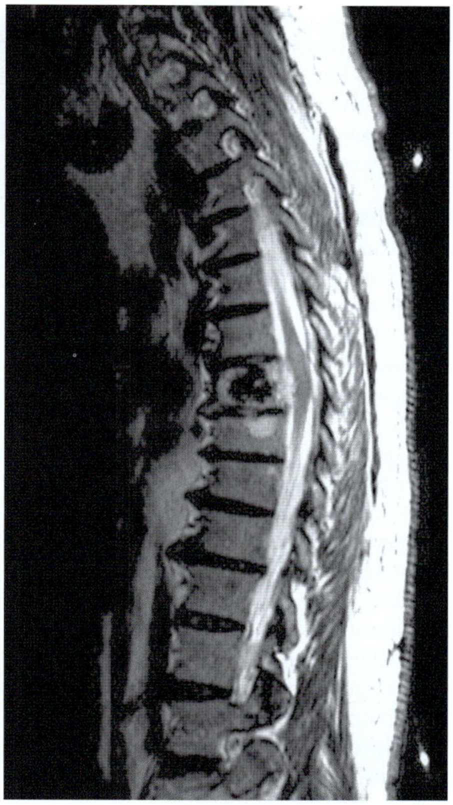

Abb. 32.3 Eine Rückenmarkskompression – hier verursacht durch eine Metastase im Wirbelkörper – ist ein akuter Notfall. [E396]

Bildgebung MRT (→ Abb. 32.3; ein spinales CT ist deutlich weniger sensitiv und spezifisch)

> Das spinale MRT ist die Diagnostik der Wahl bei V. a. Rückenmarkskompression.

Therapie

Eine Rückenmarkskompression unterhalb von C3/C4 (Innervation des Zwerchfells) ist i. d. R. nicht lebensbedrohlich, jedoch bedeutet eine Querschnittssymptomatik eine erhebliche Beeinträchtigung der Patienten. Nur eine rasche Behandlung kann eine Rückbildung der Beschwerden erreichen und eine irreversible Schädigung des Rückenmarks verhindern.

> Die erste Notfallmaßnahme bei Rückenmarkskompression ist die Gabe von Steroiden zur Reduktion des Begleitödems (auch wenn nur ein Verdacht auf Rückenmarkskompression vorliegt).

- **Steroide** (Dexamethason z. B. Fortecortin®): unterschiedliche Dosierungsempfehlungen, z. B. 100 mg als Bolus, gefolgt von 6 mg 4-mal täglich
- **Bestrahlung:** notfallmäßige Vorstellung beim Strahlentherapeuten. Die besten Ergebnisse werden bei Prostata-, Lungen- und Brustkrebs erzielt.
- **Operative Behandlung:** kann beim Palliativpatienten indiziert sein, wenn
  - eine histologische Diagnose benötigt wird.
  - das betroffene Areal bereits maximal bestrahlt ist.
  - eine mechanische Stabilisierung der Wirbelsäule erreicht werden soll.
  - konservative Verfahren erfolglos geblieben sind.

Zusammenfassung

- Typische Symptome einer Hyperkalzämie sind Übelkeit/Erbrechen, Obstipation, psychische Auffälligkeiten und/oder Vigilanzminderung.
- Die erste Maßnahme zur Behandlung der Hyperkalzämie ist die Rehydratation.
- Hauptsymptome einer oberen Einflussstauung sind Ödeme von Hals, Nacken und Armen, Dyspnoe, Dysphagie und Kopfschmerzen.
- Die wichtigsten Sofortmaßnahmen zur Behandlung einer oberen Einflussstauung sind Oberkörperhochlagerung, Gabe von Kortikoiden und Diuretika.
- Hauptsymptome einer Rückenmarkskompression sind Schmerzen, sensible und motorische Defizite sowie Blasen-Mastdarm-Störungen.
- Die wichtigste Sofortmaßnahme zur Behandlung einer Rückenmarkskompression ist die Gabe hochdosierter Steroide, das weitere Vorgehen besteht meist in einer strahlentherapeutischen oder chirurgischen Behandlung.

Schmerznotfall

Ätiologie

Ein akutes Schmerzereignis bei Palliativpatienten kann eine Vielzahl von Ursachen haben: Es kann als eine plötzliche, massive Verstärkung eines bereits vorbestehenden Schmerzes auftreten (vgl. auch → Kap. 17 – Durchbruchsschmerzen), als Schmerzereignis einer neuen Qualität oder auch bei bislang schmerzfreien Patienten.
Mögliche **Ursachen** können sein:

- Infiltration neuronaler Strukturen (z. B. Plexusinfiltration)
- Verschluss eines Hohlorgans (Ileus, Nierenkolik bei Harnleiterkompression)
- Viszerale Schmerzen bei Organdestruktion
- Pathologische Frakturen
- Rückenmarkskompression und Hirndruck
- Psychosoziale Ursachen: (Todes-)Angst

Klinik

Ein akutes Schmerzereignis kann bei einem Patienten mit einer lebensbedrohlichen Erkrankung Panikreaktionen und (Todes-) ängste auslösen und kann mit vegetativen Reaktion wie Erbrechen und Atemnot verbunden sein.

Therapie

Im Vorfeld

Patienten mit dem Risiko eines akuten Schmerzereignisses identifizieren (z. B. Frakturgefährdung):

- Besprechen der Situation mit Patienten und Angehörigen, Therapieplanung unter Einbeziehung der Patientenwünsche
- Bereithalten von Notfallmedikamenten

Akutsituation

Die Therapie ist abhängig von der zugrunde liegenden Ursache und der bisherigen Medikation:

- Beim **opiatnaiven** Patienten wird bei stärksten Schmerzen Morphin intravenös titriert:
  - Mit **Bolusgaben:** 5–10 mg Morphin i. v. alle 10–20 min bis zur ausreichenden Symptomkontrolle oder dem Auftreten von Nebenwirkungen wiederholen.
  - Mit einer **Dauerinfusion:** z. B. 1 mg Morphin/h mit Dosisanpassung je nach Wirkung/Nebenwirkung
- Bei bereits mit Opiaten **vorbehandelten** Patienten: Zunächst kann die Bedarfsmedikation mit ⅙–¼ der Gesamttagesdosis verabreicht werden. Bei unzureichender Wirkung oder sehr starken Schmerzen kann eine rasche Dosisanpassung mit schnell wirksamen stark wirksamen Opiaten (z. B. Fentanyl buccal; → Kap. 17) oder eine Dosistitration mittels Dauerinfusion durchgeführt werden. Die Startdosis hängt hierbei von der Höhe der bisherigen Opiatdosis ab.

Ursachenspezifische Behandlung

- Bei krampfartigen viszeralen Schmerzen kann zusätzlich Butylscopolamin (z. B. Buscopan®) 20 mg s. c./i. v. verabreicht werden.
- Bei Schmerzen aufgrund einer Peritonitis mit nichtoperabler Ursache kann eine intraperitoneale Gabe von 20 mg Bupivacain 0,25 % und 8 mg Dexamethason intraperitoneal in die Seite mit den geringeren Schmerzen zur Symptomlinderung versucht werden.
- Bei anders nicht kontrollierbaren Schmerzen können invasive Verfahren zur Schmerztherapie (→ Kap. 16) durchgeführt werden.
- Operative Maßnahmen (z. B. Stabilisierung einer Fraktur, operative Maßnahme beim Ileus) können der Symptomkontrolle dienen und sind interdisziplinär vor dem Hintergrund der Prognose und des Patientenwunsches zu erwägen.

Epileptischer Anfall/Status epilepticus

Definition

Gewöhnlich dauern epileptische Anfälle < 1 min und müssen in der Akutsituation nicht medikamentös behandelt werden.
Ein **Status epilepticus** ist ein **prolongierter epileptischer Anfall** (> 5 min bei tonisch-klonischen Anfällen, > 10 min bei fokalen Anfällen s. u.) oder eine Sequenz von Anfällen, zwischen denen keine vollständige Remission erfolgt.

Epidemiologie von epileptischen Anfällen

Epileptische Anfälle kommen in ca. 3 % aller Patienten mit Hirnmetastasen und in ca. 1–2 % aller Tumorpatienten vor.
Das höchste Risiko für einen epileptischen Anfall haben Patienten mit hirneigenen Tumoren (Gliomen; → Kap. 37) und Metastasen eines malignen Melanoms.

Klassifikation: Status epilepticus

- Status generalisiert tonisch-klonischer Anfälle („Grand mal")
- Fokaler Status
- Nichtkonvulsiver Status (Absencen-Status)

- Ein **„normaler" epileptischer Anfall** dauert < 1 min und bedarf in der Akutsituation keiner medikamentösen Behandlung.
- Der **fokale und der nichtkonvulsive Status epilepticus** sind meist nicht akut lebensbedrohlich.
- Ein **Status generalisiert tonisch-klonischer Anfälle** ist ein rasch zu behandelnder Notfall (Letalität ca. 20 %).
- Auch bei sterbenden Patienten wird i. d. R. eine Durchbrechung eines Status tonisch-klonischer Anfälle angestrebt.

Klinik

Tonisch-klonische Anfälle, Status generalisiert tonisch-klonischer Anfälle

Er beginnt manchmal mit einem Initialschrei, gefolgt von einer tonischen Verkrampfung der Muskulatur. Danach kommt es zu klonischen Zuckungen der Extremitäten. Zungenbiss und Abgang von Urin/Stuhl kommen vor. Nach dem Anfall besteht häufig eine Schläfrigkeit und/oder Verwirrtheit. Dauert ein tonisch-klonischer Anfall länger als 5 min, liegt ein Status generalisiert tonisch-klonischer Anfälle vor.

Fokale Anfälle, fokaler Status

Bei fokalen Anfällen kommt es zu Sinneswahrnehmungen (visuell, akustisch), fokalen sensiblen Phänomen (z. B. Missempfindungen) oder motorischen Symptomen (Zuckungen, Verkrampfung in einem Körperareal).
Ist das Bewusstsein nicht gestört, spricht man von **einfach-fokalen** Anfällen (Bei Störungen des Bewusstseins: komplex-fokale Anfälle). Dauern fokale Anfälle länger als 20–30 min, liegt ein fokaler Status vor.

Nichtkonvulsiver Status

Beim nichtkonvulsiven Status besteht über Stunden oder Tage hinweg eine Anfallsaktivität – häufig, ohne dass dies durch entsprechende Symptome eindeutig erkennbar wäre: Der nichtkonvulsive Status kann sich oft nur durch eine mehr oder weniger auffällige Verhaltensänderung, psychische Auffälligkeiten oder Vigilanzminderung manifestieren und ist daher eine wichtige Differenzialdiagnose zum Delir (→ Kap. 26) und zu Bewusstseinsstörungen anderer Ursache.

Diagnostik

EEG Ein EEG wird durchgeführt, wenn Unklarheit über das Vorliegen eines epileptischen Anfalls besteht.

Möchte man dem Patienten diese Belastung nicht zumuten, kann bei Palliativpatienten mit einer probatorischen Benzodiazepingabe die Diagnose auch ex juvantibus gestellt werden.

Therapie

Tonisch-klonische Anfälle und Status generalisiert tonisch-klonischer Anfälle

Allgemeine Maßnahmen

- Sicherstellung der Vitalparameter
- Den Patienten vor Verletzung schützen (Polstern, ggf. auf den Boden legen).
- **Keinen** Beißkeil einsetzen oder andere Gegenstände zwischen die Zähne schieben (nach Beginn des Anfalls wegen Verkrampfung kaum möglich und mit Risiken für den Helfer verbunden).
- Nach Beendigung des Anfalls Patienten auf die Seite drehen.
- Spezifische medikamentöse Maßnahmen nach einer Anfallsdauer > 5 min ergreifen:

Medikamentöse Therapie des Status generalisiert tonisch-klonischer Anfälle

1. Stufe **Benzodiazepine:** intravenös: Lorazepam 0,1 mg/kg oder Clonazepam 0,015 mg/kg oder Midazolam 0,2 mg/kg oder Diazepam 0,15–0,2 mg/kg
Tritt ein Status zu Hause auf, kann auch die **rektale Gabe von Diazepam** (z. B. Diazepam ratiopharm supp ™ 5–10 mg).oder **die nasale/bukkale Gabe von Midazolam** (max. 20 mg) als erste Maßnahme sinnvoll sein.

2. Stufe Bleibt die Behandlung mit Benzodiazepinen erfolglos, ist der nächste Schritt ggf. eine Wiederholung der Benzodiazepingabe, danach eine intravenöse Behandlung mit Antiepileptika (Levetiracetam 60 mg/kg oder Valproat 40 mg/kg).

3. Stufe Propofol, Midazolam (oder Kombination) oder Thiopental (i. d. R. beim intubierten Patienten)

Fokale Anfälle, nichtkonvulsiver Status

- Patient, Angehörigen und Pflegepersonen die Situation erklären.
- Spezifische medikamentöse Maßnahmen ergreifen:

Medikamentöse Therapie

Erste Wahl Benzodiazepine. Bei fokalem oder nichtkonvulsivem Status auch bukkale oder nasale Gabe möglich: z. B. Lorazepam (Tavor expidet® 2,5 mg s. l.) oder Diazepam ratiopharm® nasal 5–10 mg.

Zweite Wahl Valproat (z. B. Ergenyl®), aber auch ein Versuch mit neueren Antiepileptika wie Topiramat (z. B. Topamax®) oder Levetiracetam (Keppra®) kann durchgeführt werden.

Anfallsprophylaxe

Eine primäre Anfallsprophylaxe (vor dem Auftreten eines epileptischen Anfalls) wird generell nicht empfohlen. Erst nach dem erstmaligen Anfall wird eine Prophylaxe begonnen. Das Medikament wird nach Anfallstyp, Nebenwirkungsprofil, Verträglichkeit und Therapiekosten ausgewählt (→ Tab. 33.1).

Tab. 33.1 Beispiele für Antiepileptika zur Anfallsprophylaxe

Wirkstoff (Beispiel Handelsname)	Übliche Startdosis	Üblicher Dosisbereich	Darreichungsform	Besonderheiten	Nebenwirkungen
Levetiracetam (z. B. Keppra®)	500–1.000 mg	1.000–3.500 mg	Filmtabletten, Saft, Infusionslösung	Aufdosierung innerhalb weniger Tage möglich	Müdigkeit, Schwindel, psychotische Episoden
Lacosamid (z. B. Vimpat®)	100 mg	200–400 mg	Filmtablette, Saft, Infusionslösung	Fokale und sekundär generalisierte fokale Anfälle	Müdigkeit, Schwindel, Kopfschmerzen, Übelkeit, Sehstörungen
Valproat (z. B. Ergenyl®)	300–600 mg; alle 3 d um 300 mg erhöhen	750–5.000 mg	Kapseln, Saft, Infusionslösung	Nur in Ausnahmefällen bei Kleinkindern	Tremor, Schwindel, Müdigkeit, Erbrechen
Phenytoin (z. B. Zentropil®)	300 mg	200–500 mg	Kapseln, Suspension, Infusionslösung	Enzyminduktion, d. h. veränderte Kinetik vieler Medikamente	Müdigkeit, Kopfschmerzen, Schwindel

Zusammenfassung

- Bei Patienten mit dem Risiko eines Schmerznotfalls sind bereits im Vorfeld Vorbereitungen zu treffen: Notfallplan und Bereithalten von Notfallmedikamenten.
- Die Akuttherapie beim Schmerznotfall ist abhängig von der Ursache des Ereignisses und der vorbestehenden Medikation. Bei opiatnaiven Patienten wird meist Morphin i. v. in 5–10-mg-Schritten bis zur Symptomlinderung oder dem Auftreten von Nebenwirkungen titriert.
- Ein Status epilepticus generalisiert tonisch-klonischer Anfälle ist ein lebensbedrohlicher Notfall. Die erste Therapiemaßnahme ist die Gabe von Benzodiazepinen.
- Ein fokaler oder nichtkonvulsiver Status epilepticus ist meist nicht akut lebensbedrohlich. Medikamente der ersten Wahl zur Akutbehandlung sind auch hier Benzodiazepine.
- Eine Anfallsprophylaxe wird generell erst nach dem ersten Auftreten eines Anfalls durchgeführt.

HNO-Tumore

Definition

Zu den HNO-Tumoren zählen:

- Mundhöhlenkarzinom
- Nasopharynxkarzinom
- Oropharynxkarzinom
- Hypopharynxkarzinom
- Larynxkarzinom
- Trachealkarzinom

Epidemiologie und psychosozialer Hintergrund

HNO-Tumore machen weniger als 5 % aller Krebserkrankungen aus. Der Anteil der Patienten, die einer palliativmedizinischen Betreuung bedürfen, ist jedoch überproportional hoch. Dies liegt teils an den spezifischen Komplikationen dieser Erkrankungen (s. u.), häufig ist dies aber auch der psychosozialen Situation dieser Patienten geschuldet:

- Viele Patienten mit diesen Erkrankungen haben in der Vorgeschichte einen Alkohol- und Tabakabusus.
- Oft haben diese Patienten wenig tragfähige familiäre und soziale Bindungen, sodass sich eine Versorgungsplanung schwierig gestaltet.
- Es besteht nicht selten eine problematische Coping-Strategie (Verdrängung, Aggression u. a.).
- Die oft schwere Symptomlast und die nicht selten schwierige psychosoziale Situation führen dazu, dass
  - bei > 50 % aller Patienten mit fortgeschrittener Tumorerkrankung eine Depression besteht.
  - Suizidalität häufig anzutreffen ist.
  - es gehäuft zu einem deliranten Syndrom (→ Kap. 26) kommt.

Therapie

Die Behandlung von HNO-Tumoren besteht in Resektion/Operation, Radio- und/oder Chemotherapie.

Operation

Sie hat die möglichst radikale Entfernung des Tumors und der zugehörigen Lymphknoten zum Ziel. Eine Neck-Dissection beinhaltet die Entfernung aller Lymphknoten der betreffenden Halsseite und führt zu Funktionseinschränkungen und kosmetischen Beeinträchtigungen.

Primäre Bestrahlung

Sie verursacht meist weniger ästhetische und funktionelle Einschränkungen als eine Operation, kann jedoch eine Reihe von Folgeschäden nach sich ziehen, z. B. Mukositis, Mundtrockenheit, fibrotische Veränderungen des bestrahlten Areals.

Palliative Bestrahlung

Sie kann z. B. bei Blutungen oder stenosierendem Wachstum indiziert sein.

Chemotherapie und Immuntherapie

Chemotherapie wird bei HNO-Tumoren als adjuvante oder neoadjuvante Behandlung (→ Kap. 34) durchgeführt. Auch immuntherapeutische Behandlungsstrategien haben mittlerweile einen festen Platz in der Behandlung von HNO-Tumoren.

Häufige palliativmedizinische Probleme

Probleme der Mundhöhle

Mundtrockenheit Xerostomie (→ Kap. 18) kann gelindert werden durch:

- sorgfältige Zahnpflege,
- ausreichende Flüssigkeitszufuhr,
- künstlichen Speichel, saure Drops, Anasstückchen,
- evtl. Pilocarpin-Augentropfen oral zur Anregung der Speichelproduktion.

Hypersalivation Ein „Zuviel" an Speichel kann behandelt werden mit:

- Anticholinergika (z. B. Scopolamin-Pflaster, Scopoderm TTS®),
- Antidepressiva mit anticholinerger Wirkung (z. B. Amitriptylin, z. B. Amineurin®).

Mukositis Entzündungen der Mundschleimhaut: Linderung durch antientzündliche Spüllösungen und Lokalanästhetika, ggf. opioidhaltige Mundspüllösung (→ Kap. 18).

Dysphagie

- Logopädische Behandlung zum Wiedererlernen des Schluckens oder bestimmter Schlucktechniken
- Anpassen der Speisenkonsistenz und Andicken von Flüssigkeiten
- Besonders wichtig ist das Abschätzen des Aspirationsrisikos (evtl. PEG-Anlage besprechen s. u.).

Gastrostomie (PEG-Anlage)

- Die Anlage einer PEG (perkutane endoskopische Gastrostomie)-Sonde zur Ernährung muss sorgfältig erwogen und mit dem Patienten und seinen Angehörigen besprochen werden (→ Abb. 34.1).
- Wichtig ist die Unterscheidung eines Gewichtsverlusts aufgrund einer Dysphagie (Patient hat Hunger, kann jedoch nicht schlucken) von einem Gewichtsverlust aufgrund eines Anorexie-Kachexie-Syndroms (→ Kap. 18). Hier wird eine Ernährung via PEG-Sonde wenig Besserung, jedoch eine Reihe von Komplikationen (Regurgitation, Diarrhö) erbringen.

Tracheostoma

Die Anlage eines Tracheostomas

- kann indiziert sein bei Verlegung der oberen Atemwege durch den Tumor.
- kann das Risiko einer Aspiration vermindern.
- erlaubt eine effektivere Absaugung tracheobronchialer Sekrete.
- bietet die Möglichkeit einer längeren invasiven Beatmung.

Ein Tracheostoma und die Trachealkanüle bedürfen einer sorgfältigen Pflege. Häufigstes Problem ist hierbei eine hartnäckige und belastende tracheobronchiale Sekretion.

Eine Verlegung des Tracheostomas führt zu akuter Atemnot. Ursächlich kann eine Dislokation der Kanüle, die Verlegung durch zähflüssige Sekrete, durch Tumor- oder Granulationsgewebe oder eine Infektion sein. Die Akutbehandlung besteht in einer halbsitzenden Lagerung des Patienten, Absaugung, Entfernung des inneren Röhrchens („Seele"), Gabe von Sauerstoff. Gegebenenfalls Sedierung wie bei einem schweren Blutungsnotfall (→ Kap. 31).

Sprechstörungen

Sprechstörungen betreffen über 90 % der Patienten mit HNO-Tumoren. Sie können bedingt sein durch die raumfordernde Wirkung der Tumors, durch Schädigung der Innervation von Zunge, Pharynx und Larynx

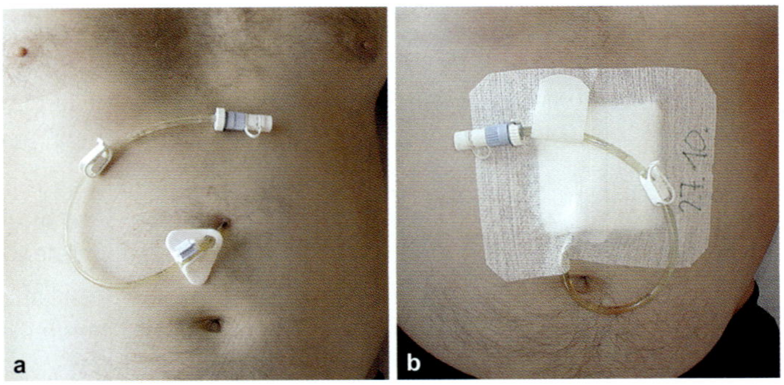

Abb. 34.1 Eine PEG-Sonde kann die enterale Ernährung von Patientinnen mit HNO-Tumoren sicherstellen [P1253]

oder durch Laryngektomie. Unmittelbare Folge ist eine (zusätzliche) soziale Isolation dieser Patienten.
Palliative Behandlungsmöglichkeiten hängen von Art und Ursache der Sprechstörung ab und können z. B. in logopädischer Behandlung, der Versorgung mit einer Sprechkanüle oder dem Erlernen der „Ösophagussprache“ (Artikulation mithilfe des Verschluckens von Luft) bestehen.

Schmerzen

Kommen häufig in Form von neuropathischen oder gemischt nozizeptiv-neuropathischen Schmerzen aufgrund der Infiltration neuronaler Strukturen des Halses vor (zur Therapie neuropathischer Schmerzen → Kap. 16).

Lebensbedrohliche Blutung

Die schwere Blutung ist eine gefürchtete Komplikation von HNO-Tumoren und sollte daher im Vorfeld mit dem Patienten und seinen Angehörigen besprochen werden. Zum Management von schweren Blutungen/Hämoptyse → Kap. 23 und → Kap. 31. Vorbeugend sollte in jedem Fall ein „Notfallplan“ erstellt werden.

Bronchialkarzinome

Epidemiologie

Es handelt sich um die häufigste maligne Tumorerkrankung und häufigste Krebstodesursache in Deutschland.

Klassifikation

80 % sind nichtkleinzelligen Bronchialkarzinome. 20 % sind kleinzellige Bronchialkarzinome.

Kleinzellige Bronchialkarzinome

Sie werden als systemische Erkrankung betrachtet. Dies bedeutet, dass die chirurgische Behandlung meist eine untergeordnete Rolle spielt.
Die **Behandlung** besteht in einer Immun- und/oder Chemotherapie, evtl. kombiniert mit lokaler Bestrahlung und prophylaktischer Schädelbestrahlung.

Nichtkleinzellige Bronchialkarzinome (NSCLC)

In der Regel findet die Metastasierung später als bei kleinzelligen Bronchialkarzinomen statt.
Die 5-Jahres-Überlebensrate liegt im frühen Stadium 68 % und unter 10 % im Stadium IV.

Therapie

Operation

Am häufigsten wird eine Lobektomie durchgeführt. Die perioperative Mortalität beträgt 3–5 %.

Primäre Bestrahlung

Kommt bisweilen bei Patienten infrage, die aufgrund der Lage des Tumors oder des Allgemeinzustands nicht operiert werden können.

Palliative Bestrahlung

Ist indiziert z. B. bei drohendem Verschluss eines Bronchus, Knochenschmerzen aufgrund von Metastasen, Hirnmetastasen.

Systemische Therapien

Zur systemischen Therapie des NSCLC zählen Immuntherapie, Chemotherapie und zielgerichtete Therapien (z. B. Tyrosinkinasehemmer). Durch neuere Therapieansätze konnte die Lebenserwartung verbessert werden.
Nichtkleinzellige Bronchialkarzinome sprechen im Vergleich zu kleinzelligen Bronchialkarzinomen nur mäßig auf Chemotherapie an. Es kann nur eine moderate Veränderung der Überlebenszeit erreicht werden.

Häufige palliativmedizinische Probleme beim Bronchialkarzinom

Schmerzen

Schmerzen können bei Patientinnen mit Bronchialkarzinom unterschiedliche Ursachen haben, z. B. durch die Infiltration der Pleura. Bei Infiltration des Plexus brachialis (Pancoast-Tumor) können schwere neuropathische Schmerzzustände entstehen. Knochenschmerzen können durch ossäre Metastasierung auftreten (zur Behandlung von neuropathischen Schmerzen und Knochenschmerzen → Kap. 16).

Atemnot

Kann beim Bronchialkarzinom verschiedene kausal behandelbare Ursachen haben (z. B. Pleuraerguss, Anämie) (zur symptomatischen Behandlung von Atemnot → Kap. 24 und → Kap. 31).

Hämoptysen

Diese sind für Patienten und Angehörige häufig ein angstauslösendes Symptom (zur Behandlung → Kap. 23).

Husten

Kann Nachtschlaf und Lebensqualität erheblich beeinträchtigen und Schmerz und Atemnot verstärken (zur Behandlung → Kap. 23).

Hirnmetastasen

Kommen beim Bronchialkarzinom häufig vor. Symptome können Kopfschmerzen, psychiatrische Veränderungen oder epileptische Anfälle sein (→ Kap. 37).

Hyponatriämie

Ist eine häufig auftretende Elektrolytstörung v. a. beim kleinzelligen Bronchialkarzinom.

Obere Einflussstauung

Durch Kompression der V. cava superior ist beim Bronchialkarzinom gelegentlich auch als Erstmanifestation der Erkrankung anzutreffen (→ Kap. 32).

Zusammenfassung

- Patienten mit HNO-Tumoren haben gehäuft einen Alkohol- und Tabakabusus in der Vorgeschichte. Nicht selten erschwert der Mangel an tragfähigen Bindungen die Organisation der häuslichen Versorgung.
- Typische palliativmedizinische Probleme von Patienten mit HNO-Tumoren sind Dysphagie, Dysarthrie, lokale Probleme der Mundhöhle und Schmerzen.
- Typische palliativmedizinische Probleme von Patienten mit Bronchialkarzinomen sind Schmerzen, Atemnot, Husten, Hämoptysen, die obere Einflussstauung sowie Symptome durch eine zerebrale Metastasierung.
- Die Möglichkeit schwerer, lebensbedrohlicher Blutungen bei HNO-Tumoren und Bronchialkarzinomen sollte im Vorfeld mit dem Patienten und seinen Angehörigen besprochen werden. Die diesbezüglichen Wünsche des Patienten sollten eruiert und schriftlich festgehalten werden. Essenziell ist die Erstellung eines Notfallplans.

Brustkrebs

Epidemiologie

- Häufigste Krebstodesursache der Frau in Deutschland
- 20 % aller Tumorerkrankungen in Westeuropa und den USA
- 5-Jahres-Überlebensrate von mehreren Faktoren abhängig, insgesamt > 80 %

Therapie

Die Art der Behandlung hängt von der Ausdehnung, den histologischen Charakteristika und dem Rezeptorstatus ab:

- Chirurgische Behandlung: Mastektomie, mit/ohne Lymphknotenresektion, brusterhaltende OP
- Chemotherapie: adjuvante Chemotherapie, neoadjuvante oder palliative Chemotherapie
- Endokrine Therapie: z. B. kompetitive Hemmung am Östrogenrezeptor durch Tamoxifen
- Immuntherapie: z. B. PD-L1-Inhibitoren und zielgerichtete Therapien
- Strahlentherapie

Exkurs: Chemotherapie
Man unterscheidet verschiedene Typen von Chemotherapie:

- **Kurativ:** Einige wenige Malignome sind durch eine alleinige Chemotherapie heilbar, z. B. Lymphome.
- **Adjuvant:** Die Prognose einiger scheinbar lokalisierter Tumorerkrankungen verbessert sich durch eine der Operation folgende Behandlung von Mikrometastasen (z. B. Mammakarzinom).
- **Neoadjuvant:** Chemotherapie vor einer weiteren geplanten Behandlung (z. B. Tumorverkleinerung vor OP)
- **Palliativ:** Chemotherapie zur Verlangsamung der Krankheitsprogression und/oder mit dem Ziel des Erhalts der Lebensqualität

Häufigere Nebenwirkungen einer Chemotherapie:

- **Alopezie** ist eine häufige Nebenwirkung vieler Chemotherapien. Bach Beendigung einer Chemotherapie wachsen die Haare wieder nach.
- **Übelkeit und Erbrechen:** Mit 5-HT3-Antagonisten lässt sich Übelkeit aufgrund von Chemotherapien meist zufriedenstellend behandeln (→ Kap. 19).
- **Knochenmarkssuppression:** Die weiße Blutzellreihe ist meist 1–2 Wochen nach einer Chemotherapie am stärksten betroffen und das Risiko für Infektionen ist erhöht.
- **Angst:** Die Ankündigung, eine Chemotherapie zu erhalten, ist für die meisten Patienten mit Ängsten verbunden. Eine sorgfältige Aufklärung über Art, Nebenwirkungen und Behandlungsmöglichkeiten der Nebenwirkungen helfen, diese Ängste zu reduzieren.

Exkurs: Strahlentherapeutische Behandlung
Strahlentherapie kann in folgenden klinischen Situationen eingesetzt werden:

- **Kurativ:** Einige Tumorarten können mit einer primären strahlentherapeutischen Behandlung geheilt werden, z. B. frühe Stadien des Hodgkin-Lymphoms. Bei einigen soliden Tumoren stellt die Bestrahlung eine Alternative zur chirurgischen Behandlung dar (z. B. Ösophaguskarzinom oder beim Analkarzinom).
- **Adjuvant:** Eine postoperative Bestrahlung des Tumorbetts kann die Prognose einiger Tumorarten verbessern (z. B. Brustkrebs, HNO-Tumore).
- **Palliativ:** Indikation für eine palliative Bestrahlung ist in den meisten Fällen eine Verbesserung der Symptomkontrolle. Beispiele hierfür sind: Bestrahlung von Knochenmetastasen bei Knochenschmerzen (→ Kap. 16), bei drohender Rückenmarkskompression (→ Kap. 32), bei oberer Einflussstauung (→ Kap. 32).

Häufige **Nebenwirkungen** einer Bestrahlung:

- **Hautreaktionen:** Wesentlich ist eine sorgfältige Hautpflege.
- **Mukositis** (Entzündungen der Mundschleimhaut): Spezielle Spüllösungen und Lokalanästhetika können die Beschwerden lindern.
- Übelkeit, Erbrechen (Behandlung: → Kap. 19)
- **Durchfall** (Behandlung: → Kap. 20)

Einige häufige palliativmedizinische Probleme

Psychosoziale Probleme

Ein Teil der Patientinnen erkrankt in relativ jungem Alter, sodass vielfach noch junge Kinder von der Krankheit der Mutter betroffen sind, zudem bestehen oft Schwierigkeiten, das veränderte Aussehen zu akzeptieren und Beeinträchtigungen des Sexuallebens sind möglich.

Knochenschmerzen, pathologische Frakturen und Hyperkalzämie durch Knochenmetastasen, Lymphödeme am Arm der betroffenen Seite

Zur Behandlung von Knochenschmerzen und Hyperkalzämie → Kap. 16 und → Kap. 32. Behandlung des Lymphödems durch Kompression und Lymphdrainage.

Schmerzen durch Lebermetastasen

Diese werden mit Steroiden und NSAIDs, ggf. Opiaten/Opioiden behandelt.

Lungenmetastasen und Lymphangiosis carcinomatosa

Diese können Atemnot verursachen. Zur Behandlung der Atemnot → Kap. 24.

Ovarialkarzinom, Zervixkarzinom

Ovarialkarzinom

Epidemiologie

- Fünfthäufigste Krebstodesursache der Frau in Deutschland
- Mittleres Alter bei Diagnosestellung: 69 Jahre, die Mehrzahl der Ovarialkarzinome wird in einem fortgeschrittenen Stadium diagnostiziert.

Therapie

- Die Prognose hängt wesentlich davon ab, ob der Tumor (möglichst) komplett entfernt werden konnte. Je nach Stadium 42 % (Figo III/IV) bis 88 % (Figo I).
- Die Behandlung nach dem Auftreten eines Rezidivs ist von der symptomfreien Zeitspanne abhängig. Patientinnen mit einem Rezidiv können i. d. R. nicht mehr kurativ behandelt werden. Zum Einsatz kommen Chemotherapeutika, zielgerichtete Therapien und Immuntherapien.

Zervixkarzinom

Epidemiologie

- Siebthäufigster Tumor der Frau in Europa/USA
- Häufigster Tumor der Frau in einigen afrikanischen und südamerikanischen Ländern

Therapie

Die Behandlung ist abhängig von der Ausdehnung des Tumors und kann bestehen in:

- (alleiniger) Operation
- Chemotherapie, Immuntherapie und/oder Bestrahlung.

Häufige palliativmedizinische Probleme

Psychosoziale Probleme

- Der Tumor oder dessen Behandlung beeinträchtigt häufig die Sexualfunktion. Beratung durch ein spezialisiertes Team kann die Auswirkungen der Erkrankungen lindern.
- Die Geruchsbelästigung durch vaginalen Ausfluss kann die Lebensqualität der Patientinnen erheblich beeinträchtigen. Linderung kann durch spezielle geruchsadsorbierende Einlagen und lokale oder systemische Behandlung mit Metronidazol erreicht werden.

Postrenales Nierenversagen bei pelviner Raumforderung

Einlegen von Ureterschienen als palliative Maßnahme kann die Nierenfunktion wiederherstellen (→ Abb. 35.1).

Aszites

Besonders häufig beim Ovarialkarzinom anzutreffen. Die Behandlung besteht in der Gabe von Diuretika und wiederholter Aszitespunktion bzw. der Anlage einer dauerhaften Aszitesdrainage. Zur Behandlung von Aszites → Kap. 21.

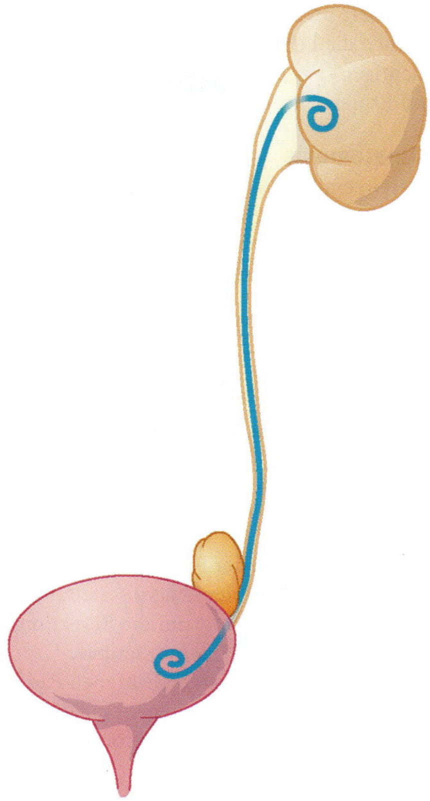

Abb. 35.1 Einlage von Ureterschienen bei postrenalem Nierenversagen [E435]

Vaginale Blutungen

Sie können – je nach Ausdehnung und Krankheitsstadium – operativ, radiotherapeutisch oder lokal mit Tamponaden und antifibrinolytischer Therapie behandelt werden. Zur palliativen Behandlung des Blutungsnotfalls → Kap. 31.

Darmobstruktion und Ileus

Oft die lebenslimitierende Komplikation dieser Erkrankungen. Zu den Behandlungsoptionen → Kap. 22.

Prostatakarzinom

Epidemiologie

- Macht ca. 25 % aller Krebsfälle bei Männern aus
- 5-Jahres-Überlebensrate bei > 90 %,
- Meist eine Erkrankung des höheren Lebensalters

Therapie

Die Behandlung ist im Wesentlichen abhängig von der Ausdehnung des Tumors und vom Alter des Patienten:

- Operation oder primäre Bestrahlung bei Beschränkung auf die Prostata
- Neoadjuvante antihormonelle Therapie und Bestrahlung
- (Medikamentöse) Kastration oder antiandrogene Behandlung bei metastasiertem Tumor
- Chemotherapie bei Versagen einer antiandrogenen Behandlung, immuntherapeutische Ansätze spielen gegenwärtig beim Prostatakarzinom keine wesentliche Rolle.

Häufige palliativmedizinische Probleme

- Störungen der Sexualfunktion, Impotenz
- Knochenschmerzen, pathologische Frakturen (zur Behandlung von Knochenschmerzen → Kap. 16)
- Rückenmarkskompression durch Wirbelkörperfrakturen (zur Behandlung der Rückenmarkskompression → Kap. 32)
- Harnretention kann die Anlage einer suprapubischen Blasenfistel zur Harnableitung erforderlich machen.
- Lymphödeme der unteren Extremitäten und der Genitalien werden mit Lymphdrainage behandelt und sprechen manchmal auf Gabe von Steroiden (Besserung der unteren Einflussstauung) an.
- Bei Knochenmarksinsuffizienz kann die Transfusion von Blutprodukten zeitweilig indiziert sein. In fortgeschrittenen Stadien muss dieses Vorgehen kritisch hinterfragt und mit dem Patienten und seiner Familie besprochen werden.

Zusammenfassung

- Das Mammakarzinom ist die häufigste Tumorerkrankung der Frau. Häufige palliativmedizinische Probleme sind: Lymphödem, Knochenschmerzen, Beschwerden durch Metastasierung in Lunge und Leber, psychosoziale Probleme.
- Typische palliativmedizinische Probleme des Zervix- und Ovarialkarzinoms sind: Beeinträchtigungen der Sexualfunktion, postrenales Nierenversagen, Darmobstruktion und Ileus, Aszites, genitale Blutungen und Ausfluss.
- Das Prostatakarzinom ist ein häufiger Tumor älterer Männer. Häufige palliativmedizinische Probleme sind Störungen der Sexualfunktion, Harnretention, untere Einflussstauung, Knochenschmerzen, Knochenmarksinsuffizienz.

Tumore des oberen Gastrointestinaltrakts

Epidemiologie und Behandlung

Ösophaguskarzinom

- Konstante Inzidenzraten (ca. 9/100.000 bei Männern, 2/100.000 bei Frauen)

Die Behandlung des Ösophaguskarzinoms ist von Lokalisation, Ausdehnung und Histologie des Tumors abhängig:

- Es werden Plattenepithel von Adenokarzinomen unterschieden.
- Es werden zervikale, intrathorakale und Tumore des gastro-ösophagealen Übergangs (AEG) unterschieden.
- Es kommen chirurgische, radiotherapeutische, chemo- und immuntherapeutische Behandlungsverfahren zum Einsatz.

Magenkarzinom

- Sinkende Inzidenz in westlichen Industrienationen (14/100.000 bei Männern, 7/100.000 bei Frauen)
- Die einzig kurative Behandlungsmethode beim Vorliegen eines Magenkarzinoms besteht in der vollständigen Resektion des Tumors. Die partielle oder vollständige Entfernung des Magens – je nach Krankheitsstadium – ggf. unter Mitnahme der entsprechenden Lymphknoten ist die Behandlungsmethode der Wahl.
- Auch bei ausgedehntem oder metastasiertem Magenkarzinom kann eine Operation in palliativer Absicht z. B. bei Blutung oder Obstruktion indiziert sein.
- Chemotherapie, ggf. Radiochemotherapie und (abhängig vom HER2-Rezeptorstatus) Immuntherapie Kommen zum Einsatz.

Häufige palliativmedizinische Probleme bei Tumoren des oberen Gastrointestinaltrakts

Anorexie und Gewichtsverlust

Wichtig ist es, Anorexie und Tumorkachexie als Ursache anzusprechen und vom Gewichtsverlust aufgrund einer Dysphagie (s. u.) abzugrenzen. Zu symptomorientierten appetitsteigernden Maßnahmen (→ Kap. 18). Zudem sollte die Bedeutung von Nahrungsaufnahme bei terminalen Erkrankungen mit den Patienten und v. a. auch mit den Angehörigen besprochen werden (→ Kap. 45).

Dysphagie

Kann mit verschiedenen Maßnahmen, z. B. Änderung der Speisenkonsistenz (breiig und zähflüssig statt flüssig oder krümelig), begegnet werden. Stenteinlagen können die Passage wiederherstellen. Auch eine PEG-Anlage kann bei Hungergefühl zur besseren Symptomkontrolle indiziert sein.

Übelkeit und Erbrechen

Können die Lebensqualität erheblich beeinträchtigen (zur Behandlung von Übelkeit und Erbrechen → Kap. 19).

Hämatemesis

Kann in einigen Fällen palliativ mittels Bestrahlung oder endoskopischer Lasertherapie behandelt werden (zur palliativen Behandlung von Blutungsnotfällen → Kap. 31).

Pankreaskarzinom

Epidemiologie und Behandlung

- Längerfristig steigenden Inzidenz (14/100.000 bei Männern, 10/100.000 bei Frauen)
- Nur ca. 15–20 % der Pankreaskarzinome sind zum Zeitpunkt der Diagnosestellung noch operabel. Hier folgt auf die Resektion i. d. R. eine adjuvante Chemotherapie.
- Die Therapie des fortgeschrittenen Pankreaskarzinoms besteht in einer palliativen Chemotherapie oder rein symptomorientierten Maßnahmen.
- Die 5-Jahres-Überlebensrate insgesamt beträgt < 10 %.

Häufige palliativmedizinische Probleme beim Pankreaskarzinom

Ikterus

Ein Ikterus durch Verschluss der Gallenwege kann häufig mit einer endoskopischen Stenteinlage in den Gallengang behandelt werden. Eine Ableitung der Galle kann ins Duodenum oder nach außen erfolgen (→ Abb. 36.1, → Abb. 36.2). Zur Behandlung des durch Ikterus bedingten Juckreizes → Kap. 30.

Schmerzen

Infiltration des Plexus coeliacus durch den Tumor verursacht vorwiegend neuropathische Schmerzen. Neben der medikamentösen Behandlung kommt als invasive Maßnahme eine Blockade des Plexus coeliacus infrage. Zur invasiven Schmerztherapie → Kap. 16.

Kachexie/Malabsorption

Bei **Kachexie** kann eine supplementäre parenterale Ernährung erwogen werden, wobei der mögliche Nutzen gegenüber Nebenwirkungen abgewogen (Übelkeit, Ödeme) werden sollte. **Malabsorption** kann durch Gabe von Pankreasenzymen (z. B. Kreon®) gebessert werden.

Venöse Thrombembolien

Phlebitiden, Phlebothrombosen und Embolien kommen beim Pankreaskarzinom gehäuft vor. Thrombosen können direkt durch Druck des Tumors auf die Milzvene entstehen. Als paraneoplastisches Syndrom findet sich beim Pankreaskarzinom auch eine **Thrombophlebitis migrans.**

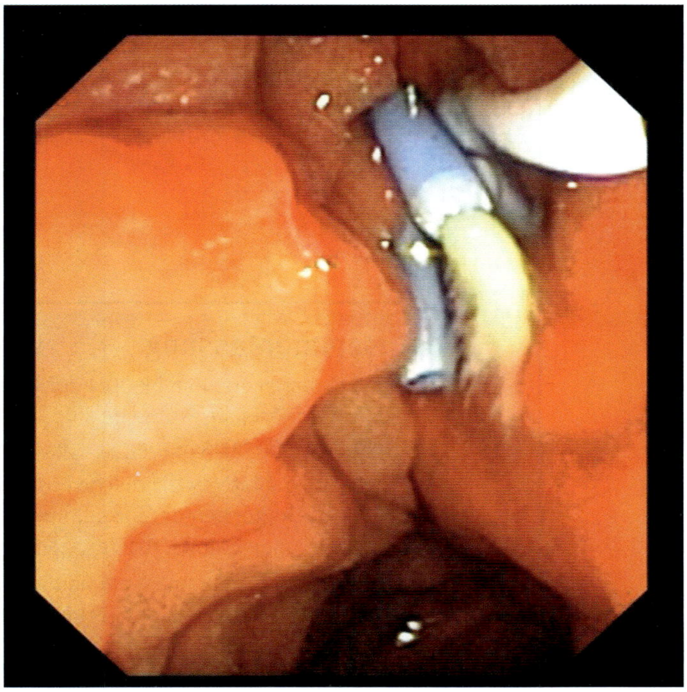

Abb. 36.1 Stenteinlage in die Gallenwege. Hierdurch wird ein Abfluss von Gallensekret in das Duodenum wiederhergestellt. [T460]

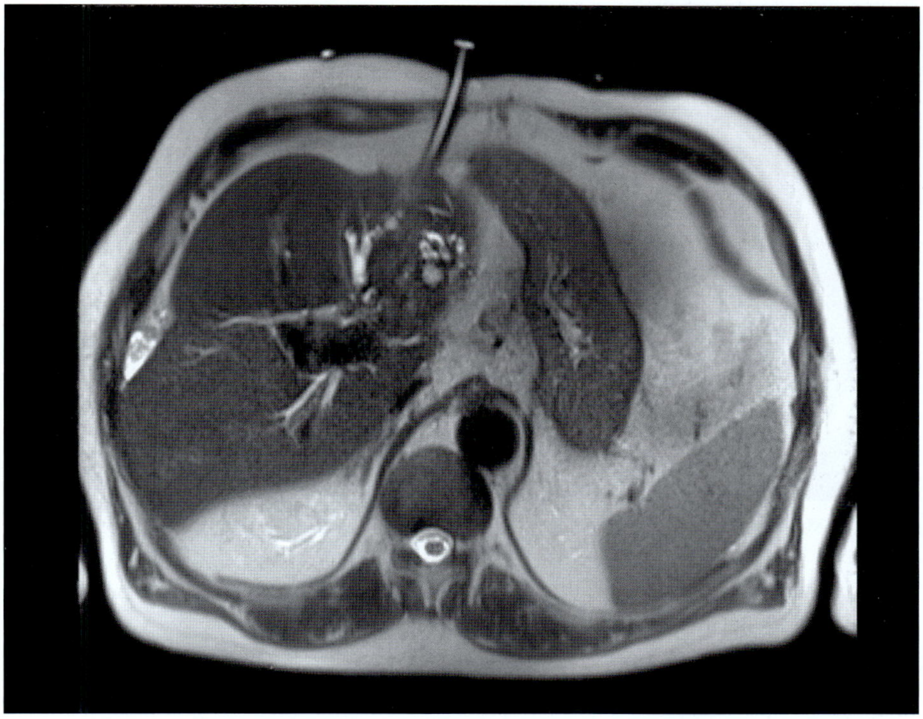

Abb. 36.2 CT-Darstellung einer externen Gallenableitung. Hierbei wird die Gallenflüssigkeit durch die Bauchwand nach außen drainiert. [T504]

Kolorektale Tumore

Epidemiologie und Therapie

- Zweithäufigster Tumor bei Frauen, dritthäufigster Tumor bei Männern in Deutschland. Die Prognose ist abhängig vom Tumorstadium.
- Die **operative Behandlung** beinhaltet meist Entfernung eines Kolonsegments mit den dazugehörigen Lymphknotenstationen.
- Eine **adjuvante Chemotherapie** ist beim Befall im fortgeschrittenen Stadium indiziert.
- Auch bei fortgeschrittenen, metastasierten Tumoren kann die Resektion einzelner Metastasen indiziert sein. Eine **palliative Chemotherapie** und/oder Immuntherapie kann eine deutliche Verlängerung der Überlebensspanne bewirken.

Häufige palliativmedizinische Probleme bei kolorektalen Tumoren

Lebermetastasen

Nichtoperable Lebermetastasen verursachen häufig Leberkapselspannungsschmerzen. Diese werden mit Steroiden und nichtsteroidalen Antiphlogistika behandelt.

Intestinale Obstruktion und Ileus bei Tumorrezidiven

Passagehindernisse sind häufig multilokulär und werden in diesem Fall vorwiegend medikamentös behandelt (→ Kap. 22).

Fistelbildung (Hautfisteln oder rektovesikale Fisteln) und rektaler Ausfluss/Blutung

Können die Lebensqualität erheblich einschränken und sind häufig schwierig zu behandeln. Die individuelle Behandlung sollte in einem multidisziplinären Team erarbeitet werden.

Lungenmetastasen

Können Dyspnoe (→ Kap. 24) und Schmerzen verursachen.

Untere Einflussstauung

Eine Raumforderung im kleinen Becken kann zu einer unteren Einflussstauung mit Lymphödem führen. Behandlung mit Lymphdrainage und evtl. Steroiden.

Postrenales Nierenversagen

Die Nierenfunktion kann durch das Einlegen von Ureterschienen wiederhergestellt werden (→ Abb. 35.1).

Zusammenfassung

- Häufige palliativmedizinische Probleme beim Ösophagus- und Magenkarzinom sind Anorexie und Gewichtsverlust, Übelkeit, Erbrechen, Dysphagie und Hämatemesis.
- Das Pankreaskarzinom ist bei Diagnosestellung meist bereits inoperabel und hat insgesamt eine schlechte Prognose.
- Typische palliativmedizinische Probleme beim Pankreaskarzinom sind Ikterus, Schmerzen, Kachexie und Malabsorption.
- Häufig sind palliativmedizinische Probleme bei kolorektalen Tumoren durch Lebermetastasen, Fisteln oder rektalen Ausfluss und Blutungen verursacht. Die intestinale Obstruktion ist eine typische Komplikation dieser Tumore.

Primäre Hirntumore

Einteilung und Epidemiologie

Primäre Hirntumore werden von sekundären (Metastasen, Lymphome) unterschieden. Sie entstehen aus Zellen des ZNS oder der Meningen.
Primäre Hirntumore werden nach histologischen Charakteristika eingeteilt und unterscheiden sich deutlich in Behandlung und Prognose. Am häufigsten sind **Astrozytome,** die ca. 60 % aller Hirntumore ausmachen. Unter diesen finden sich am häufigsten maligne Varianten (Glioblastom WHO-Grad IV und anaplastisches Astrozytom WHO-Grad III). Die Übergänge zwischen beiden Formen sind fließend. Die mittlere Überlebenszeit beträgt beim anaplastischen Astrozytom WHO-Grad III ca. 2–3 Jahre, beim Glioblastom WHO-Grad IV 8–18 Monate.

Klinik

Häufigste Symptome bei Glioblastom und anaplastischem Astrozytom sind Kopfschmerzen (20–60 %), Paresen (20–60 %), neuropsychiatrische Veränderungen (14–42 %) und epileptische Anfälle (11–36 %). Fokalneurologische Symptome sind von der Lokalisation abhängig.

Diagnostik

Klinisch-neurologische Untersuchung und Bildgebung mittels MRT (→ Abb. 37.1).

Therapie

Die Behandlung kann in einer Operation (Reduktion des Tumors), Bestrahlung und/oder Chemotherapie bestehen.

Hirnmetastasen

Epidemiologie

Hirnmetastasen kommen in ca. 10 % aller Tumorpatienten vor. Primärtumore, die häufig Hirnmetastasen bilden, sind Bronchial- und Mammakarzinome, maligne Melanome und gastrointestinale Tumore.
Die Prognose ist abhängig vom Alter, dem Allgemeinzustand und der extrakraniellen Tumoraktivität. Die mediane Überlebenszeit beträgt 4–7 Monate.

Klinik

Der Beginn ist meist subakut mit Kopfschmerzen, Übelkeit, Erbrechen, fokalen neurologischen Ausfällen (z. B. Hemiparese, Aphasie). Auch Persönlichkeitsveränderungen und kognitive Defizite können die primären Symptome sein. Bei 15–30 % der Patienten treten epileptische Anfälle auf.

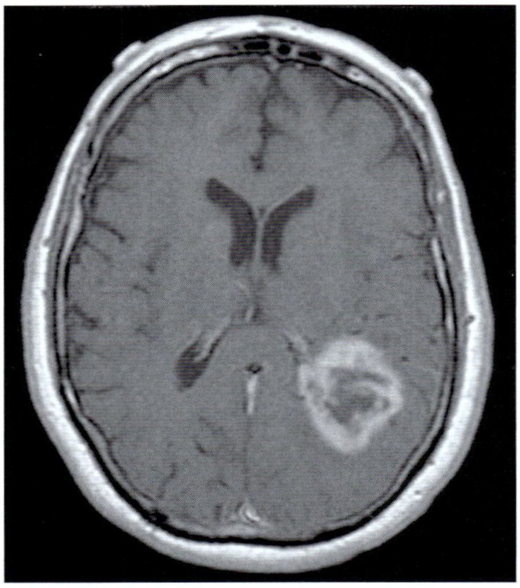

Abb. 37.1 MRT-Bild eines Glioblastoms [E691]

Diagnostik

Klinisch-neurologische Untersuchung und Bildgebung mittels MRT.

Therapie

Die Behandlung von Hirnmetastasen kann (bei kleinen solitären Metastasen) in Form einer Operation, einer Ganzhirnbestrahlung oder radiochirurgische Behandlung (bei kleinen Metastasen und n < 3) durchgeführt werden.

Häufige palliativmedizinische Probleme bei Hirntumoren

Fokalneurologische Defizite

Behandlung mit hochdosierten Steroiden (Dexamethason, Fortcortin® Beginn mit 16–24 mg p. o., langsame Dosisreduktion) bewirkt einen Rückgang des perifokalen Ödems und initial meist auch ein Besserung der lokal-neurologischen Symptome.

Epileptische Anfälle

Eine Anfallsprophylaxe wird i. d. R. erst nach dem Auftreten des ersten Anfalls durchgeführt. Zur Behandlung des Status epilepticus → Kap. 33.

Kopfschmerzen

Kopfschmerzen sind meist Folge des erhöhten Hirndrucks und werden daher am wirksamsten mit Steroiden behandelt.
Ist dies nicht ausreichend, erfolgt eine Schmerztherapie nach dem WHO-Stufenplan. Opioide sind allerdings gelegentlich nur wenig wirksam.

Übelkeit und Erbrechen

Übelkeit und Erbrechen sind ebenfalls meist eine Folge des erhöhten Hirndrucks und werden mit Steroiden behandelt.
Ist dies nicht ausreichend, werden zentral wirksame Antiemetika wie z. B. Dimenhydrinat (Vomex®) gegeben.

Bewusstseinsstörung

Eine Bewusstseinsstörung tritt häufig in der Endphase der Erkrankung auf. Da dann kein aktueller Wille mehr geäußert werden kann, sollte diese Situation rechtzeitig antizipiert werden und eine Patientenverfügung/Vorsorgevollmacht erstellt werden.

Neuropsychiatrische Störungen

Eine Wesensveränderung stellt für die Angehörigen oft ein besonders belastendes Symptom dar. Eine Begleitung der Familie z. B. durch ein ambulantes Palliativteam kann hier eine wertvolle Unterstützung bieten. Beim Auftreten eines deliranten Syndroms → Kap. 26.

Terminalphase

85–90 % der Patienten mit Hirntumoren versterben friedlich, meist nach einer vorausgehenden Phase von Bewusstseinsminderung. Ist ein Patient nicht mehr in der Lage, die orale Steroidmedikation zu sich zu nehmen, ist i. d. R. eine weitere (parenterale) Gabe nicht mehr indiziert, da dies die Sterbephase unnötig verlängert. Dieses Vorgehen sollte jedoch vorab mit Patient und Angehörigen besprochen werden.

Zusammenfassung

- Hirntumore kommen als primäre Hirntumore und Metastasen anderer Tumore vor. Auch Lymphome können sich im ZNS manifestieren.
- Vielen Symptomen (Übelkeit, Erbrechen, Kopfschmerzen) liegt ein gesteigerter Hirndruck zugrunde. Dieser kann durch Reduktion des Ödems mittels Steroiden zumindest vorübergehend gesenkt werden. Dies führt auch zur Besserung der genannten Symptome.
- 85–90 % der Patienten mit Hirntumoren versterben friedlich. Meist geht eine Bewusstseinstrübung voraus.

38 Leukämien, Myelodysplastisches Syndrom

Definition und Klassifikation

Leukämien sind Erkrankungen des blutbildenden Systems: Es kommt zu einer Vermehrung v. a. funktionsuntüchtiger Vorstufen der Leukozyten.

Die wichtigsten Leukämieformen sind:

- Akute myeloische Leukämie (AML)
- Akute lymphatische Leukämie (ALL)
- Chronische lymphatische Leukämie (CLL)
- Chronische myeloische Leukämie (CML).

Das **Myelodysplastische Syndrom** ist eine Erkrankung der hämatopoetischen Stammzellen und zeigt sich in einer Anämie oder auch in einem Mangel in zwei oder drei Zellreihen der Blutbildung. Nicht selten kommt es zu einem Übergang in eine akute myeloische Leukämie.

Epidemiologie

Zirka 7.000 Menschen erkranken jährlich in Deutschland an Leukämie, davon ca. 10 % Kinder. Die 5-Jahres-Überlebensrate beträgt etwa 60 %, wobei Verlauf und Prognose sehr variabel und u. a. von Leukämieform und Erkrankungsalter abhängig sind.

Pathophysiologie

Es kommt bei der Leukämie zur Verdrängung von (normalen) Leukozyten, Erythrozyten und Thrombozyten. Hieraus resultieren die Hauptsymptome: häufige und/oder bedrohliche Infektionen, Luftnot und Abgeschlagenheit sowie Blutungskomplikationen. Der klinische Verlauf ist häufig charakterisiert durch einen Wechsel von Remission und Rezidiven, der vom Patienten und seinen Angehörigen oft als sehr belastend erlebt wird.

Therapieansätze

Die Heterogenität der Erkrankungen resultiert – je nach Entität – in sehr unterschiedlichen Behandlungsstrategien. Chemotherapie, begleitende Strahlentherapie, Stammzellentransplantation, zielgerichtete Therapien und CAR-T-Zellen-Therapie kommen zum Einsatz.

Häufige palliativmedizinische Probleme

Transfusionen

Beinahe alle Leukämiepatienten entwickeln eine Anämie und erhalten Erythrozyten und/oder Thrombozytentransfusionen.

Die Effektivität dieser Transfusionen nimmt in der Endphase der Erkrankung jedoch ab. Transfusionen sind daher in der Terminalphase i. d. R. nicht mehr indiziert.

Das Beenden dieser lange als positiv und lebenserhaltend erlebten Maßnahme ist für den Patienten und seine Angehörigen oft schwer zu akzeptieren. Daher ist diese Situation rechtzeitig zu besprechen und ein Vorgehen festzulegen, um ihnen bei Beendigung der Transfusionen nicht das Gefühl zu vermitteln, „aufgegeben“ worden zu sein.

Antibiose

Schwere Infektionen (Pneumonie, Sepsis) in fortgeschrittenen Stadien sind häufig antibiotisch nicht mehr beherrschbar, eine Beschränkung auf die Behandlung belastender Symptome kann sinnvoll sein.

Auch hier ist es wichtig, das Auftreten solcher Situationen zu antizipieren und das Vorgehen mit dem Patienten zu besprechen.

Mukositis, Übelkeit und Erbrechen

Etwa 25 % der Leukämiepatienten in der Terminalphase klagen über Beschwerden im Mundbereich. Zur symptomatischen Behandlung der Stomatitis/Mukositis → Kap. 18.

Übelkeit und Erbrechen sind bei Leukämiepatienten in der Terminalphase ebenfalls ein häufiges Symptom. Zur symptomatischen Therapie von Übelkeit/Erbrechen → Kap. 19.

Tumorfieber und nächtliches Schwitzen

Tumorfieber und nächtliches Schwitzen gehören zu den häufigsten Symptomen der Leukämie. Behandlungsmöglichkeiten sind:

- gegebenenfalls Therapieversuch mit zytostatischer Behandlung,
- symptomorientierte Behandlung mit Metamizol (Novalgin®) oder Paracetamol (Ben-u-ron®).

Therapiebedingte Beschwerden

Diese sind bei Leukämiepatientinnen häufig anzutreffen und umfassen u. a. Übelkeit und Erbrechen, Durchfall, Hautreaktionen und Fatigue. Patienten mit einer nicht beherrschbaren **Graft-versus-host-Reaktion** nach einer allogenen Stammzelltransplantation können in der palliativmedizinischen Behandlung eine Herausforderung darstellen. Betroffen können v. a. Haut, Darm (schwere Diarrhöen) und Leber sein. Neben Steroiden werden die Patienten symptomorientiert behandelt. Eine psychosoziale Begleitung ist bei zusätzlich umkehrisolierten Patientinnen von besonderer Bedeutung.

Zusammenfassung

- Zirka 7.000 Menschen in Deutschland erkranken jährlich an den unterschiedlichen Formen der Leukämie (10 % Kinder).
- Psychisch besonders belastend ist für viele Patienten der Wechsel zwischen Remission und Rezidiv.
- In der Endphase der Erkrankung ist es für Patienten und Angehörige oft schwierig, den weiteren Nutzen bislang erfolgreicher Behandlungen (Transfusionen, Antibiotikagabe) zu überdenken und eine Beendigung dieser Maßnahmen aufgrund der nun fehlenden Wirksamkeit akzeptieren zu können.
- Häufige Beschwerden bei Leukämiepatienten in fortgeschrittenen Stadien sind Mukositis/Stomatitis, Übelkeit/Erbrechen, Schwitzen und Knochenschmerzen, die vorwiegend symptomatisch behandelt werden.
- Eine nicht beherrschbare Graft-versus-host-Reaktion ist häufig mit einer hohen Symptomlast verbunden.

39 Nichtmaligne neurologische Erkrankungen

> **Exkurs: Todesursachen und palliativmedizinische Behandlung**
> Etwa 25 % der Menschen in Deutschland versterben an einer bösartigen Erkrankung, wogegen in den meisten palliativmedizinischen Einrichtungen > 90 % der Patienten an einem Tumor leiden. Dies hat einerseits historische Gründe, liegt aber auch daran, dass Patienten mit nichtmalignen Erkrankungen trotz deutlich verkürzter Lebenserwartung und schweren körperlichen und/oder psychosozialen Einschränkungen nicht als Palliativpatienten gesehen werden. Die Sorge der behandelnden Ärzte, die Patienten durch die Einbeziehung palliativmedizinischer Angebote zu „erschrecken", mag zwar verständlich sein, jedoch sollte auch reflektiert werden, dass Patienten und ihren Angehörigen in diesem Fall möglicherweise hilfreiche Unterstützungsangebote vorenthalten werden.

Neurodegenerative Erkrankungen

Amyotrophe Lateralsklerose

Epidemiologie und Klinik

Die amyotrophe Lateralsklerose (ALS) ist mit einer Inzidenz von 2–3/100.000 die häufigste Motoneuronerkrankung des Erwachsenenalters.

Die Symptome entstehen durch eine Degeneration des ersten (zentralen) und zweiten (peripheren) Motoneurons. Die Betroffenen leiden unter Spastik, fortschreitenden Lähmungen, Schluck- und Sprechstörungen sowie Atrophien der Skelettmuskulatur (→ Abb. 39.1). Nach durchschnittlich 3–5 Jahren versterben die Patienten meist an einer Ateminsuffizienz durch Schwäche der Atemmuskulatur. In der Regel bleiben die Patienten geistig klar, in 10–15 % entwickelt sich jedoch eine frontotemporale Demenz. Medikamentös kann nur eine geringe Verzögerung der Erkrankung erreicht werden (Verlängerung des Überlebens um 2–3 Monate im Beobachtungszeitraum von 2 Jahren).

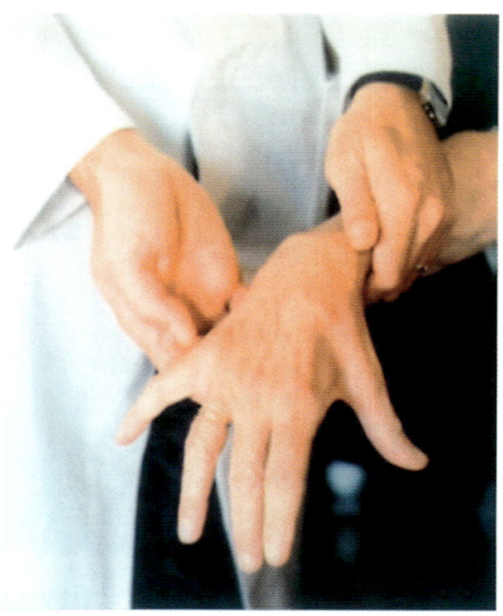

Abb. 39.1 Muskelatrophie der Hand bei einem Patienten mit ALS [O603]

> Viele Ärzte empfinden die amyotrophe Lateralsklerose aufgrund der zunehmenden schweren körperlichen Behinderungen bei klarem Verstand als die „schlimmste aller denkbaren Erkrankungen". Der Wunsch nach ärztlich assistiertem Suizid (→ Kap. 50) ist bei diesen Patienten besonders hoch.

Häufige palliativmedizinische Probleme

Muskelschwäche/Muskelkrämpfe/Kontrakturen

- Behandlung mit regelmäßiger Gymnastik und Physiotherapie (nicht bis zur Erschöpfung) zur Vermeidung sekundärer Immobilisationsschäden.
- Hilfsmittel (Peronäusschiene, Rollstuhl, Hilfsmittel zum Ankleiden, Essen etc.) sollten angesprochen und umgesetzt werden.
- Muskelkrämpfe sprechen oft auf Chininsulfat (→ Tab. 39.1) gut an.

Dysarthrie

Zu Beginn der Erkrankung Logopädie, später sind häufig elektrische Kommunikationshilfen notwendig.

Verschleimung und Pseudohypersalivation

- Zähe tracheobronchiale Sekrete können häufig nicht abgehustet werden. Zunächst Versuch mit medikamentösen Maßnahmen zur Sekretolyse, Einsatz von mechanischen „Abhusthilfen" (z. B. Cough-Assist).
- Die Patienten haben – bedingt durch die Schluckstörung – oftmals einen Überschuss an Saliva im Mund (Pseudohypersalivation). Dieser kann medikamentös begegnet werden (→ Tab. 39.1) oder mit Injektionen von Botulinustoxin in die Speicheldrüsen.

Dysphagie

Dysphagie entsteht bei ALS durch Mitbeteiligung der Mund- und Schlundmuskulatur:

- Zunächst Veränderung der Speisenkonsistenz beginnen.
- Logopädisches Schlucktraining anbieten.
- Perkutane endoskopische Gastrostomie (PEG) durchführen.

Dyspnoe und Ateminsuffizienz

Die respiratorische Insuffizienz ist die i. d. R. lebenslimitierende Komplikation bei der ALS.

- Patienten rechtzeitig aufklären, dass der Tod durch CO_2-Narkose auftritt und nicht durch qualvolles Ersticken (→ Kap. 24).
- Atemnot mit Opiaten und Benzodiazepinen (→ Kap. 24 und → Kap. 31) behandeln.
- **Nichtinvasive Maskenbeatmung** bei Patienten mit Ateminsuffizienz erwägen (→ Abb. 39.2).
- Der Wunsch nach einer Tracheotomie und invasiven Beatmung sollte rechtzeitig besprochen werden. Hier ist jedoch darüber aufzuklären, dass es bei weiterem Fortschreiten der Erkrankung zum kompletten Verlust der Bewegungsfähigkeit und Kommunikationsmöglichkeiten kommen kann (Locked-in-Syndrom).

> ALS-Patienten schätzen ihre Lebensqualität oft – trotz schwersten Behinderungen – als sehr hoch ein. Voraussetzung hierfür ist jedoch ein supportives Umfeld und eine gute Symptomkontrolle.

Tab. 39.1 Behandlung häufiger belastender Symptome der ALS

Symptome	Medikament	Dosierung
Faszikulationen und Muskelkrämpfe	Magnesium	5 mmol 1- bis 3-mal/Tag
	Chininsulfat (z. B. Limptar®)	200–400 mg 2-mal/Tag
Pseudohypersalivation	Scopolamin-Pflaster (z. B. Scopoderm TTS®)	1–2 Pflaster alle 3 Tage
	Amitriptylin (z. B. Saroten®)	10–150 mg
	Injektionen von Botulinumtoxin in die Speicheldrüsen	
Dyspnoe	Morphin (z. B. Sevredol®)	2,5–5 mg/4 h, Dosissteigerung nach Bedarf
	Lorazepam (z. B. Tavor®)	Buccaltablette 1 mg/6–8 h

Morbus Parkinson

Epidemiologie, Pathophysiologie und Klinik

Die Inzidenz beträgt ca. 2/1.000. Die Lebenserwartung ist nur wenig eingeschränkt, häufig jedoch die Lebensqualität. Pathophysiologisch führt der Untergang von Dopamin-synthetisierenden Nervenzellen zu einem Dopaminmangel in den Basalganglien.
Die Hauptsymptome des Morbus Parkinson bestehen in:

- Bradykinese (Verlangsamung der Bewegungen)
- Tremor
- Rigor (Widerstand der Muskulatur bei passiver Bewegung, „Zahnradphänomen")
- Haltungsinstabilität, Haltungsstörungen (veränderte Körperhaltung; → Abb. 39.3)

Verlauf der Erkrankung

Über einen längeren Zeitraum (5–10 Jahre) kann die Erkrankung mithilfe von Medikamenten (v. a. L-Dopa und Dopaminagonisten) meist gut behandelt werden.

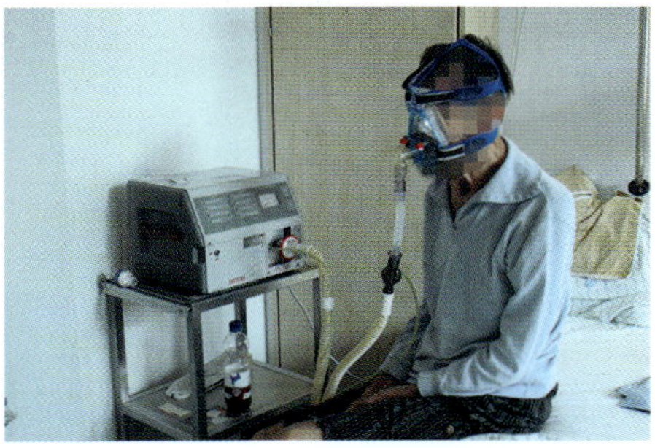

Abb. 39.2 Bei ALS-Patienten mit Ateminsuffizienz kann eine intermittierende Maskenbeatmung zum Einsatz kommen. [O605]

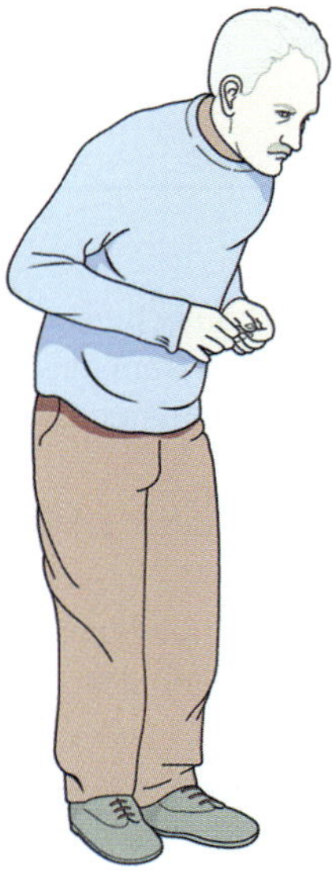

Abb. 39.3 Typisches Erscheinungsbild eines Patienten mit Morbus Parkinson [E616]

Nach langjährigem Verlauf wird die Behandlung zunehmend schwieriger. Es kommt zu Wirkungsfluktuationen (on-off), Dyskinesien (oft schmerzhafte, unwillkürliche Bewegungen) und Wirkungsverlust.

Progressive supranukleäre Blickparese (PSP)

Epidemiologie und Klinik

Die PSP ist das häufigste Erscheinungsbild der atypischen Parkinsonsyndrome. Die Prävalenz beträgt 15–4/100.000 Einwohner. Ähnlich wie beim Morbus Parkinson kommt es zu einem akinetisch-rigiden Syndrom. Typisch sind Schwierigkeiten beim Blick nach oben (vertikale Blickparese) sowie Stürze früh im Krankheitsverlauf. Die Erkrankung spricht – im Gegensatz zum Morbus Parkinson – auch in Frühphasen wenig auf medikamentöse Therapien an.

Häufige palliativmedizinische Probleme bei Parkinson-Syndromen

Depression

- Depressionen finden sich in bis zu 40 % der Parkinsonpatienten.
- Als Therapie der ersten Wahl werden Serotonin-Wiederaufnahmehemmer (z. B. Citalopram) empfohlen (→ Kap. 25).

Schlafstörungen

- Kommen bei ca. 80 % aller Patienten vor und sind oft durch Wirkungsfluktuation der Parkinsonmedikamente bedingt.
- Häufig liegen auch unwillkürliche Beinbewegungen (z. B. Restless-Legs-Syndrom) zugrunde.
- Die Behandlung besteht in einer Optimierung der Parkinson-Medikation.
- Benzodiazepine oder Agonisten am Benzodiazepinrezeptor wie Zopiclon, Zolpidem können zur Behandlung des oft sehr belastenden Symptoms notwendig sein.

Halluzinationen und Verwirrtheit

- Kommen als Teil der Erkrankung oder als Arzneimittelnebenwirkung vor.
- Therapie der Wahl sind atypische Neuroleptika (Clozapin, Risperidon, Olanzapin, Quetiapin; → Kap. 26).

Schluckstörungen und Kachexie

- Logopädie ist für Schluckstörungen in frühen Stadien hilfreich.
- In fortgeschrittenen Stadien kommt zur Schluckstörung häufig eine katabole Stoffwechsellage hinzu. Kleine, häufige Mahlzeiten und hochkalorische Drinks können zu einer Verbesserung der Ernährungssituation beitragen.

Autonome Funktionsstörungen

Orthostatische Hypotonie Behandlung mit Stützstrümpfen, evtl. Behandlung mit Aldosteronanaloga, z. B. Fludrocortison (Astonin H®).

Blasenfunktionsstörungen Treten meist in Form einer Dranginkontinenz auf. Medikamentöse Behandlung mit anticholinergen Substanzen, z. B. Tolterodin (z. B. Detrusitol®) oder Oxybutynin (z. B. Dridase®).

Schlaganfall

Definition

Plötzlich auftretendes, schweres vaskuläres Ereignis im Gehirn, verursacht durch Minderdurchblutung (Ischämie) oder (primäre) Blutung. Auch sekundäre Einblutungen in ein ischämisches Areal kommen vor (→ Abb. 39.4).

Epidemiologie und Einteilung

Ischämischer Hirninfarkt Minderdurchblutung, Inzidenz 160–240 Ereignisse/100.000.
Hirnblutungen Inzidenz 24/100.000.
Subarachnoidalblutungen Einblutungen in den Liquorraum, Inzidenz 6/100.000
Insgesamt versterben etwa 30 % aller Schlaganfallpatienten in den ersten 2 Jahren nach dem Ereignis. Schlaganfallpatientinnen werden – trotz oft hoher Symptomlast – aus unterschiedlichen Gründen (z. B. unklare Überlebensdauer) nur selten (ca. 0,05 % der Betroffenen) in Hospizen aufgenommen.

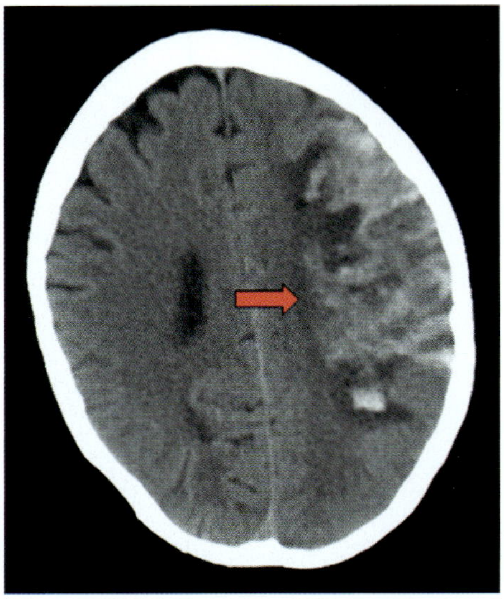

Abb. 39.4 MRT-Bild einer sekundären Einblutung in ein primär ischämisches Hirnareal [F351]

Sonderformen des Schlaganfalls

Maligner Mediainfarkt Ausgedehnter, raumfordernder Infarkt der A. cerebri media, v. a. bei jüngeren Patienten. Knapp 50 % der Patienten überleben das Ereignis mäßig bis schwer behindert, etwa 30 % versterben in der Akutphase.

Basilaristhrombose Hier kommt es zur Infarzierung von Hirnstammrealen und schweren neurologischen Störungen, u. a. zu schweren Lähmungen aller Extremitäten und zum Locked-in-Syndrom (s. o.). Durch die Einführung der Lysebehandlung konnte die Mortalität von 70–90 % auf 40–60 % gesenkt werden.

Zerebrale Massenblutung Die Prognose ist von der Lokalisation und Größe der Blutung abhängig. (Blutung > 50 ml → Letalität 50 %) Häufig verbleiben schwere neurologische Defizite.

Palliativmedizinische Probleme

Bewusstseinsstörung

Schwere Schlaganfälle können mit Bewusstseinsstörungen einhergehen. Bei Therapieentscheidungen muss die schriftlich festgelegte Wille (Patientenverfügung, → Kap. 49) oder der mutmaßliche Wille beachtet werden. Pflegerische Maßnahmen sind die wichtigsten Interventionen zur Vorbeugung von Dekubitus und Kontrakturen. Auf eine adäquate Symptomkontrolle und Schmerztherapie ist zu achten (zur Schmerzbehandlung bei nicht kontaktfähigen Patienten → Kap. 10).

Schluckstörungen

Betreffen etwa 50 % aller Patienten mit Schlaganfall zumindest in der Anfangsphase. Es kommen diätetische Maßnahmen (Veränderung der Speisenkonsistenz) und logopädisches Schlucktraining zum Einsatz; evtl. PEG-Anlage in Abhängigkeit von der Prognose und den (vorab) geäußerten Wünschen der Patienten.

Paresen

Werden rehabilitativ oder nur symptomlindernd mit Physiotherapie und ggf. Spasmolytika behandelt.

Inkontinenz

Harninkontinenz tritt bei 30–80 %, Stuhlinkontinenz bei 30–40 % der Patienten auf.

Sprach- und Sprechstörungen

Erschweren die Anpassung an die Situation und die Krankheitsverarbeitung erheblich. Die daraus resultierende soziale Isolation wird von den Patienten oft als die stärkste Beeinträchtigung erlebt.

Depression

„Post-Stroke-Depression“: Eine Major Depression tritt bei ca. 25 % der Schlaganfallpatienten auf. Die Ursachen sind wahrscheinlich sowohl organisch als auch seelisch „reaktiv“ bedingt. Psychotherapeutische Begleitung kann ebenso indiziert sein wie antidepressive Behandlung (Serotonin-Wiederaufnahmehemmer → Kap. 25). Persönlichkeitsveränderungen, die nach einem Schlaganfall vorkommen, können die Diagnose und Therapie einer Depression erschweren.

Schmerzen

Kopfschmerzen treten oft bei Infarkten im hinteren Strombahngebiet auf. Bei Thalamusinfarkten sind auch zentrale Schmerzsyndrome möglich.

Therapiezieländerung Bei schwersten neurologischen Defiziten ohne Aussicht auf Besserung stellt sich häufig die Frage nach einer Therapiezieländerung, z. B. die Einstellung der parenteralen Ernährung und/oder Flüssigkeitsgabe (→ Kap. 45 und → Kap. 48).

Zusammenfassung

- Zu den nichtmalignen neurologischen Erkrankungen, die häufig palliativmedizinischer Betreuung bedürfen, gehören neurodegenerative Erkrankungen wie der Morbus Parkinson und die Amyotrophe Lateralsklerose und neurovaskuläre Erkrankungen (ischämischer Schlaganfall, Hirnblutungen).
- Bei der ALS wird die Beteiligung der Schluck-, Sprech- und Atemmuskulatur meist als das belastendste Symptom erlebt.
- Patienten, die an einem Morbus Parkinson erkrankt sind, sind in der Spätphase in ihrer Lebensqualität oft erheblich beeinträchtigt. Zur Linderung ist meist eine multidisziplinäre Zusammenarbeit erforderlich.
- Neurovaskuläre Erkrankungen gehen – wenn sie überlebt werden – oft mit schweren körperlichen Einschränkungen einher. Daneben sind seelische Folgen, insbesondere die Depression, häufig anzutreffen.

Pathogenese

Das HI-Virus befällt vorwiegend T-Lymphozyten. Es besitzt eine hohe Affinität zu T4-Lymphozyten (CD4), sodass mit der Anzahl der CD4-Zellen eine Aussage über die Funktionsfähigkeit des Immunsystems getroffen werden kann: Sinkt die Anzahl von CD4 unter 200/ml, besteht ein hohes Risiko für opportunistische Infektionen (→ Abb. 40.1).

Epidemiologie und Prognose

Weltweit sind ca. 39 Millionen Menschen Träger des Virus. Im Jahr 2023 wurde ca. 1,3 Millionen neu infiziert und 630.000 Menschen starben im selben Jahr an AIDS. In **Deutschland** wird jährlich von etwa 2.200 Neuinfektionen ausgegangen.

Die **Prognose** ist sehr unterschiedlich. Bei einem Teil der Patienten besteht bereits einige Monate nach der Erstinfektion das Vollbild von AIDS, andere leben Jahrzehnte ohne wesentliche Beschwerden. Die Einführung der HAART (Highly Active Antiretroviral Therapy) hat die Lebenserwartung dramatisch verbessert, sodass diese bei guter Therapieadhärenz nur mehr wenig verringert ist. Eine Heilung wird damit jedoch nicht erreicht, das Auftreten der Erkrankung wird lediglich verzögert.

Klinik

Durch AIDS verursachte Beschwerden sind teils Folge opportunistischer Infektionen, teils sind die Symptome durch einen Befall der Körperzellen durch den Virus selbst verursacht (Durchfall, Gewichtsverlust, HIV-Demenz, schmerzhafte Polyneuropathie).

Häufige palliativmedizinische Probleme

Schmerzen

Über 90 % aller Patienten in fortgeschrittenen Stadien von AIDS entwickeln Schmerzen. Es finden sich zahlreiche unterschiedliche Schmerzursachen und -lokalisationen:

- **Kopfschmerzen:** Es ist nach Meningitiden durch opportunistische Infektionen (Kryptokokken, Tuberkulose) zu fahnden. Diese werden ursächlich behandelt.
- **Schmerzhafte periphere Neuropathien** finden sich bei ca. 30 % der Patienten. Häufig sind auch postzosterische Neuropathien (zur Behandlung der Neuropathie → Kap. 16).
- **Ulzerationen im Mund- und Genitalbereich** kommen ebenfalls häufig vor und sollten – wann immer möglich – kausal behandelt werden (z. B. Herpes-Infektion).
- **Abdominelle Schmerzen** unterschiedlicher Ursache finden sich in über 20 % der HIV-Patienten. Auch hier sollte möglichst kausal behandelt werden.
- **Muskel- und Gelenkschmerzen** sind häufig. Auch hier gilt der Grundsatz, zunächst nach behandelbaren infektiösen Ursachen zu suchen.
- Prinzipiell werden Schmerzen – parallel zur ursachenspezifischen Behandlung – nach den allgemeinen Grundsätzen der Schmerztherapie (→ Kap. 10) behandelt.

Durchfall

Profuse Durchfälle kommen bei über 50 % der AIDS-Patienten vor. Prinzipiell ist auch hier nach opportunistischen Infektionen zu fahnden und diese zu behandeln. Symptomatisch kommen Loperamid und Tinctura opii zum Einsatz (→ Kap. 20).

Hauterkrankungen

Verschiedene Hauterkrankungen kommen im Verlauf der Erkrankung vor. Etwa 30 % der Patienten erkranken an einem Kaposi-Sarkom, das sich durch pigmentierte Knötchen auf der gesamten Haut und den Schleimhäuten manifestiert. Befall der inneren Organe kann zu Blutungen und Dyspnoe (symptomatische Therapie → Kap. 24 und → Kap. 31) führen.

Neuropsychiatrische Probleme

Bei ca. 80 % der HIV-Patienten kommt es im Verlauf der Erkrankung aufgrund opportunistischer ZNS-Infektionen oder eines direkten ZNS-Befalls durch den Virus zu psychiatrischen Symptomen (Demenz, Delir) oder fokal-neurologischen Ausfällen.

Psychosoziale Probleme

Der wesentlichste Grund für psychosoziale Probleme von HIV-Patienten ist nach wie vor die Stigmatisierung durch ihre Mitmenschen. Bereits im ersten Jahr nach der Infektion entwickeln 50 % der Patienten eine Depression. Häufig finden sich:

- Angst vor sozialer Isolation
- Angst vor Schwierigkeiten am Arbeitsplatz
- Angst, andere anzustecken
- Scham, an HIV erkrankt zu sein
- Wut, Vorwürfe sich selbst gegenüber oder gegenüber Überträgern der Infektion
- Angst vor Verlust der körperlichen Integrität
- Sorge um die Zurückbleibenden
- Angst vor dem Sterben

Im palliativen Kontext ist es wichtig, den Patienten und ihren Angehörigen Gesprächsangebote (Psychologe, Sozialarbeiter, Seelsorge etc.) zu machen. Es darf jedoch nicht davon ausgegangen werden, dass die Angehörigen in jedem Fall von der Diagnose wissen. Mit der Schweigepflicht ist daher besonders sorgsam umzugehen.

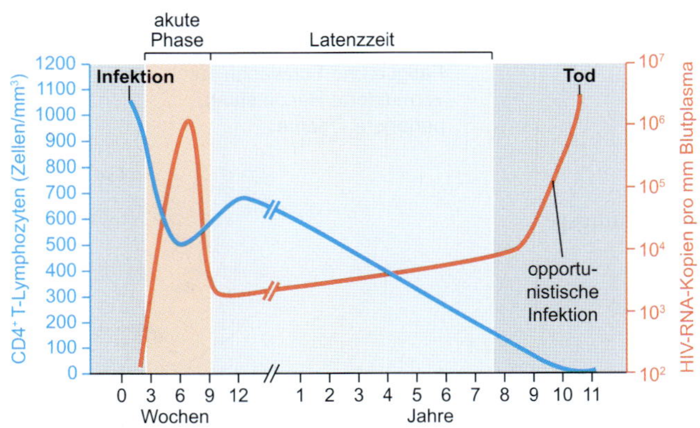

Abb. 40.1 Verlauf der HIV-Infektion [L231, M554]

Zusammenfassung

- Häufige palliativmedizinische Probleme bei AIDS umfassen Schmerzen, Durchfälle, Hauterkrankungen und neuropsychiatrische Symptome. Es gilt, parallel zur symptomorientierten Therapie, nach behandelbaren Ursachen (v. a. opportunistischen Infektionen) zu fahnden.
- Angst vor Stigmatisierung durch die Umwelt ist die wesentliche Ursache für psychosoziale Probleme. Bei Gesprächen mit Angehörigen ist auf die Schweigepflicht zu achten und zu bedenken, dass diese manchmal – auch in der Terminalphase – nicht über die Erkrankung informiert sind.

Chronische Herzinsuffizienz

Definition

Die chronische Herzinsuffizienz ist charakterisiert durch eine herabgesetzte Herzleistung mit der Folge einer reduzierten körperlicher Leistungsfähigkeit und anderer charakteristischer Symptome.

Klassifikation

→ Tab. 41.1

Epidemiologie

Zirka 5 % aller Todesfälle in den Industrieländern sind durch eine chronische Herzinsuffizienz verursacht.
Zirka 40 % der Patienten versterben im ersten Jahr nach Diagnosestellung.
Zirka 50 % der Patienten mit chronischer Herzinsuffizienz versterben plötzlich.

Ätiologie und Pathogenese

Die häufigsten Ursachen der chronischen Herzinsuffizienz sind die koronare Herzerkrankung und der Bluthochdruck. Aber auch andere kardiale Erkrankungen (Rhythmusstörungen, Herzklappenerkrankungen, Herzfehler) können (mit-)verursachend sein.

Klinik

Atemnot und **Fatigue** sind die Kernsymptome einer chronischen Herzinsuffizienz.
Die durch die Herzinsuffizienz hervorgerufene **Flüssigkeitsretention** ist für die meisten assoziierten Beschwerden (→ Abb. 41.1) verantwortlich:

- Husten
- Ödeme
- Übelkeit
- abdominale Schmerzen/Spannungsgefühl, Stauungsgastritis

Weitere Symptome können sein:

- Angst und Depression
- Schlafstörungen
- Verwirrtheit/Delir
- Anorexie/Kachexie

Tab. 41.1 NYHA (New York Heart Association)-Klassifikation der chronischen Herzinsuffizienz

Klasse	Symptome
I	Keine körperlichen Einschränkungen
II	Leichte Einschränkung der körperlichen Leistungsfähigkeit. Keine Beschwerden in Ruhe
III	Höhergradige Einschränkung der körperlichen Leistungsfähigkeit. Keine Beschwerden in Ruhe
IV	Beschwerden bei allen körperlichen Tätigkeiten und in Ruhe

Therapie

Allgemeine Maßnahmen

- Flüssigkeits- und Kochsalzrestriktion
- Förderung der Mobilität des Patienten
- Evtl. Thromboseprophylaxe

Medikamentöse Therapie

- ACE-Hemmer, Angiotensin-Rezeptor-Neprilysin-Hemmer, Angiotensin-II-Rezeptorblocker, Aldosteron-Antagonisten und β-Blocker sind die wichtigsten pharmakotherapeutischen Maßnahmen zur Behandlung der chronischen Herzinsuffizienz. Sie verlangsamen die Krankheitsprogression und verbessern die Beschwerden.
- Diuretika werden zur Behandlung der Flüssigkeitsretention eingesetzt.
- Herzglykoside dienen der Verbesserung der Pumpfunktion.

Häufige palliativmedizinische Probleme

Zunächst ist zu überprüfen, ob die chronische Herzinsuffizienz optimal behandelt ist und ggf. die Medikation anzupassen.

Atemnot

- Zur allgemeinen Behandlung der Atemnotattacke → Kap. 31
- Spezielle Maßnahmen beim Vorliegen einer terminalen Herzerkrankung:
  - Furosemid (Lasix®) 40–80 mg i. v.
  - Evtl. Nitrospray 1–2 Hübe, bei RR syst. > 110 mmHg systolisch, unter der Vorstellung, dass die akute Dyspnoe auch durch eine kardiale Ischämie bedingt sein kann

Benommenheit und Schwindel

- Meist Ausdruck einer (orthostatischen) Hypotonie und zerebralen Minderperfusion
- Überprüfung der Medikation und evtl. Dosisanpassung
- Ausschluss und Behandlung von Rhythmusstörungen

Angst und Depression

- Behandlung mit Benzodiazepinen und Antidepressiva (SSRI oder Mirtazapin, trizyklische Antidepressiva vermeiden)

Übelkeit und Schmerz, Delir und Anorexie

- Zur Behandlung der Übelkeit (→ Kap. 19)
- Schmerzbehandlung entsprechend den WHO-Empfehlungen (→ Kap. 10)
- Zur Behandlung von Verwirrtheit und Delir (→ Kap. 26)
- Zur Behandlung der Anorexie (→ Kap. 18)

Die Terminalphase der chronischen Herzinsuffizienz

Patienten mit Herzinsuffizienz erleben über einen längeren Zeitraum eine oft gute Kontrolle ihrer Symptome und nehmen die Erkrankung häufig nicht als unmittelbar lebenslimitierend wahr.

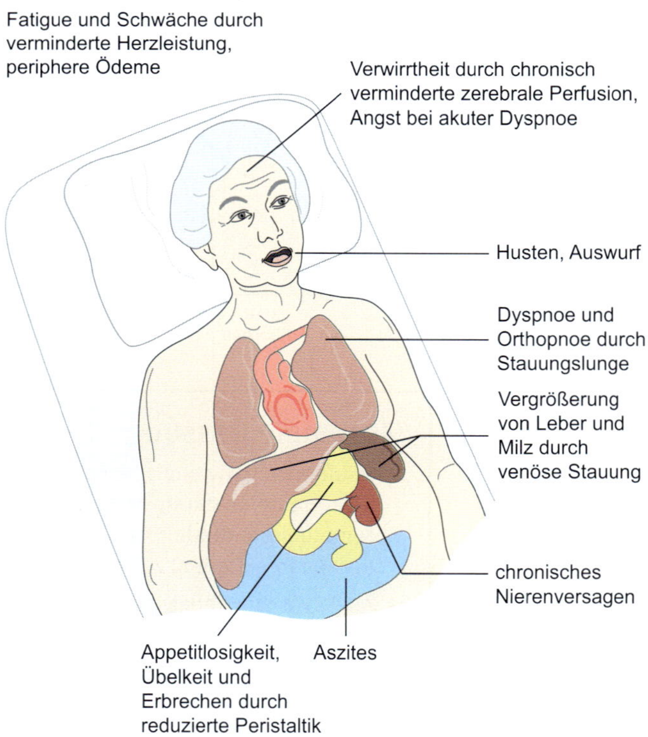

Abb. 41.1 Typische Beschwerden bei chronischer Herzinsuffizienz [L231, M554]

Der Beginn der Terminalphase eines Patienten mit chronischer Herzinsuffizienz ist oft schwer festzulegen. Als Kriterien können herangezogen werden:

- Herzinsuffizienz im Stadium NYHA IV
- Häufige Krankenhausaufnahmen
- Schlechte linksventrikuläre Pumpfunktion
- Hypotension
- Verschlechterung der Nierenfunktion
- Optimale Behandlung, aber schlechtes Ansprechen auf Medikamentenanpassung bei Befundverschlechterung

> Da es bei vielen Patienten auch zu **akuten kardialen Ereignissen** kommen kann, ist es wichtig, Fragen nach den **Behandlungswünschen** (Reanimation, Intubation, intensivmedizinische Behandlung etc.) rechtzeitig zu besprechen.

Chronische Atemwegs- und Lungenerkrankungen

Klassifikation

Zu den chronischen Atemwegs- und Lungenerkrankungen gehören:

- Chronisch obstruktive Lungenerkrankung (COPD)
- Asthma bronchiale
- Fibrosierende Erkrankungen (z. B. bei systemischem Lupus erythematodes)
- Rezidivierende Lungenembolien

Epidemiologie

Bei Patienten mit chronischen Erkrankungen des respiratorischen Systems kommt es meist zu einer stetigen Zunahme der Beschwerden, die diese in ihren sozialen Beziehungen und ihrer Lebensqualität erheblich einschränken.

Die Anzahl der Patienten – besonders mit COPD – nimmt laufend zu, in Deutschland sind ca. 6–8 Millionen Menschen betroffen. Den Patienten kommt – trotz massiven Beschwerden und großem Bedarf nach einer umfassenden Betreuung – nur selten eine palliativmedizinische Versorgung zugute. Einer der Gründe hierfür ist die nur schwer abschätzbare Prognose, die z. B. eine Hospizaufnahme (Finanzierung meist nur für 6 Monate) erschwert. Die Optimierung der Versorgung dieser Patienten wird in den nächsten Jahren sicher zu überdenken sein.

Häufige palliativmedizinische Probleme

Ähnlich wie die chronische Herzinsuffizienz werden chronische Atemwegserkrankungen von den Patienten häufig lange nicht als lebenslimitierende Erkrankungen wahrgenommen.
Zu besprechen ist das Vorgehen bei akuten Exazerbationen (z. B. Antibiose, Intensivtherapie) und hier besonders der Wunsch nach einer Intubation, Anlage eines Tracheostomas und nach einer invasiven Beatmung.

Dyspnoe

- Eine schwere Dyspnoe kann in Ruhe und bei geringer Belastung auftreten.
- Eine Langzeit-Sauerstofftherapie wird der Mehrzahl der Patienten mit chronischen Atemwegserkrankungen durchgeführt. Die Lebenserwartung wird hierdurch verlängert, der Effekt auf die Lebensqualität ist unklar.
- Eine nichtinvasive Heimbeatmung (→ Kap. 39) kann indiziert sein.
- Medikamentöse Maßnahmen:
  - Bronchodilatatoren werden bei chronischen Erkrankungen der Atemwege eingesetzt:
    - β_2-Agonisten (z. B. Salbutamol, z. B. Bronchospray®)
    - Anticholinergika (z. B. Ipratropiumbromid, z. B. Atrovent®)
  - Steroide (inhalativ oder systemisch)
  - Theophyllin (**Cave:** Geringe therapeutische Breite!)
- Nichtpharmakologische Maßnahmen (Atemtechniken, Psychologische Unterstützung) spielen bei der Behandlung der chronischen Lungen- und Atemwegserkrankungen eine große Rolle.
- Zur Behandlung der Dyspnoe allgemein → Kap. 24.

Atemnotattacken

Neben der krankheitsspezifischen Therapie (z. B. Bronchodilatatoren) Symptomlinderung mit Opiaten und Benzodiazepinen (→ Kap. 31)

Tracheobronchiale Verschleimung

Zum Einsatz kommen Mukolytika (z. B. Acetylcystein, ACC®, oral oder vernebelt)

Psychosoziale Probleme

Angst und Depression Bis zu 90 % der Patienten leiden an diesen Beschwerden (zur Behandlung → Kap. 25 und → Kap. 28).
Neuropsychiatrische Veränderungen Sie können durch den chronischen zerebralen Sauerstoffmangel mitbedingt sein und machen die Patienten in der Einschätzung von Angehörigen und Betreuern oft zu „schwierigen" Patienten. Dies verstärkt die soziale Isolation, die ohnehin schon aufgrund des eingeschränkten Bewegungsradius besteht, oft zusätzlich. Psychosoziale Unterstützung, v. a. auch im häuslichen Umfeld, kann hier hilfreich sein.

Zusammenfassung

- Chronische Herzinsuffizienz und chronische Atemwegserkrankungen betreffen einen steigenden Prozentsatz der Bevölkerung. Palliativmedizinische Betreuung kommt diesen Patienten – trotz großem Bedarf – eher selten zugute.
- Diese Erkrankungen werden häufig lange nicht als lebenslimitierend erlebt. Bei deutlicher Befundprogression sollte jedoch ein Gespräch über die Behandlungswünsche in einer akut lebensbedrohlichen Situation geführt werden. Die Erstellung einer Patientenverfügung ist für diese Patienten besonders empfehlenswert.

42 Leberversagen und terminale Niereninsuffizienz

Leberversagen

Epidemiologie und Ätiologie

Eine chronische Leberinsuffizienz ist häufig Folge einer Leberzirrhose. Die Inzidenz der Leberzirrhose wird auf 250 pro 100.000 Einwohner in den Industrieländern geschätzt. Die Hauptursache für Leberzirrhose ist mit > 50 % der Alkoholmissbrauch.

Weitere Ursachen für ein Leberversagen können u. a. sein:

- Lebermetastasen
- Tumoren der Leber und der Gallenwege
- Venenverschluss (z. B. Budd-Chiari-Syndrom)

Häufige palliativmedizinische Probleme

Aszites

- Aszites ist ein häufiges Symptom der Leberinsuffizienz.
- Zur Aszitesbehandlung → Kap. 21
- Bei einem Teil der Patienten kann ein transjugulär intrahepatischer portosystemischer (Stent-)Shunt (TIPS) die portale Hypertension senken und hierdurch die Neubildung von Aszites reduzieren.

Blutungen

- Etwa 70 % aller Patienten mit Zirrhose entwickeln im Verlauf der Erkrankung gastroösophageale Varizen, etwa 40 % von diesen erleiden eine Varizenblutung.
- Eine zusätzliche Gefahr für Blutungsnotfälle entsteht durch den Mangel an Gerinnungsfaktoren durch Leberinsuffizienz.
- Meist wird ein endoskopischer Versuch der Blutstillung durchgeführt (zur palliativen Behandlung von Blutungsnotfällen → Kap. 31).

Hepatorenales Syndrom

Bei Patienten mit schweren Lebererkrankungen kann es in der Folge durch Verschlechterung der Nierendurchblutung zu einem **progredienten Nierenversagen** kommen. Zur Symptomkontrolle bei Niereninsuffizienz s. u.

Hepatische Enzephalopathie

- Die hepatische Enzephalopathie entsteht durch einen Anstieg neurotoxischer Stoffwechselprodukte (u. a. Ammoniak), der zu zerebralen Funktionsstörungen führt. Die Schweregrade reichen von der minimalen hepatischen Enzephalopathie (MHE), die durch Konzentrationsschwäche, Aufmerksamkeitsstörungen und Merkschwierigkeiten gekennzeichnet ist, bis zum hepatischen Koma.
- Die symptomatische Behandlung besteht in einer Reduktion der bakteriellen Ammoniakbildung im Darm (Laktulose, z. B. Bifiteral®, und Antibiotika).
- Bei einem Teil der Patienten kommen auch Verfahren der „Leberdialyse" (Albumindialyse, MARS®) zur Entgiftung zum Einsatz.

Psychosoziale Probleme

- Patienten mit einer alkoholbedingten Leberzirrhose und -insuffizienz bieten oft die gesamte Palette psychosozialer Probleme des suchtkranken Patienten (mangelnde soziale Einbindung, Arbeitsplatzverlust, evtl. Obdachlosigkeit etc.).
- Es kommen bei diesen Patienten jedoch noch zusätzliche körperliche Einschränkungen und evtl. kognitive Defizite durch eine hepatische Enzephalopathie hinzu. Die psychosoziale Betreuung spielt daher bei der palliativmedizinischen Behandlung eine wesentliche Rolle.
- Patienten mit alkoholtoxischer Leberzirrhose und Leberversagen sind oft „schwierige" Patienten. Es besteht die Gefahr, dass sie sozial stigmatisiert werden und ihnen keine optimale medizinische Versorgung zugutekommt.

Niereninsuffizienz

Epidemiologie und Klassifikation

- In Deutschland gibt es etwa 75.000 Dialysepatientinnen.
- Häufigste Ursachen für ein chronisches Nierenversagen sind Schädigungen durch Diabetes mellitus, arterielle Hypertonie und durch Nephritiden (Glomerulonephritis, interstitielle Nephritis).
- Die meisten Patienten leiden an einer oder mehreren zusätzlichen Erkrankungen, weniger als 10 % der Dialysepatienten haben keine Begleiterkrankung.
- Die Schwere der Niereninsuffizienz wird durch die Höhe der glomerulären Filtrationsrate (GFR) bestimmt (→ Tab. 42.1).

Tab. 42.1 Einteilung der chronischen Niereninsuffizienz. Die Stadien werden entsprechend der Höhe der glomerulären Filtrationsrate (GFR) festgelegt.

Stadium	GFR (ml/min)
1*	> 89
2*	60–89
3	30–59
4	15–29
5	< 15

* Für die Diagnose von Stadium 1 und 2 muss eine zusätzliche Proteinurie oder ein pathologischer Befund in der Bildgebung vorliegen.

Beenden einer Dialysebehandlung

Die Dialyse ist eine lebensverlängernde Therapie, die auch beendet werden kann, wenn der Patient die Fortsetzung nicht mehr wünscht, oder wenn diese nicht mehr indiziert ist (→ Kap. 48).

Für den gesamten Prozess der Entscheidungsfindung und praktischen Durchführung der Dialysebeendigung hat die American Society of Nephrology and Renal Physicians Association Leitlinien veröffentlicht (www.renalmd.org), die im Folgenden modifiziert zusammengefasst sind:

Klärung der Indikation und Mitteilung aller wesentlichen Informationen an den Patienten

- Eine Dialysebehandlung kann beendet werden, wenn hierfür keine Indikation mehr besteht (z. B. Tumorerkrankung in der unmittelbaren Terminalphase, → Abb. 42.1).
- Dem Patienten sollen alle wesentlichen Informationen (Prognose, zu erwartende Komplikationen und Beschwerden) angeboten werden, um eine Entscheidung treffen zu können. Alle Behandlungsmöglichkeiten und -alternativen sollten besprochen werden. Der Patient soll zudem über den zu erwartenden Verlauf nach Beendigung der Dialyse informiert werden.

Ermittlung des Patientenwillens

- Primärer Gesprächspartner ist der entscheidungsfähige Patient oder (beim

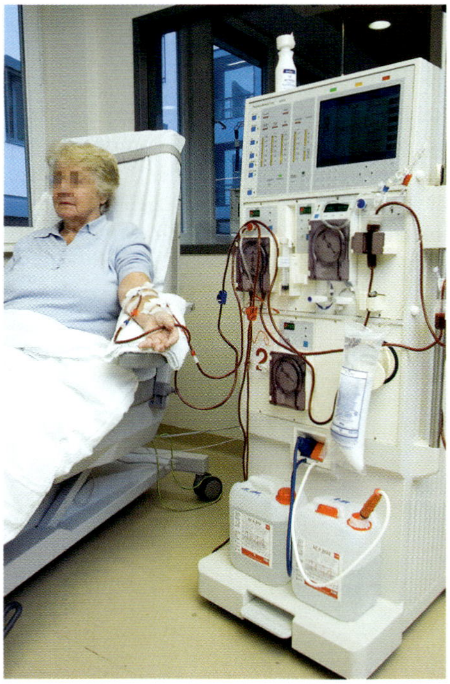

Abb. 42.1 Eine Dialysebehandlung kann beendet werden, wenn ein Patient dies nicht mehr wünscht oder hierfür keine Indikation mehr besteht. Leitlinien der Fachgesellschaften können Hilfestellungen bei der Entscheidungsfindung geben. [K115]

nicht entscheidungsfähigen Patienten) sein Vertreter (→ Kap. 48 und → Kap. 49). Wenn möglich und vom Patienten auch gewünscht, soll die Familie in den Entscheidungsprozess miteinbezogen werden.

- Die Entscheidungsfähigkeit kann zwar durch eine schwere Depression beeinträchtigt werden, jedoch scheint Studien zufolge die Prävalenz einer schweren Depression bei Menschen, die den Wunsch nach Beendigung der Dialyse äußern, nicht höher zu sein als bei Dialysepatienten allgemein.
- Eine potenziell behandelbares Symptom (z. B. Schmerz) sollte als Hauptmotivation für die Beendigung der Dialyse ausgeschlossen sein.

Entscheidung und Vorausverfügungen

- Mögliche Entscheidungen können sein: Abbrechen der Dialyse, Fortsetzen der Dialyse, Fortsetzen der Dialyse für einen definierten Zeitraum mit einer erneuten Evaluation nach Ablauf dieses Zeitraums.
- Der Erstellung von Vorausverfügungen (Patientenverfügung und Vorsorgevollmacht) ist bei diesen Patienten besonders empfehlenswert.

Betreuung in der Zeit nach Beendigung der Dialyse

- Die Betreuung erfolgt häufig auf einer stationär oder bei guter (palliativ-)medizinischer Betreuung auch zu Hause. Psychosoziale und spirituelle Unterstützung sollten angeboten werden.
- Die medikamentöse Therapie sollte auf die für die Symptomkontrolle nötigen Maßnahmen reduziert werden.
- Zu jedem Zeitpunkt muss die Möglichkeit bestehen (Rufbereitschaft!), belastende Symptome rasch behandeln zu können (s. u.).
- Den Hinterbliebenen sollte – auch für einen späteren Zeitpunkt – das Angebot einer Nachbesprechung gemacht werden.

Symptomkontrolle bei Niereninsuffizienz – Beendigung einer Dialyse

Das Sterben nach Beendigung einer Dialyse ist i. d. R. friedlich.

> Eine Befragung der Angehörigen hat gezeigt, dass Patienten, die sich zu einer Beendigung der Dialyse entschlossen hatten, ihrer Einschätzung nach zu 46 % einen „sehr guten" Tod, zu 38 % einen „guten" und zu 15 % einen „schlechten Tod" hatten (Cohen et al. 2000).

Häufige, palliativ zu behandelnde Symptome in dieser Phase können sein:

- **Schmerzen:** Diese werden entsprechend den WHO-Richtlinien (→ Kap. 10) behandelt. Bei der Verwendung von Opiaten sind z. B. Fentanyl und Buprenorphin geeignete Substanzen und sollten dem Morphin vorgezogen werden.
- **Pruritus** (Juckreiz): findet sich bei über 50 % der Patienten mit terminalen Nierenversagen (zur Therapie des Juckreiz → Kap. 30)
- **Übelkeit:** findet sich bei urämischen Patienten ebenfalls häufig. Hier können zumeist die Standarddosierungen angewendet werden(→ Kap. 19).
- **Myoklonien:** Behandlung mit Benzodiazepinen (→ Kap. 27)
- **Atemnot:** kann durch ein Lungenödem entstehen. Therapie der Atemnot → Kap. 24, evtl. Wasserentzug durch Ultrafiltration kann ebenfalls eine Therapieoption sein.

Zusammenfassung

- Die häufigsten palliativmedizinischen Probleme bei der **Leberinsuffizienz** sind Aszites, Blutungen, Nierenversagen bei hepatorenalem Syndrom und die hepatische Enzephalopathie.
- Bei Patienten mit **Leberversagen** und einer **Alkoholerkrankung** in der Vorgeschichte spielt die psychosoziale Betreuung in der Palliativbetreuung eine besonders wichtige Rolle.
- Dialyse ist eine lebensverlängernde Behandlung, die beendet werden kann, wenn keine Indikation mehr dazu besteht oder der Patient diese nicht mehr wünscht.
- Die Patienten versterben nach Beendigung der Dialyse – bei fachgerechter Behandlung evtl. auftretender Symptome – in den allermeisten Fällen friedlich.

43 Palliativversorgung von Kindern

Definition

Die Palliativversorgung von Kindern umfasst die aktive Betreuung der körperlichen, geistigen und spirituellen Bedürfnisse des Kindes vom Zeitpunkt der Diagnosestellung an und schließt die Unterstützung der Familie mit ein. Die Versorgenden müssen die körperlichen und psychosozialen Leiden des Kindes erkennen und lindern. Eine effektive Palliativversorgung benötigt einen multidisziplinären Ansatz, der die Familie einbezieht und regionale Unterstützungsangebote nutzbar macht.

(WHO 1998)

Epidemiologie

Die Prävalenz lebensverkürzender Erkrankungen wird geschätzt auf 10–17 auf 10.000 Kinder und Jugendliche im Alter von 0–19 Jahren.

Klassifikation

Die Erkrankungen von Kindern, die einer palliativmedizinischen Betreuung bedürfen, werden nach ihrem Verlauf in vier Gruppen eingeteilt (→ Tab. 43.1).

Besonderheiten der Palliativversorgung von Kindern

Die grundlegenden Prinzipien der Palliativmedizin, wie die selbstverständliche Miteinbeziehung der psychosozialen und spirituellen Bedürfnisse der Patienten sowie die Betrachtung des Betroffenen im Kontext seines sozialen Umfelds (Unit of Care; → Kap. 6), gelten auch für die Versorgung von Kindern mit lebensverkürzenden Erkrankungen. Darüber hinaus gibt es aber auch Besonderheiten der Kinderpalliativmedizin:

Besonderes Krankheitsspektrum

Die überwiegende Mehrheit der betroffenen Kinder und Jugendlichen leidet (im Gegensatz zur Erwachsenenpalliativmedizin) an nichtonkologischen Erkrankungen (→ Abb. 43.1). Viele Patienten mit lebensverkürzenden Erkrankungen haben schwere körperliche und/oder geistige Behinderungen. Es besteht oft ein hoher Pflegeaufwand. Es kommen oft jahre- oder jahrzehntelange Verläufe vor, die immer wieder intensiver palliativmedizinischer Mitbetreuung bedürfen.
Die betroffenen Kinder und Jugendlichen leiden oft an sehr seltenen Erkrankungen. Der Verlauf ist oft kaum vorherzusagen. Es existieren weder etablierte Therapien noch Versorgungsstrukturen.

Besondere Patienten

Ein lebensbedrohlich erkranktes Kind ist eine extreme physische und psychische Belastung für Eltern und Geschwister. Mehr noch als in der Erwachsenenpalliativmedizin muss die gesamte Familie in die Betreuung miteinbezogen werden.
Patienten mit langsamen Krankheitsverläufen durchlaufen mehrere Altersstufen mit verschiedenen Bedürfnissen, unterschiedlicher Einsichtsfähigkeit und veränderten Wünschen nach Autonomie. Diesem (normalen) Reifungsprozess bei einem kranken Kind gerecht zu werden, kann für Eltern und Betreuungsteam eine Herausforderung sein.

Besondere Symptome

Schwere progrediente **Erkrankungen des Nervensystems** sind bei Kindern in palliativmedizinischer Betreuung nicht selten anzutreffen (→ Abb. 43.1). Progrediente Funktionsverluste (Sehen, Hören, Gehfähigkeit) sind mit einer besonderen Belastung für die Eltern verbunden.
Epileptische Anfälle (→ Kap. 27 und → Kap. 33) erfordern die Schulung der Eltern und die Bereitstellung von Notfallmedikamenten.
Die Beschreibung, Lokalisation und Quantifizierung von Beschwerden, insbesondere von Schmerzen kann für Kleinkinder schwierig sein. Zur Einschätzung werden Fremdbeurteilungsskalen verwendet. Hilfreich kann auch die Einschätzung durch das Kind mittels „Gesichterskalen“ sein (→ Abb. 43.2).

Besondere Therapie

Für die meisten Medikamente, die in der Kinderpalliativmedizin eingesetzt werden, gibt es keine gesicherten Daten.
Die Pharmakokinetik vieler Medikamente verändert sich in Abhängigkeit vom Lebensalter (z. B. werden einige Medikamente von jungen Kindern schneller metabolisiert und müssen höher dosiert werden als dies aufgrund des Körpergewichts angenommen werden sollte).

Besondere Gespräche

Kinder haben oft eine gute Einschätzung darüber, wie es um sie steht. Sie nehmen eine Diskrepanz zwischen verbaler und nonverbaler Kommunikation oft sehr aufmerksam wahr. Häufig versuchen Eltern, um ihre Kinder zu schützen, ihnen die Wahrheit vorzuenthalten, gleichzeitig werden ihre Ängste und Besorgnis von den Kindern sehr wohl erkannt. Dies kann dazu führen, dass sich die Kinder isoliert fühlen und (Schuld-)fantasien entwickeln können.
Kinder im Kindergartenalter haben Angst vor der Trennung von der Bezugsperson. Der Tod wird in seiner Endgültigkeit nicht in gleicher Weise wahrgenommen. Die Vorstellung des Weiterlebens nach dem Tod wird oft mit großer Selbstverständlichkeit aufgenommen und mit konkreten Vorstellungen ausgestaltet (→ Kap. 53).
Schulkinder wollen ernst genommen werden und möchten, wenn sie ihre Ängste und Befürchtungen artikulieren, auch eine konkrete Antwort bekommen.

Tab. 43.1 Einteilung der lebensverkürzenden Erkrankungen von Kindern und Jugendlichen nach der Association for Children with life-threatening or terminal Conditions and their Families (ACT)

Gruppe	Verlauf
Gruppe 1	Es bestehen kurative Therapien, aber ein Therapieversagen ist wahrscheinlich (z. B. Tumorerkrankungen).
Gruppe 2	Eine lebensverlängernde Therapie ist möglich, aber die Lebenserwartung ist verkürzt (z. B. Mukoviszidose, zystische Fibrose).
Gruppe 3	Über Jahre fortschreitende Erkrankung, ausschließlich palliative Therapie (z. B. metachromatische Leukodystrophie)
Gruppe 4	Schwere, meist neurologische Beeinträchtigungen, meist nicht fortschreitend, verkürzte Lebenserwartung durch Komplikationen (z. B. Mehrfachbehinderung)

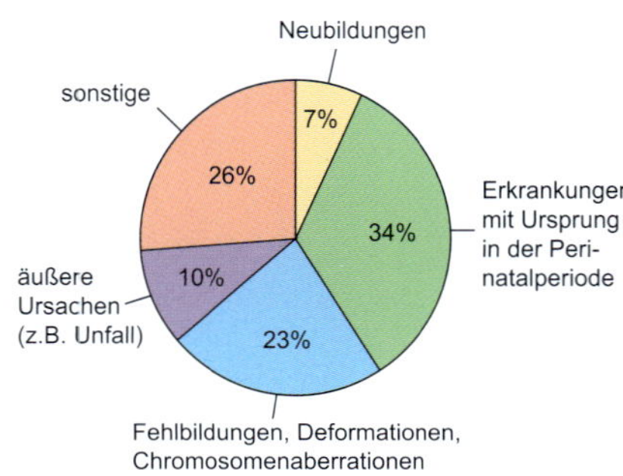

Abb. 43.1 Todesursachen in der Altersgruppe 0–15 Jahre in Deutschland 2010 (Quelle: Statistisches Bundesamt) [L231, M554]

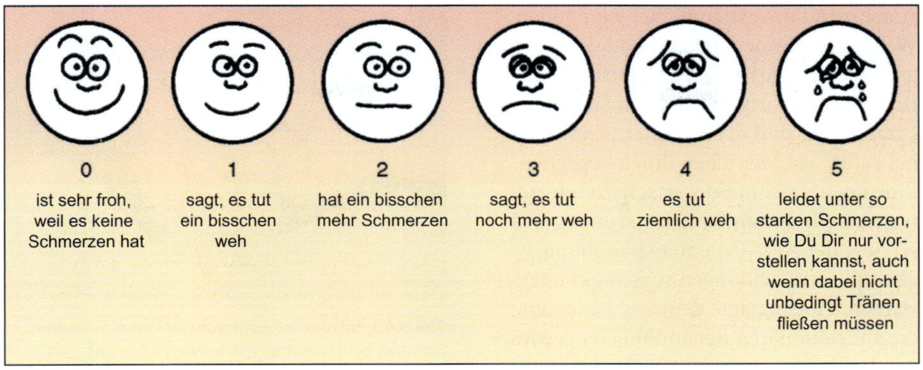
0
ist sehr froh, weil es keine Schmerzen hat
1
sagt, es tut ein bisschen weh
2
hat ein bisschen mehr Schmerzen
3
sagt, es tut noch mehr weh
4
es tut ziemlich weh
5
leidet unter so starken Schmerzen, wie Du Dir nur vorstellen kannst, auch wenn dabei nicht unbedingt Tränen fließen müssen

Abb. 43.2 Gesichterskala zur Einschätzung von Beschwerden bei Klein- und Vorschulkindern [W839]

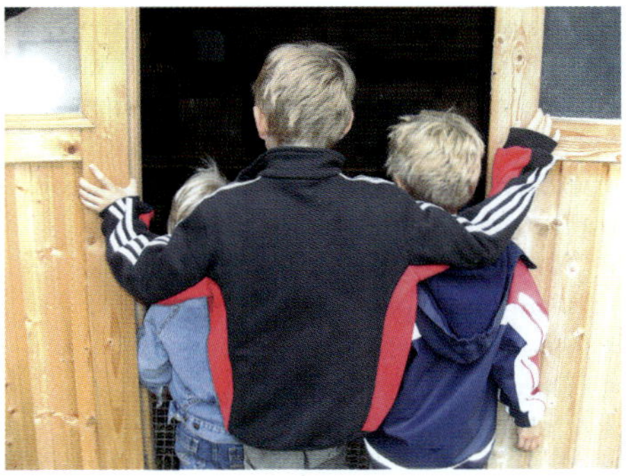

Abb. 43.3 Die Geschwister werden in die palliativmedizinische Betreuung miteinbezogen. [M554]

Besondere Trauer

Eltern, die ihr Kind verlieren, durchleben eine Phase intensivster Trauer. Das Risiko für sie, in dieser Zeit an einer natürlichen oder unnatürlichen Todesursache zu sterben, ist deutlich erhöht. Für die Geschwister bedeutet dies, dass sie neben dem Verlust des Bruders oder der Schwester die Eltern über einen längeren Zeitraum im Ausnahmezustand erleben.
Vom Umfeld wird der Tod eines Kindes als katastrophales Ereignis wahrgenommen, das Unsicherheit und Ängste erzeugt und die Hinterbliebenen oft weiter isoliert.

Versorgungsstrukturen

Ambulante Versorgung

Die meisten betroffenen Familien wünschen sich, das kranke Kind – wann immer es möglich ist und auch bis zum Tod – zu Hause zu versorgen. Hierzu bedarf es – in Ergänzung zu den niedergelassenen Kinderärzten – spezialisierter Teams (Spezialisierte ambulante pädiatrische Palliativversorgung, SAPPV), die dem besonderen Betreuungsbedarf der Patienten und Familien gerecht werden können.

> Es besteht für alle Patienten ein gesetzlicher Anspruch auf eine spezialisierte ambulante Palliativbetreuung §37b SGB V. Es wird ergänzt, dass „den besonderen Belangen von Kindern und Jugendlichen Rechnung zu tragen" ist.

Ähnlich wie die SAPV-Teams unterstützen die SAPPV-Teams in Fragen der Symptomkontrolle, betreuen und beraten die Familie in psychosozialen Belangen, stellen eine 24-h-Rufbereitschaft sicher und bieten Begleitung in der Trauerphase an.

Palliativstationen

Weniger Erfahrung gibt es in Deutschland bislang mit Kinderpalliativstationen (zwei spezialisierte Zentren und einige Einrichtungen mit Betten für pädiatrische Palliativpatientinnen), die analog zu den Palliativstationen in der Erwachsenenpalliativmedizin bei krisenhaften Zuspitzungen (z. B. schwer zu kontrollierende Symptome oder psychosoziale Problematik) Kinder und Eltern für einen begrenzten Zeitraum aufnehmen können.

Kinderhospize

In Kinderhospizen können kranke Kinder, die Eltern und (gesunde) Geschwister aufgenommen werden (→ Abb. 43.3).
Betreut werden Kinder während des Krankheitsverlaufs (oft mehrfache Aufnahmen). Die Aufenthalte dienen oft auch der Entlastung der pflegenden Eltern. Kinderhospize bieten die Möglichkeit zum Austausch mit anderen betroffenen Familien sowie Gesprächs- und Freizeitangebote für die Geschwister.

Zusammenfassung

- Die Mehrheit der palliativmedizinisch betreuten Kinder und Jugendlichen leidet an nichtonkologischen Erkrankungen.
- Es finden sich oft jahrelange Krankheitsverläufe mit schwer pflegebedürftigen und mehrfach behinderten Kindern.
- Eine pädiatrische palliativmedizinische Betreuung bedeutet gleichzeitig eine intensive Mitbetreuung der gesamten Familie.
- Strukturen der pädiatrischen Palliativversorgung umfassen Teams der spezialisierten ambulanten pädiatrischen Palliativversorgung (SAPPV), Kinderpalliativstationen und Kinderhospize.

Ein hohes Lebensalter ist keine Erkrankung, aber es ist häufig mit dem Auftreten von Erkrankungen, oder vielmehr eines Spektrums von bestimmten Erkrankungen assoziiert (**„geriatrietypische Multimorbiditätskomplexe“**). Hierzu zählen:

- Immobilität und Gebrechlichkeit
- Gangstörungen und Sturzneigung
- Kognitive Defizite und Demenz
- Depression und Angst
- Dekubitus und chronische Wunden
- Schmerzen
- Seh- und Hörbehinderung
- Unerwünschte Arzneimittelwirkungen

Bei der Betreuung hochbetagter Patienten versteht sich die Palliativmedizin als Ergänzung und Partnerin der Geriatrie.

Demenz

Epidemiologie und Krankheitsverlauf

In Deutschland leben derzeit etwa 1,6 Millionen demente Patienten; in den nächsten Jahrzehnten wird sich die Anzahl deutlich erhöhen.

Bei über 80- bis 84-Jährigen beträgt die Prävalenz der Demenz 14 % und steigt auf 36 % bei den über 90-Jährigen an.

Die mittlere Überlebenszeit nach Auftreten der Erkrankung beträgt 3,5–4,5 Jahre.

Die Lebensqualität der Patienten (und auch der Angehörigen) kann durch die Erkrankung selbst oder durch hinzukommende Komplikationen erheblich beeinträchtigt sein.

> Die Demenz ist eine lebensverkürzende Erkrankung, welche die Lebensqualität der Betroffenen u. U. massiv beeinträchtigt. Patienten und Angehörige können von palliativmedizinischen Angeboten – die dieser Patientengruppe jedoch viel zu selten angeboten werden – erheblich profitieren.

Häufige palliativmedizinische Probleme

„Der Verlust der zerebralen Leistungsfähigkeit stürzt die Betroffenen in Abgründe von Angst, Unsicherheit, Verzweiflung und Hilflosigkeit“

(M. Kojer)

Bei allen geplanten Maßnahmen ist zu beachten, dass Demenz-Patienten sich mit schwindendem Selbstvertrauen in einer zunehmend unverständlicher werdenden Welt zurechtfinden müssen und daher oft ein großes Bedürfnis nach Sicherheit haben.

Besonders in fortgeschrittenen Stadien der Erkrankung sind die Patienten sehr sensibel dafür, wie Menschen ihnen begegnen. Eine uneingeschränkt wertschätzende und respektvolle Behandlung ist Grundvoraussetzung der Arzt-Patienten-Beziehung.

Therapieentscheidungen sollten gut überlegt werden. Hochbetagte demente Patienten, die zur stationären Behandlung eingewiesen werden, haben ein hohes Risiko, ein delirantes Syndrom mit einer schlechten Prognose (→ Kap. 26) zu entwickeln.

Schlafstörungen und Agitiertheit kommen in bis zu 70 % der Demenzpatienten vor und sind ein häufiger Grund, warum eine häusliche Pflege nicht mehr geleistet werden kann. Soziale und körperliche Aktivitäten tagsüber können dazu beitragen, einen Tag-Nacht-Rhythmus aufrechtzuerhalten.

Neuroleptika in geringer Dosierung können bei starker Agitiertheit oder Halluzinationen indiziert sein, z. B.:

- Haloperidol (Haldol®) Startdosis 0,5 mg, maximal 5 mg/d
- Atypische Neuroleptika: Risperidon (Risperdal® 0,5 mg 2-mal täglich), Quetiapin (Seroquel® 12,5–25 mg 1- bis 2-mal täglich) oder Melperon (Melneurin®, 25–75 mg)

Zur Frage der PEG-Anlage und künstlichen Ernährung bei Demenz → Kap. 45.

Die Wünsche der Patienten für bevorstehende Krankheitsstadien zu kennen, ist sehr hilfreich. Patienten mit einer demenziellen Erkrankung und ihre Angehörigen sollten bereits bei Beginn der Erkrankung ermutigt werden, eine **Vorsorgevollmacht** und **Patientenverfügung** zu erstellen.

Kommunikation mit dementen Menschen

Symptomkontrolle bei dementen Patienten kann nur erfolgreich sein, wenn die Kommunikation gelingt. In späten Stadien der Demenz versagt die Sprache als Kommunikationsmittel. Es gibt jedoch Ansätze, durch behutsame Formen der nichtverbalen Kommunikation, z. B. mittels **Validation nach Naomi Feil** oder **basaler Stimulation** mit den erkrankten Menschen in Kontakt zu bleiben (→ Abb. 44.1).

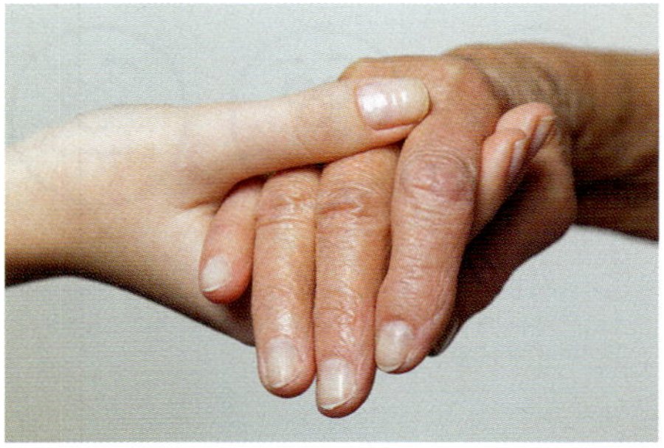

Abb. 44.1 Nichtverbale Formen der Kommunikation kommen bei Menschen mit schwerer Demenz zum Einsatz. [J787]

Schmerzen

Die Schmerzbehandlung bei hochbetagten Menschen wird nach denselben Prinzipien durchgeführt wie bei jüngeren Patienten (→ Kap. 10). Bei der Therapieplanung sind Unterschiede bei Resorption, Verteilung und Verstoffwechslung zu beachten (→ Abb. 44.2).

> Schmerzen bei hochbetagten und dementen Patienten werden häufig nicht oder zu wenig konsequent behandelt.

Die unzureichende Schmerzbehandlung bei dieser Patientengruppe liegt nicht zuletzt daran, dass kognitiv beeinträchtigte Patienten nicht in gleicher Weise die Schmerzen artikulieren und die Medikation einfordern können wie kognitiv gesunde Menschen. Fremdeinschätzungsskalen, z. B. die BESD-Skala (Beurteilung des Schmerzes bei Demenz), können bei der Therapieplanung helfen, ersetzen jedoch nicht die kontinuierliche Beobachtung von pflegenden Angehörigen oder Pflegepersonal.

Indirekte Schmerzzeichen können sein:

- Angespannter Gesichtsausdruck, Stirnfalten
- Veränderung von Atemrhythmus, Blutdruck und Herzfrequenz (Tachykardie)
- Unruhe, Schreien oder Aggressivität
- Verkrampfte Körperhaltung oder Schonhaltung
- Verwirrtheit und Schlafstörungen.

Unerwünschte Arzneimittelwirkungen bei alten Menschen

Eine Studie aus Norwegen zeigte, dass an einer Klinik mehr als 18 % der dort aufgetretenen Todesfälle durch unerwünschte Arzneimittelwirkungen bedingt waren (Ebbesen et al. Arch Intern Med 2001). 59 % der unerwünschten Arzneimittelnebenwirkungen traten bei Patienten über 70 Jahre auf.

Unerwünschte Arzneimittelwirkungen sind vielfach ein Grund für Klinikeinweisungen. Die häufigsten verursachenden Medikamente sind Insuline, nichtsteroidale Antirheumatika, Antikoagulanzien, Digitalis, β-Blocker, orale Antidiabetika und Diuretika.

Im Internet finden sich Listen von Medikamenten, die bei alten Menschen besonders nebenwirkungsreich sind, sowie Alternativpräparate (z. B. www.empr.com/potentially-inappropriate-drugs-for-the-elderly-beers-list/article/125908/).
Gründe für das hohe Risiko unerwünschter Arzneimittelwirkungen bei alten Menschen sind vielfältig (→ Abb. 44.2). Eine große Rolle spielt auch die hier häufig anzutreffende Polypharmazie (→ Kap. 9).

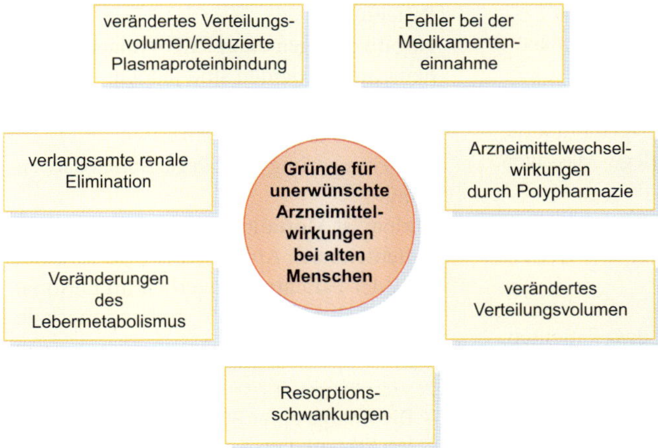

verändertes Verteilungs-volumen/reduzierte Plasmaproteinbindung
Fehler bei der Medikamenten-einnahme
verlangsamte renale Elimination
Gründe für unerwünschte Arzneimittel-wirkungen bei alten Menschen
Arzneimittelwechsel-wirkungen durch Polypharmazie
Veränderungen des Lebermetabolismus
verändertes Verteilungsvolumen
Resorptions-schwankungen

Abb. 44.2 Gründe für unerwünschte Arzneimittelwirkungen bei alten Menschen [L231, M554]

Pflegende Angehörige

Die Pflege eines Nahestehenden kann als eine sehr sinnerfüllende Tätigkeit erlebt werden. Pflegende Angehörige gelangen jedoch häufig auch an die Grenzen ihrer physischen und psychischen Leistungsfähigkeit.
Eine Form der Unterstützung für pflegende Angehörige kann es sein, ihrer Arbeit Wertschätzung entgegenzubringen und ihnen Raum zu geben, Frustration, Zorn und Ängste zu artikulieren.
Das Schaffen von Freiräumen bei einer länger dauernden Pflege ist essenziell. Kosten für eine „Verhinderungspflege" (z. B. bei einer Urlaubsreise des pflegenden Angehörigen) werden von der Pflegeversicherung übernommen. Auch Palliativstationen nehmen bisweilen Patienten zu diesem Zweck auf (Respite Care). Einrichtungen, die Tagespflege leisten, können hier zudem hilfreich sein. Viele Familien sehen sich bei länger dauernder Pflege mit finanziellen Problemen konfrontiert. Eine Beratung durch Sozialarbeiter (→ Kap. 7) kann helfen, finanziell negative Folgen für die Familie möglichst zu minimieren.
Unterstützung und Entlastung benötigen die Angehörigen oftmals auch bei schwierigen medizinischen Entscheidungen (geplante Operation, PEG-Anlage, Therapiezieländerung etc.).
Schuldgefühle sind bei Pflegenden häufig anzutreffen, insbesondere wenn die Aufnahme in ein Pflegeheim notwendig wird.
Die demografische Entwicklung (→ Kap. 1) zeigt deutlich, dass eine optimale medizinische Versorgung und gleichzeitig die respekt- und würdevolle Behandlung von alten Menschen – bei sich im Verhältnis verknappenden personellen und finanziellen Ressourcen – eine der wesentlichen Herausforderungen der Zukunft ist.

Zusammenfassung

- Ein hohes Lebensalter ist häufig mit dem Auftreten bestimmter Erkrankungen assoziiert **(„geriatrietypische Multimorbiditätskomplexe")**.
- Eine besondere Herausforderung ist die Betreuung von **dementen Patienten:** Schlafstörungen, Agitiertheit und Aggression sind häufige Gründe, warum eine häusliche Pflege nicht mehr fortgesetzt werden kann.
- Für eine optimale Symptomkontrolle ist ein großes Augenmerk auf den Erhalt (nonverbaler) Kommunikationsmöglichkeiten mit den dementen Patienten zu legen.
- In die Planung medikamentöser Therapien ist miteinzubeziehen, dass alte Menschen besonders häufig von unerwünschte Arzneimittelnebenwirkungen betroffen sind.
- Die Betreuung und Unterstützung von pflegenden Angehörigen gehört zu den Aufgaben der Geriatrie und der Palliativmedizin.

„Die Hilfe besteht in palliativmedizinischer Versorgung und damit auch in Beistand und Sorge für die Basisbetreuung. Dazu gehören nicht immer Nahrungs- und Flüssigkeitszufuhr, da sie für Sterbende eine schwere Belastung darstellen können. Jedoch müssen Hunger und Durst als subjektive Empfindungen gestillt werden."
Grundsätze der Bundesärztekammer zur Sterbebegleitung, 2/2011

Ernährung

Essen ist weit mehr als nur Nahrungsaufnahme. Das gemeinsame Essen erfüllt wichtige soziale Funktionen. Zubereitung und Anreichen von Nahrung („Füttern") kann ein Ausdruck von Fürsorge und Zuwendung sein (→ Abb. 45.1).

Es ist daher nicht verwunderlich, dass das Thema „Ernährung und Flüssigkeitsgabe am Lebensende" häufig sehr emotional diskutiert wird.

Konkrete palliativmedizinische Situationen und Fragestellungen, in denen diese Diskussionen häufig aufkommen sind:

- Angehörige nötigen einen Palliativpatienten zur Nahrungsaufnahme oder wünschen nachdrücklich eine enterale oder parenterale Ernährung („Wir können ihn/sie doch nicht verhungern lassen!").
- Eine parenterale Ernährung wird bis in den unmittelbaren Sterbeprozess fortgesetzt.
- Eine PEG-Sonde soll bei nicht kontaktfähigen oder dementen Patienten gelegt werden.
- Eine „künstliche" enterale oder parenterale Ernährung soll eingestellt werden.

„Wir können ihn/sie doch nicht verhungern lassen!"

Neben dem Aspekt der Fürsorge und Zuwendung wird der Nahrungsaufnahme häufig eine Indikatorfunktion für das Befinden des Patienten zugeschrieben: Appetit gilt vielen Angehörigen als ein Indiz für Genesung oder zumindest Besserung. Das Aufdrängen von Leckereien kann für den Patienten gelegentlich zur Qual werden.

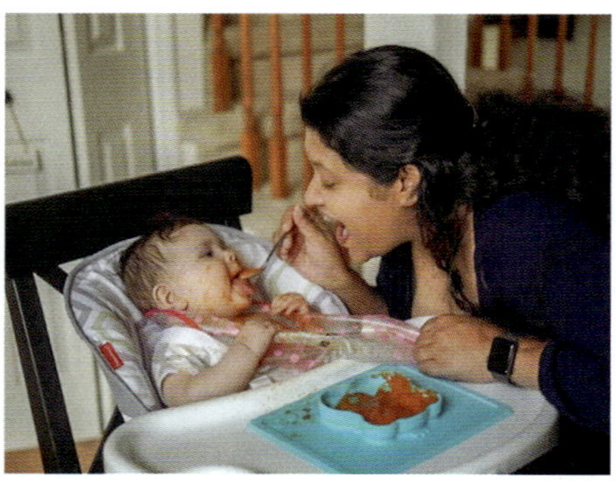

Abb. 45.1 Das Zubereiten von Speisen und „Füttern" wird – auch bei Erwachsenen – häufig als ein Ausdruck von Zuwendung und Fürsorge betrachtet. [G1508]

Praktisches Vorgehen

- Die aktuelle Krankheitssituation mit Patienten und Angehörigen besprechen.
- Erklären, dass eine katabole Stoffwechsellage vorliegt (→ Kap. 18) und somit größere Nahrungsmengen nicht mehr verarbeitet werden können. Dies kann im Gegenteil eine zusätzliche Belastung für den Organismus darstellen.
- Erklären, dass bei schwerkranken Menschen oft kleinste Nahrungsmengen ausreichen, um den Hunger zu stillen.
- Den Angehörigen Alternativen anbieten, um ihrem kranken Angehörigen Fürsorge zeigen zu können (Mundpflege, Massagen etc.).

Parenterale Ernährung im Sterbeprozess

Es kommt nicht selten vor, dass Patienten bis in den Sterbeprozess oder sogar zum Tod parenterale Ernährung erhalten.

Grund ist häufig, dass das Eintreten des Sterbeprozesses verkannt wird oder dass (mehr oder weniger) unbewusst vom Personal signalisiert werden soll, dass „alles für den Patienten getan wird". Dies ist überflüssig, da der einzig denkbare sinnvolle Grund für diese Maßnahme, der Hunger, von Sterbenden nicht verspürt wird.

> Sterbende haben i. d. R. keinen Hunger!

Zudem kann parenterale Ernährung v. a. durch die Zufuhr der Flüssigkeitsmengen belastende Symptome der Sterbephase verstärken oder hervorrufen (s. u.).

Anlage einer PEG-Sonde bei nicht kontaktfähigen oder demenzkranken Patienten

Grundsätzlich ist die Anlage einer PEG-Sonde ein medizinischer Eingriff, für den eine **Indikation** gestellt werden muss und welche der **Zustimmung des Patienten** oder seines gesetzlichen Vertreters bedarf (→ Kap. 48). Eine PEG-Anlage bei schwer demenzkranken Patienten, die gegenwärtig immer noch massenhaft durchgeführt wird, verstößt gegen dieses prinzipielle, gesetzlich festgelegte (§1901 BGB) Vorgehen, da für eine PEG-Anlage in diesem Krankheitsstadium keine Indikation besteht.

Im Endstadium demenzieller Erkrankungen kommt es häufig zu Problemen bei der Ernährung der Patienten. In diesen Situationen wird von Angehörigen und/oder Pflegeheimen oft die Anlage einer PEG gewünscht. In mehreren Studien wurde nach PEG-Anlage bei schwer dementen Patienten jedoch **kein** Hinweis gefunden auf:

- Lebensverlängerung
- Verbesserung des Ernährungsstatus
- Verbesserung der Lebensqualität
- verbesserte Wundheilung bei Wundliegen
- Verringerung des Verschluckens.

Insgesamt führt also eine PEG-Anlage zu keinerlei Verbesserung des Zustandes des Patienten.

Negative Folgen einer PEG-Anlage bei dementen Patienten sind jedoch:

- Entzündungen
- Verlust der Freude am Essen
- Verringerung der pflegerischen Zuwendung.

Zudem ist Mortalität von schwer dementen Patienten nach Anlage einer PEG sehr hoch: 54 % der Patienten versterben im 1. Monat nach PEG-Anlage, 90 % sterben innerhalb eines Jahrs.

> Die Anlage einer PEG-Sonde, die bei vielen Erkrankungen eine hilfreiche Maßnahme zur Symptomlinderung darstellt, ist bei Vorliegen einer schweren Demenz nicht indiziert!

Einstellen einer „künstlichen" Ernährung

Die Frage nach dem Einstellen einer „künstlichen" enteralen oder parenteralen Ernährung stellt sich oft auch bei schwer hirngeschädigten Patienten oder bei Patienten im Wachkoma. Ebenso wie bei anderen Therapieentscheidungen basiert das weitere Vorgehen auf den Prinzipien der Indikationsstellung und des Patientinnenwillens (→ Kap. 48).

Dies bedeutet, dass – auch wenn grundsätzlich eine Indikation zur künstlichen Ernährung als gegeben angesehen wird – entsprechend dem Willen des Patienten gehandelt werden muss: Liegt eine Patientenverfügung vor, so hat diese bindenden Charakter, d. h., der Wille des Patienten muss, soweit die Patientenverfügung für die entsprechende Situation zutrifft, befolgt werden. Aber auch wenn keine schriftliche Vorausverfügung vorliegt, muss entsprechend des vorab mündlich geäußerten oder mutmaßlichen Willens des Patienten gehandelt werden.

Die emotionalen Schwierigkeiten, eine Behandlung einzustellen, sind für Angehörige, Pflegende und Ärzte in dieser Situation jedoch oft sehr hoch und müssen zur Sprache kommen dürfen.

Ethisch und rechtlich gesehen macht es keinen Unterschied, ob eine Therapiemaßnahme (z. B. künstliche Ernährung) von vornherein nicht begonnen oder – entsprechend des Willens des Patienten – wieder beendet wird. Auch eine einmal begonnene Maßnahme darf nicht fortgesetzt werden, wenn dies nicht dem Willen des Patienten entspricht.

Flüssigkeitszufuhr

Analog zur parenteralen Ernährung, die oft bis in die Sterbephase hinein durchgeführt wird, werden terminalen Patienten oft große Mengen intravenöser Flüssigkeit verabreicht. Hinter dieser Maßnahme steht die Sorge, dass der Patient „verdursten" könnte.

Das Durstgefühl bei Palliativpatienten ist im Wesentlichen abhängig von der Trockenheit der Mundschleimhäute, nicht jedoch von der Menge der zugeführten Flüssigkeit.

Im Verlauf der Sterbephase kommt es relativ früh zu einer Einschränkung der Nierenfunktion mit verminderter Flüssigkeitsausscheidung. Eine weitere unkritische Fortsetzung der Flüssigkeitsgabe führt zur Flüssigkeitsansammlung im Subkutangewebe, Aszites und Lungenödem und zu zunehmenden (iatrogen verursachten) Beschwerden. Flüssigkeitsnormen für junge, gesunde Menschen sind daher auf sterbende Menschen in reduziertem Allgemeinzustand nicht anzuwenden: 500 ml in 24 h sind meist völlig ausreichend.

Insgesamt ist der Zustand einer mäßigen Dehydrierung in der Sterbephase offensichtlich für eine optimale Symptomkontrolle vorteilhaft. Es findet sich bei diesen Patienten:

- weniger Erbrechen,
- weniger Verschleimung und Husten,
- weniger Ödeme in Gewebe, Lunge und Abdomen (→ Abb. 45.2, → Abb. 45.3).
- eine erhöhte Endorphinausschüttung und in der Folge:
- weniger Schmerzen.

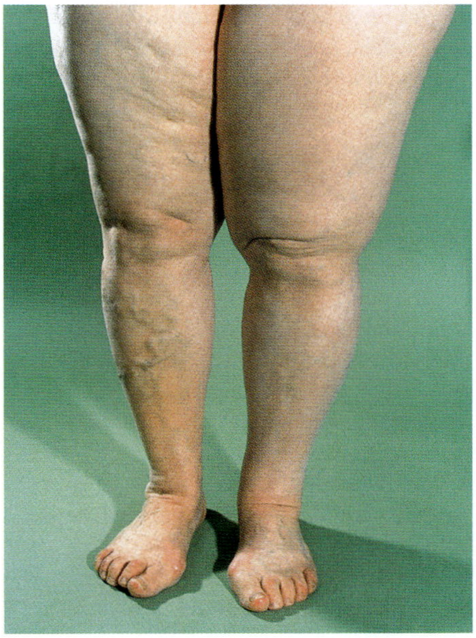

Abb. 45.2 Patient mit Ödemen der unteren Extremitäten [M180]

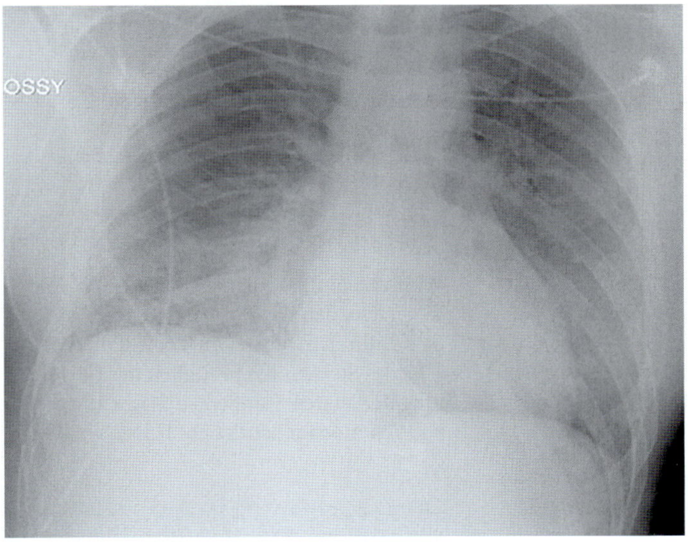

Abb. 45.3 Lungenödem [A400]

Zusammenfassung

- Zubereiten und Verabreichung von Nahrung werden von den Angehörigen oft als eine Form von Zuwendung und Fürsorge angesehen.
- Schwerkranke und sterbende Patienten haben jedoch i. d. R. keinen Hunger.
- Es ist oftmals hilfreich, den Angehörigen Alternativen anzubieten, wie diese Fürsorge ihren Ausdruck finden kann (Mundpflege, Umschläge, Massagen etc.).
- Die Anlage einer PEG-Sonde ist ein Eingriff, der einer **Indikation** und der **Zustimmung des Patienten** bedarf.
- Die Anlage einer PEG-Sonde bei Patienten mit schwerer Demenz ist **nicht** indiziert.
- Das Durstgefühl bei Schwerkranken hängt vom Zustand der Mundschleimhaut ab, nicht von der Menge der zugeführten Flüssigkeit.
- Eine unreflektierte Flüssigkeitsgabe und Hyperhydrierung von Sterbenden ist zu vermeiden, da hierdurch belastende Symptome verstärkt werden.

46 Symptome der Terminalphase und palliative Sedierung

Was immer in den letzten Stunden geschieht, kann viele Wunden heilen, aber auch in unerträglicher Erinnerung bleiben.
Cicely Saunders

Erkennen des bevorstehenden Todes

Eine Reihe von Veränderungen kündigt den bevorstehenden Tod eines Patienten an. Die „klinische Erfahrung“, die das Eintreten in die Sterbephase erkennen lassen, beruhen auf solchen Beobachtungen, z. B.

- rasch zunehmende Schwäche und Müdigkeit,
- abnehmendes Interesse an der Umwelt,
- reduzierte Flüssigkeits- und Nahrungsaufnahme,
- Verwirrtheit,
- Veränderung des Aussehens („Facies hippocratica“)
- Urinausscheidung < 100 ml in 12 Stunden
- Verschlucken beim Trinken

Eine gute Hilfe kann es sein, sich die „Surprise question“ zu stellen. Diese lautet: „Wäre ich überrascht, wenn der Patient/die Patientin in den nächsten [Zeitrahmen] stirbt?“ Es wurde gezeigt, dass sich mit einiger klinischer Erfahrung gute prognostische Voraussage für 24 h, 48 h und 7 Tage treffen lassen.

Wird das Eintreten in die Sterbephase vermutet, sollte dies auch mit den Angehörigen besprochen werden. Fragt man diese nach ihrer eigenen Einschätzung, kommen sie meist zum selben Schluss (→ Abb. 46.1).

Der Prozess des Sterbens

Ca. 75 % der Sterbenden sind erst ab ca. 48 h vor ihrem Tod bewusstlos. Viele Sterbende sind bis kurz vor ihrem Tod kontaktfähig und bewusstseinsklar.

Sterben ist ein Prozess des langsamen Erliegens der Körperfunktionen und des sukzessiven Absterbens bestimmter Zellen (→ Abb. 46.2).

Menschen, die Nahtoderlebnisse berichten (z. B. nach Herzstillstand und Reanimation), beschreiben diese in sehr ähnlicher Weise als angenehmes, friedvolles Gefühl. Häufig wird ein Tunnel durchschritten, an dessen Ende Licht zu erkennen ist oder wichtige Episoden ihres Lebens ziehen als „Film“ vorbei. Es gibt nachvollziehbare neurophysiologische Erklärungsversuche für diese Phänomene. Bemerkenswert ist jedoch, dass Menschen mit einem Nahtoderlebnis signifikant weniger Angst vor dem Tod haben als solche ohne diese Erfahrung.

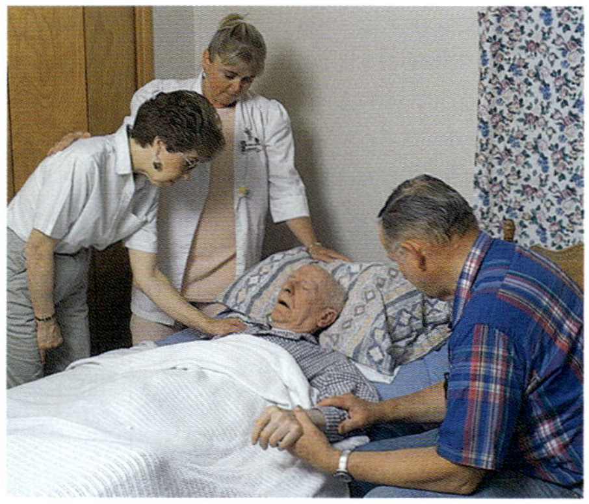

Abb. 46.1 Der Verlauf der Sterbephase ist von wesentlicher Bedeutung für den Trauerprozess der Angehörigen. [E560-002]

Die Begleitung des Sterbenden

> **Ziele der Betreuung in den letzten Tagen/Stunden**
> - Größtmögliches Wohlbefinden des Patienten in physischer, emotionaler und spiritueller Hinsicht ermöglichen.
> - Für ein friedliches und würdevolles Sterben sorgen.
> - Die Angehörigen unterstützen. Sie leben mit der Erinnerung an das Sterben des Patienten weiter. Die Erinnerungen, die zurückbleiben, sollten so positiv wie möglich sein.

Wünsche und Bedürfnisse Sterbender sind so verschieden wie die Menschen selbst. Es ist hilfreich, bereits im Vorfeld die Wünsche des Sterbenden bezüglich der Gestaltung der letzten Stunden zu kennen:

- Wen möchte der Patient bei sich haben?
- Gibt es Menschen, von denen er sich verabschieden möchte?
- Sind religiöse/spirituelle Begleitung oder Rituale gewünscht?

> Bei Familien aus anderen Kulturkreisen können die Vorstellungen, wie die Sterbephase zu gestalten ist, oder wie mit dem Leichnam zu verfahren ist, sehr genau festgelegt sein und sich von den landläufigen Vorstellungen deutlich unterscheiden. Es ist oft hilfreich, dies mit einem „Sprecher“ der Familie zu klären (→ Kap. 51).

Häufige palliativmedizinische Probleme in der Terminalphase

Viele Probleme der Sterbephase können im Vorfeld antizipiert werden. Entsprechende Vorbereitungen können getroffen werden und das Vorgehen mit dem Patienten und den Angehörigen besprochen werden.

> Eine gute Betreuung bereits in der präterminalen Phase und eine rechtzeitige Vorbereitung sind die wichtigsten Faktoren für eine gelungene Begleitung in der Sterbephase.

Rasseln (Death Rattle)

Sekrete und Speichel sammeln sich aufgrund des reduzierten Husten- und Schluckreflexes im Hypopharynx. Dies führt zu einem rasselnden Atemgeräusch und kann für Angehörige sehr beunruhigend sein. Solange die Atemwege frei sind, ist jedoch

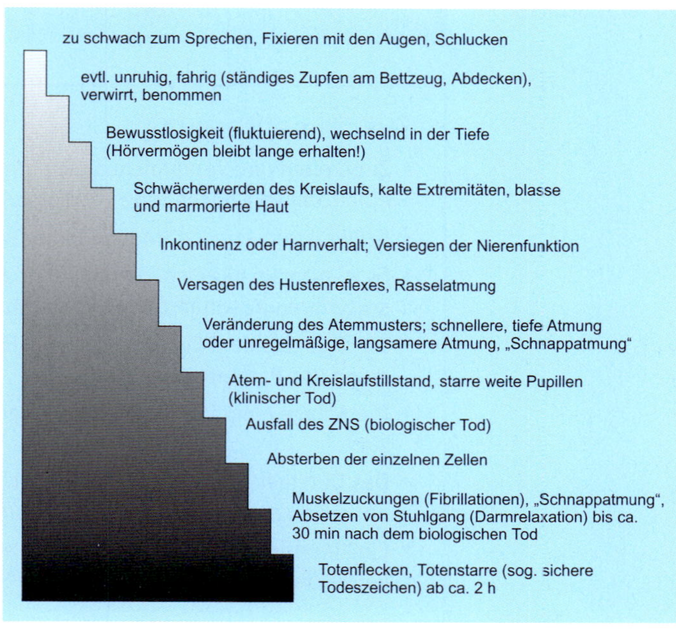

Abb. 46.2 Charakteristischer Ablauf des Sterbevorgangs. Nicht alle Symptome sind bei jedem Patienten und in gleicher Reihenfolge zu finden. [L157]

davon auszugehen, dass dieses Symptom den Sterbenden nicht beeinträchtigt. Behandlungsmaßnahmen können sein:

- Den Angehörigen das Symptom erklären
- Halbseitliche Lagerung
- Medikamentöse Reduktion der Sekretion:
  - Butylscopolamin (Buscopan®) 20 mg s. c. bei Bedarf oder 40–60 mg/die subkutan per Dauerinfusion
  - Glycopyrroniumbromid (Robinul®) 0,2 mg 6-stündlich

Absaugen bei Rasseln ist meist wenig hilfreich und belastet den Patienten.

Terminale Agitiertheit

Zunächst sollten alle kausal behandelbaren Ursachen für Unruhe behandelt werden, v. a.:

- Schmerz
- Übelkeit
- Obstipation
- Volle Blase
- Angst
- Beschwerden im Zusammenhang mit der aktuellen Lagerung.

Behandlung von Angst/Unruhe/Schlaflosigkeit Midazolam (Dormicum®) 2,5–10 mg s. c. bei Bedarf oder 20–60 mg/d (subkutane Dauerinfusion).

Behandlung von Unruhe/Delir

- Haloperidol (Haldol®) 2,5–5 mg s. c. bei Bedarf oder 10–20 mg/d (subkutane Dauerinfusion)
- Levomepromazin (Neurocil®) 5–25 mg s. c. bei Bedarf oder 10–50 mg/d (subkutane Dauerinfusion)
- Ist eine zusätzliche Sedierung erwünscht, wird Levomepromazin der Vorzug vor Haloperidol gegeben.

Schmerzen, Atemnot, Mundtrockenheit, Übelkeit und Erbrechen

- Schmerzen, Atemnot, Übelkeit und Erbrechen werden behandelt, wie in den jeweiligen Kapiteln zur Symptomkontrolle beschrieben (→ Kap. 10–17, → Kap. 19, → Kap. 24).
- In der Regel werden die notwendigen Medikamente bei Sterbenden subkutan gegeben, wenn eine orale Gabe nicht mehr möglich ist.

Subkutane Gabe von Medikamenten

- 60–70 % der Patienten sind am Lebensende nicht mehr in der Lage, Medikamente oral einzunehmen. Alternative Zugangswege sind die rektale Verabreichung und v. a. die subkutane Gabe von Medikamenten (→ Kap. 9). Es ist sinnvoll, einen Dosisspielraum (Steigerung bei Zunahme der Beschwerden) und Bedarfsmedikation für die Pflegenden vorzugeben.
- Eine kleinlumige Butterfly-Nadel oder Venenverweilkanüle kann für 5–7 Tage belassen werden, wenn die Einstichstelle reizlos bleibt.
- Verzichtbare (nicht zur Symptomkontrolle benötigte) Medikamente werden abgesetzt.

Ernährung und Flüssigkeit

Zur Rolle von Ernährung und Flüssigkeit am Lebensende → Kap. 45.

Nach dem Tod ...

- ... ist die gesetzlich vorgeschriebene Leichenschau vom Arzt durchzuführen.
- ... gehört es zu einer würdevollen Begleitung, den Leichnam und das Sterbezimmer herzurichten (Aufräumen, Zugänge entfernen, evtl. Blumen oder Kerzen).
- ... sollte den Angehörigen ein Gesprächsangebot für später gemacht werden.
- ... ist es wichtig, auch auf die Bedürfnisse und Belastungen des Behandlungsteams zu achten (die meisten Palliativstationen bieten für die Mitarbeiter in regelmäßigen Abständen Rituale an, in denen den Verstorbenen gedacht wird und Eindrücke im Zusammenhang mit dem Versterben dieser Menschen ausgetauscht werden).

Die palliative Sedierung

Definition

Die **palliative Sedierung** ist eine Therapieoption, die darauf abzielt, durch den Einsatz sedierend wirkender Medikamente unerträgliches Leiden bei sonst therapierefraktären Symptomen durch eine Bewusstseinsminderung zu lindern.

Ein Symptom ist **therapierefraktär,** wenn bisherige Therapieversuche nicht zu einer zufriedenstellenden Linderung geführt haben und weitere Maßnahmen nicht in einem angemessenen Zeitrahmen Erfolg versprechend sind.

> Ziel der palliativen Sedierung ist die Behandlung von Symptomen, nicht die Lebensverkürzung. Sie ist daher von Formen der aktiven Sterbehilfe abzugrenzen. Untersuchungen zeigen, dass eine lege artis durchgeführte palliative Sedierung das Eintreten des Todes nicht beschleunigt.

Formen

Unter einer palliativen Sedierung im **engeren Sinn** versteht man die **geplante** Sedierung bei einer lebenslimitierenden Erkrankung – meist auf Wunsch und Initiative des Patienten.

> Das Wissen um die Therapieoption der palliativen Sedierung kann im Vorfeld der Sterbephase für Patienten eine große Entlastung sein.

Symptome, die ursächlich für eine palliative Sedierung sein können, sind **Schmerzen** (häufig als Total Pain; → Kap. 10) oder anhaltende **Dyspnoe.** Häufig sind jedoch auch **„existenzielles Leid"** und **psychische Symptome** Grund für eine palliative Sedierung (auch hier gilt die Voraussetzung, dass diese Symptome „therapierefraktär" bei Ausschöpfung aller anderen zumutbaren Möglichkeiten sind).

Eine Sedierung zur Palliation von Beschwerden kann jedoch auch notwendig sein bei Notfallsituationen, z. B. massiver Blutung (→ Kap. 31), akuter Atemnot oder bei Beendigung einer (invasiven oder nichtinvasiven) Beatmung bei nicht weiterbestehender Indikation oder auf Wunsch des Patienten.

Formen der palliativen Sedierung können sich hinsichtlich des **Zeitrahmens** unterscheiden:

- **Intermittierende Sedierung:** wiederholte Sedierung für einen vorher festgelegten Zeitrahmen, z. B. nachts
- Kontinuierliche Sedierung

Auch die **Tiefe der Sedierung** kann unterschiedlich gewählt werden: Hier gibt es fließende Übergangsformen zwischen nur oberflächlicher Sedierung bei weiterbestehender Kontaktfähigkeit und tiefer Sedierung ohne Erweckbarkeit des Patienten.

Kontinuierliche tiefe Sedierung bis zum Tod

Diese Form der Sedierung wird gelegentlich als „alternative Sterbehilfe" kritisiert. In Verbindung mit dem Verzicht auf künstliche Ernährung und Flüssigkeitsgabe könnte bei einer tiefen Sedierung die Gefahr bestehen, dass so primär ein eigentlich zugrundeliegender Sterbewunsch des Patienten umgesetzt wird. Jedoch gilt auch hier die Voraussetzung der Indikation, nämlich das Vorliegen von therapierefraktären, unerträglichen Symptomen, die im Gespräch mit dem Patienten (und ggf. den Angehörigen) eruiert werden. Es ist jedoch nicht selten, dass gleichzeitig mit diesen Symptomen ein Sterbewunsch besteht. Dies darf jedoch nicht dazu führen, dass eine eigentlich indizierte palliative Sedierung nicht umgesetzt wird.

Ablauf

Indikationsstellung Die Feststellung der Indikation erfolgt i. d. R. im multiprofessionellen Team.

Einverständnis des Patienten Der Patient – soweit dieser kontaktfähig ist – oder sein Bevollmächtigter ist über den Ablauf, die Risiken und die Ziele der palliativen Sedierung zu informieren und dessen Zustimmung zu dieser Maßnahme wird eingeholt. Auch die Dauer und gewünschte Sedierungstiefe sind Inhalte des Aufklärungsgesprächs (→ Kap. 48).

Dokumentation Inhalt und Ergebnisse des Aufklärungsgesprächs müssen sorgfältig dokumentiert werden.

Durchführung Einleitung der palliativen Sedierung mit der geringsten Dosierung, die für die gewünschte Tiefe der Sedierung erforderlich ist. Die Gabe von Flüssigkeit und Ernährung ist je nach Situation zu entscheiden. Vigilanz und klinischer Zustand des Patienten sind fortlaufend zu dokumentieren.

Tab. 46.1 Medikamente zur palliativen Sedierung (Auswahl)

Medikament	Startdosis	Übliche Wirkdosis	Vorteil	Nachteil
Midazolam (Dormicum®)	0,5–1 mg/h	1–20 mg/h	Sedierend, anxiolytisch, antikonvulsiv	Paradoxe Reaktionen
Levomepromazin (Neurocil®)	12,5–25 mg/h	Höchstdosis: 300 mg/d	Wirkung beim Delir, Sedierung, antiemetisch	Extrapyramidal-motorische Symptome möglich
Propofol	0,5–1 mg/kg KG/h	1–4 mg/kg KG/h	Gut steuerbar, weil kurze Halbwertszeit	Atemdepression

Medikamente

Medikamente, die zur palliativen Sedierung werden i. d. R. s. c. oder i. v. verabreicht und sind (→ Tab. 46.1):

- Kurzwirksame Benzodiazepine (z. B. Midazolam)
- Neuroleptika (z. B. Levomepromazin)
- Anästhetika (z. B. Propofol)

Zusammenfassung

- Es ist wichtig, den **Beginn der Sterbephase** eines Patienten zu erkennen: Vorbereitungen können getroffen und Angehörige vom bevorstehenden Tod informiert werden.
- Ziele der Betreuung eines Patienten in der Sterbephase sind einerseits das größtmögliche Wohlbefinden für den Patienten zu erreichen, andererseits, die Angehörigen zu unterstützen.
- Häufige Symptome der Sterbephase sind das Rasseln (Death Rattle), terminale Agitiertheit, Schmerzen, Atemnot, Mundtrockenheit, Übelkeit und Erbrechen.
- Eine **palliative Sedierung** kommt bei Patienten mit ansonsten therapierefraktären Symptomen infrage. Eine fachgerecht durchgeführte palliative Sedierung beschleunigt das Eintreten des Todes nicht.
- Die palliative Sedierung ist eine Therapiemaßnahme, die einer Indikation und der Zustimmung des Patienten oder seines Vertreters bedarf.

47 Einige ethische Grundbegriffe

Moral und Ethik

Moral Darunter werden die von einer Gesellschaft als „richtig“ erachteten Verhaltensweisen verstanden.
Ethik hingegen ist die wissenschaftliche Disziplin, die über menschliches Handeln und moralisch richtiges Verhalten reflektiert. Im alltäglichen Sprachgebrauch wird zwischen „Ethik“ und „Moral“ jedoch im Allgemeinen nicht differenziert.
Palliativmedizin hat zahlreiche Berührungspunkte mit rechtlich-ethischen Fragen am Lebensende, z. B.: Unter welchen Umständen darf eine lebenserhaltende Therapie beendet werden (→ Kap. 48)? Soll ärztlich assistierter Suizid erlaubt sein(→ Kap. 50)? Wenn ja, unter welchen Bedingungen soll dieser gewährt werden? Wer soll bei knappen Ressourcen eine Behandlung erhalten und wer nicht?

Haltung

Es ist vielfach die Rede davon, dass Palliativmedizin neben Wissen und Fertigkeiten auch eine „Haltung“ vermitteln möchte. Was ist damit gemeint?
Wissen Dass es für die Behandlung Kranker eines speziellen Wissens bedarf, muss nicht weiter besprochen werden.
Fertigkeit Auch die Tatsache, dass Fertigkeiten (Punktionen etc.) erlernt werden müssen, ist unbestritten.
Haltung Sie beschreibt in diesem Zusammenhang, was in der Ethik gemeinhin als „Gesinnung“ gemeint ist: eine Einstellung, „die jemand einem anderen oder einer Sache gegenüber grundsätzlich einnimmt“ (Duden).
Was ist nun die spezielle Haltung, welche die Palliativmedizin vermitteln möchte? Vielleicht lässt sich dies am besten mit einem Zitat von Cicely Saunders (→ Kap. 2) beantworten:

> *„Sie sind wichtig, weil Sie eben Sie sind. Sie sind bis zum letzten Augenblick Ihres Lebens wichtig, und wir werden alles tun, damit Sie nicht nur in Frieden sterben, sondern auch bis zuletzt leben können.“*

Grundsätze der Medizinethik

Als die zentralen Grundsätze der Medizinethik werden **Autonomie, Nichtschaden (non-maleficence), Wohltun (beneficence)** und **Gerechtigkeit** genannt.
Von besonderer Bedeutung in der Palliativmedizin ist das Spannungsfeld zwischen **Patientenautonomie** und **Fürsorge.**
Fürsorge Es ist die Sorge um einen anderen Menschen. Der Begriff der Fürsorge als ärztliche Aufgabe kann jedoch unterschiedlich ausgelegt werden. In der Vergangenheit wurde dies oft in einem paternalistischen Sinn verstanden: Der Arzt entscheidet, was „das Beste“ für den Patienten ist. „Salus aegroti suprema lex“: Das oberste Gesetz ist das Wohl des Patienten.
(Patienten-)autonomie Darunter wird das Recht zur Selbstbestimmung des Betroffenen verstanden: Einer vorgeschlagenen Behandlung kann er zustimmen, diese aber ebenso auch ablehnen. Der oben zitierte Satz wird abgewandelt in: „Voluntas aegroti suprema lex“: Das oberste Gesetz ist der Wille des Patienten.
Zu Recht wurde darauf verwiesen, dass Autonomie und Fürsorge keine sich ausschließenden Werte sind (auch wenn dies vielfach suggeriert wird):

> *„Fürsorge ist beispielsweise nicht, wenn man mit wohlmeinender Absicht genau das durchsetzen will, wovon man denkt, es wäre für den anderen gut […] Sie muss normalerweise die Umstände und den Willen des Betroffenen erfassen, um ihm wirklich helfen zu können.“*
>
> *(Jox)*

> Eine richtig verstandene ärztliche Fürsorge setzt alles daran, dem Patienten die bestmögliche Behandlung zukommen zu lassen, respektiert aber die Autonomie seiner Entscheidung (→ Abb. 47.1).

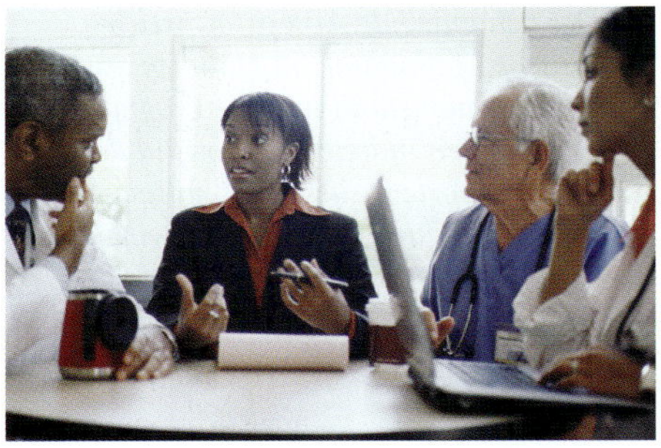

Abb. 47.1 Klinische Ethikberatung kann die behandelnden Ärzte bei schwierigen Entscheidungen unterstützen [G1509]

Wahrheit und Wahrhaftigkeit

Wahrheit Sie wird gemeinhin definiert als Übereinstimmung einer Aussage mit der Wirklichkeit oder einem Regelwerk.
Wahrhaftigkeit Bedeutet, dass ein Mensch in Übereinstimmung mit seiner inneren Überzeugung spricht und handelt.
Daraus folgt einerseits, dass man wahrhaftig handeln kann, auch wenn man objektiv im Irrtum ist. Andererseits bedeutet dies – besonders auch im Kontext der Gesprächsführung zwischen Arzt und Patient –, dass nicht alles gesagt werden muss, aber dass auch nichts gesagt werden darf, das nicht auch für wahr gehalten wird.
Es wurde verschiedentlich vorgeschlagen, zu einem guten, „wahrhaftigen“ Gespräch die **3 Siebe des Sokrates** (durch die jede Aussage „geschüttet“ werden sollte, bevor sie ausgesprochen wird) zum Einsatz kommen zu lassen:

- **Sieb der Wahrheit:** Trifft die Aussage zu?
- **Sieb der Güte:** Ist es für den Patienten „gut“ diese Aussage zu kennen? Dieses „Sieb“ enthält den Aspekt der Fürsorge, aber – richtig verstanden – auch den der Autonomie, indem sie den Patienten in seinem Recht zur Selbstbestimmung respektiert.
- **Sieb der Notwendigkeit:** Ist es wichtig für den Patienten, diese Aussage zu kennen (z. B. für seine weitere Lebensgestaltung)?

Zusammenfassung

Zentrale ethische Begriffe in der Palliativmedizin sind **Autonomie** und **Fürsorge.** Es handelt sich keineswegs um sich ausschließende, sondern aufeinander bezogene Werte: Ärztliches Handeln kann nur dann „fürsorglich“ sein, wenn es den Patienten in seiner Autonomie respektiert.

„Der behandelnde Arzt prüft, welche ärztliche Maßnahme im Hinblick auf den Gesamtzustand und die Prognose des Patienten indiziert ist. Er und der Betreuer erörtern diese Maßnahme unter Berücksichtigung des Patientenwillens als Grundlage für die […] zutreffende Entscheidung.“

§ 1901b Abs. 1 BGB

Nach § 1901 BGB läuft eine Therapieentscheidung in prinzipiell zwei Schritten ab (→ Abb. 48.1):

1. Überprüfung der Indikation
2. Ermittlung des Patientenwillens: Stimmt der Patientenwille mit der indizierten Behandlung überein?

Indikation und Therapieziel

Der erste Schritt beim Treffen einer Therapieentscheidung besteht in der Überprüfung der Indikation.

Definition der Indikation

„Die Indikation ist das Kriterium zur hinreichend gerechtfertigten Anwendung eines bestimmten Verfahrens bzw. eines Arzneimittels“

Pschyrembel

Bei der Frage nach der medizinischen Indikation sind drei Konstellationen denkbar (Leitlinie zur Frage der Therapiezieländerung, Borasio et al. 2010):
A) Die Indikation ist nicht gegeben, wenn eine Behandlung nach medizinischem Wissen und Erfahrung wirkungslos ist, oder die Nachteile für den Patienten im Vergleich zum Nutzen unverhältnismäßig hoch sind.
B) Die Indikation ist fraglich, wenn ihre Wirksamkeit unsicher, schwer abschätzbar oder das Verhältnis von Nutzen und Nachteil durch die Maßnahme unklar ist.
C) Die Indikation ist gegeben, wenn die Maßnahme mit einem günstigen Verhältnis von Nutzen und Nachteilen hilft, dem Therapieziel des Patienten näherzukommen.

Im Fall A hat die Maßnahme zu unterbleiben. Im Fall B und C ist als nächster Schritt der Patientenwille zu eruieren.
Neben den objektiven, in Studien oder Fallserien ermittelten Kriterien, die eine Behandlung als indiziert erscheinen lassen, fließen in die konkrete Indikationsstellung für eine Maßnahme individuelle, patientenbezogene Faktoren mit ein. Diese Faktoren beinhalten sowohl medizinische als auch

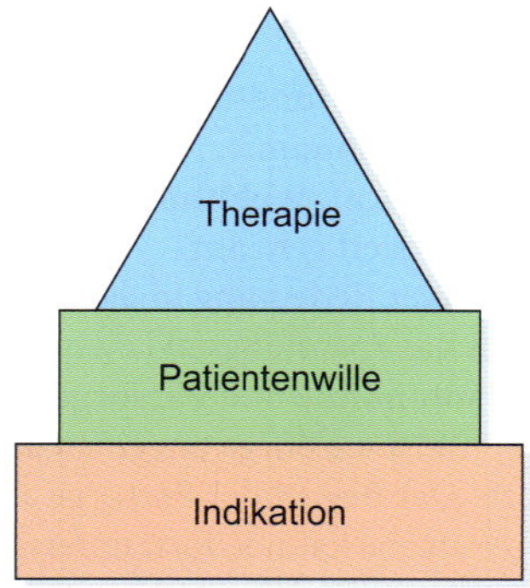

Abb. 48.1 Indikation und Patientenwille bilden die Basis für eine Therapieentscheidung. [L231, M554]

psychosoziale Gesichtspunkte (z. B. ist bei Hochleistungssportlern oder auch nur ambitionierten Freizeitsportlern bei manchen Bänderrupturen eine Operation indiziert, während dies bei „Normalbürgern“ nicht der Fall ist).

Hier helfen Fragen nach dem **Therapieziel** weiter:

1. Was ist das Therapieziel?
2. Ist es realistisch, dieses Therapieziel mit der geplanten Behandlung zu erreichen?
3. Ist die Behandlung notwendig, um dieses Therapieziel zu erreichen?

Arten des Therapieziels können sein:

- Kurativ
- Lebensverlängernd
- Palliativ (lindernd, Erhalt von Lebensqualität)

Im Fall der Bänderruptur bedeutet das Therapieziel für den Leistungssportler: „Wiederherstellung der vollen sportlichen Leistungsfähigkeit.“ Mit einer Operation ist dieses Ziel realistisch zu erreichen und die Behandlung ist auch notwendig, um dieses Ziel zu erreichen.
Für den Normalbürger lautet das Therapieziel: „Wiederherstellung der Funktionsfähigkeit für den Alltag.“ Dieses Ziel kann mit einer operativen, aber auch konservativen Behandlung realistisch erreicht werden. Die risikoreichere operative Behandlung ist jedoch nicht notwendig.

Patientenwille

Der zweite Schritt beim Treffen einer Therapieentscheidung steht in der Ermittlung des Patientenwillens. Unterschiedliche Konstellationen sind hier denkbar:

Patient ist einwilligungsfähig

Grundsätzlich wird davon ausgegangen, dass ein Erwachsener **einwilligungsfähig** ist: Ein Patient ist dann einwilligungsfähig, wenn er die nötige geistige Fähigkeit besitzt, die Folgen und Tragweite einer medizinischen Behandlung zu erfassen und seinen Willen danach zu bestimmen.
Um einwilligungsfähig zu sein, muss man folglich **nicht** zwangsläufig erwachsen oder geschäftsfähig sein: Beispielsweise können Kinder und Jugendliche entsprechend des Grads ihrer Reife und der Tragweite der zu treffenden Entscheidung einwilligungsfähig sein.

Patient ist nicht einwilligungsfähig, aber hat eine Patientenverfügung

Ist der Patient nicht einwilligungsfähig, wird im nächsten Schritt geprüft, ob eine auf die aktuelle Lebens- und Behandlungssituation zutreffende **Patientenverfügung** (→ Kap. 49) vorliegt. Diese wird mit dem Bevollmächtigten oder dem gesetzlichen Vertreter besprochen (→ Kap. 49).
Ist kein Bevollmächtigter oder gesetzlicher Vertreter vorhanden (→ Kap. 49) und die Patientenverfügung trifft auf die Situation zu, kann diese vom Arzt direkt umgesetzt werden (die vorherige Bestellung eines Betreuers ist nicht unbedingt erforderlich).

Patient ist nicht einwilligungsfähig, und hat keine Patientenverfügung

Ist keine Patientenverfügung vorhanden oder trifft diese nicht auf die vorliegende klinische Situation zu, müssen (früher geäußerte) **Behandlungswünsche** und der **mutmaßliche Wille** des Patienten ermittelt werden. Der mutmaßliche Wille ist der Wille, den der Patient (meist nach Angaben nahestehender Personen) äußern würde, wenn er zur vorliegenden Situation befragt werden könnte. Ein mutmaßlicher Wille wird aufgrund konkreter früherer Äußerungen oder Überzeugungen des Patienten angenommen.

Patient ist nicht einwilligungsfähig, mutmaßlicher Wille ist nicht ermittelbar

In diesen Fällen ist zum Wohl des Patienten zu entscheiden. Im Zweifelsfall hat hier der Lebensschutz Vorrang, d. h., potenziell lebenserhaltende Maßnahmen werden zunächst durchgeführt.

Rolle des gesetzlichen Betreuers oder Bevollmächtigten bei der Durchsetzung des Patientenwillens

Ein **gesetzlicher Betreuer** wird vom Betreuungsgericht bestellt, ein **Bevollmächtigter** wird vom Patienten (mittels Vorsorgevollmacht → Kap. 49) beauftragt, ihn zu vertre-

ten. Für beide gelten prinzipiell die gleichen Rechte und Pflichten.
Der gesetzliche Betreuer oder Bevollmächtigte beim nicht einwilligungsfähigen Patienten ist an die Willensäußerungen (in einer Patientenverfügung oder mündlich als Behandlungswunsch) gebunden.

Wann muss das Betreuungsgericht angerufen werden?

Grundsätzlich benötigt nach deutschem Recht jeder Mensch, der nicht in der Lage ist, seine Angelegenheiten ganz oder teilweise zu regeln, einen gesetzlichen Vertreter (→ Kap. 49). Ist keine Vorsorgevollmacht vorhanden, muss für eine Therapieentscheidung eine Betreuung durch das Betreuungsgericht (früher: Vormundschaftsgericht) eingerichtet werden. Eine Ausnahme bilden hier Notfallsituationen.
Eine weitere Ausnahme bildet seit 2023 das **Ehegattennotvertretungsrecht.** Ehepartner können sich unter bestimmten Voraussetzungen (u. a. Ehepaar lebt nicht getrennt, keine anderslautende Vorsorgevollmacht) bis zu sechs Monate lang in Gesundheitsfragen vertreten.
Bei bestehender Vorsorgevollmacht wird das Betreuungsgericht nur dann angerufen, wenn zwischen dem behandelnden Arzt und dem Betreuer/Bevollmächtigten keine Einigkeit darüber besteht, ob eine geplante Maßnahme oder deren Unterlassung dem Willen des Patienten entspricht.

> Besteht bei der Durchführung einer Therapiemaßnahme Einigkeit zwischen Arzt und Bevollmächtigtem/gesetzlichem Betreuer, muss das Betreuungsgericht **nicht** eingeschaltet werden.

Dokumentation des Entscheidungsprozesses

Eine sorgfältige Dokumentation ist bei allen Therapieentscheidungen unbedingt erforderlich (→ Abb. 48.2).

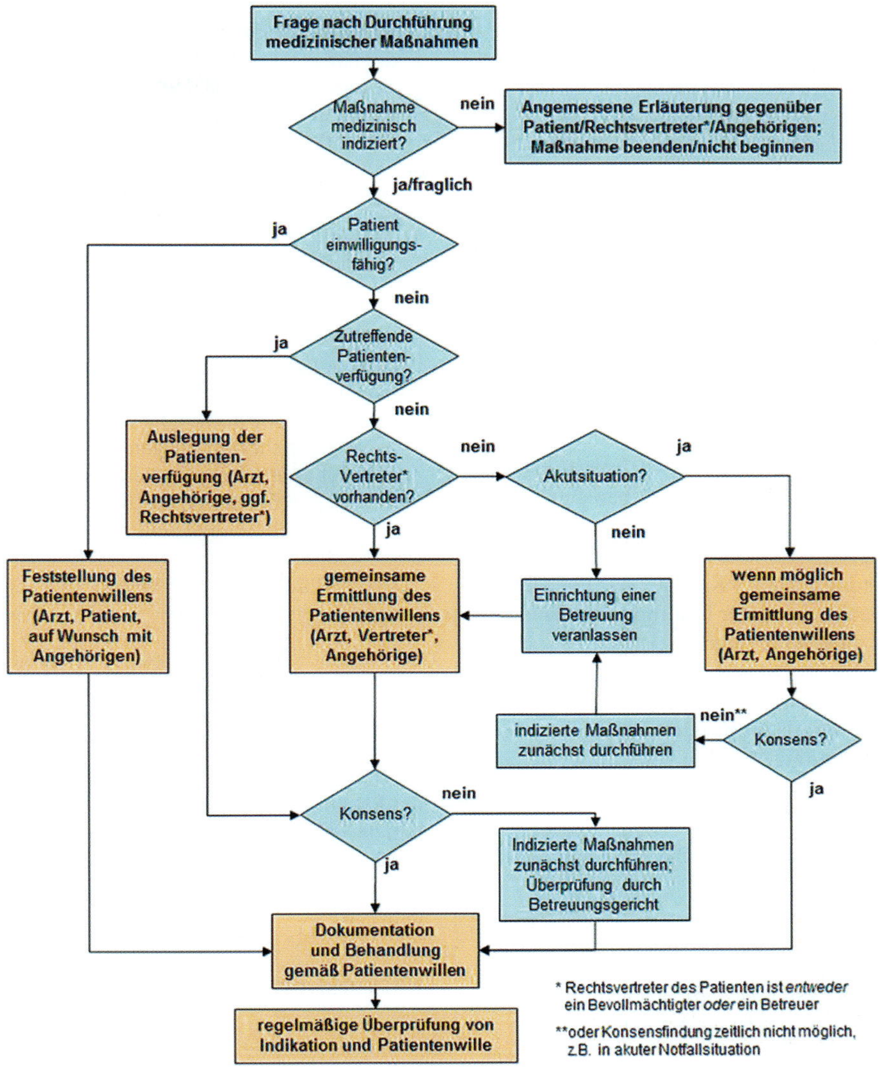

Abb. 48.2 Flussdiagramm Therapieentscheidungen [T450]

Zusammenfassung

- Eine Therapieentscheidung läuft in zwei Schritten ab:
  - Überprüfung der **Indikation**
  - Ermittlung des **Patientenwillens** (Stimmt der Patientenwille mit der indizierten Behandlung überein?)
- Die Indikation beinhaltet sowohl objektive (z. B. Studienergebnisse) als auch patientenbezogene Faktoren. Die Frage nach dem konkreten **Therapieziel** kann in der einzelnen Entscheidung weiterhelfen.
- Der Patientenwille kann aufgrund der aktuellen Willensäußerung, des vorausverfügten Willens oder des mutmaßlichen Willens zum Tragen kommen.
- Die Rolle des Betreuers oder Bevollmächtigten ist es, dem Willen des Patienten Geltung zu verschaffen.
- Bei Therapieentscheidungen muss das **Betreuungsgericht** nicht angerufen werden, wenn zwischen Arzt und Bevollmächtigtem Einigkeit in der Auslegung des Patientenwillens besteht.

Vorsorgeplanung

Eine umfassende Vorsorgeplanung beinhaltet unterschiedliche Elemente, die sich gegenseitig ergänzen.
Die wichtigsten Dokumente, die hierbei erstellt werden, sind die **Patientenverfügung** und die **Vorsorgevollmacht.** Eine gute Ergänzung ist die schriftliche Niederlegung der eigenen Wertvorstellungen.
Eine **Betreuungsverfügung** ist in nur in bestimmten Fällen eine sinnvolle Alternative zur Vorsorgevollmacht.
Grundsätzlich benötigt nach deutschem Recht jeder Mensch, der nicht in der Lage ist, seine Angelegenheiten ganz oder teilweise zu regeln, einen gesetzlichen Vertreter. Ein Verwandtschaftsverhältnis berechtigt hierzu nicht automatisch. Eine Ausnahme bildet das seit 2023 bestehende Ehegattennotvertretungsrecht (→ Kap. 49), das Ehepartnern erlaubt, sich unter bestimmten Voraussetzungen für einen befristeten Zeitraum gegenseitig zu vertreten.
Besteht keine Vorsorgevollmacht und greift die Ehegattennotvertretung nicht, wird vom Betreuungsgericht ein gesetzlicher Betreuer bestellt.

Vorsorgevollmacht

In einer **Vorsorgevollmacht** wird vom Vollmachtgeber im Voraus bestimmt, wer für ihn Entscheidungen treffen soll, wenn er hierzu nicht mehr in der Lage ist. Der Bevollmächtigte muss in diesem Fall nicht zusätzlich vom Betreuungsgericht bestellt werden.

Der Bevollmächtigte muss sich hierbei jedoch an den (mutmaßlichen) Willen des Vollmachtgebers halten, z. B. muss er eine Patientenverfügung (s. u.) berücksichtigen. Hier wird deutlich, wie wichtig es ist, dass der Bevollmächtigte den Willen des Betroffenen auch tatsächlich gut kennt. Bei einer ärztlichen Beratung zur Vorsorgeplanung ist es daher wesentlich, beide Seiten (Vollmachtgeber und -nehmer) miteinzubeziehen, zumal ein Bevollmächtigter diese Aufgabe jederzeit ablehnen darf. Oft kann eine Vorsorgeplanung aber auch ein guter Anlass sein, den Patienten mit seinem Partner, seiner Familie oder anderen Bezugspersonen über seine Wünsche und Wertvorstellungen ins Gespräch zu bringen. Eine notarielle Beurkundung der Vorsorgevollmacht ist generell nicht notwendig (Ausnahme, z. B. wenn Immobiliengeschäfte durch den Bevollmächtigten zu tätigen sind).

Ist eine Entscheidung zu treffen, muss der Patient direkt befragt werden. Gegebenenfalls sind alternative Kommunikationswege, z. B. Augenblinzeln, Handdrücken, zu nutzen. Durch Bestellung eines Betreuers oder Bevollmächtigten ist ein Patient nicht entmündigt!

Betreuungsverfügung

In einer **Betreuungsverfügung** wird eine Person benannt, die für den Fall, dass eine Betreuung notwendig werden sollte, vom Gericht bestellt werden soll. Es wird außerdem festgelegt, in welchem Umfang die Betreuung durch diese gelten soll. Außerdem kann bestimmt werden, welche Person keinesfalls die Betreuung übernehmen soll.

Der wesentliche Unterschied zur Vorsorgevollmacht liegt darin, dass das Betreuungsgericht im „Ernstfall" miteingeschaltet werden muss. Diese Form der vorausschauenden Verfügung empfiehlt sich meist nur, wenn der Patient keine Person in seinem Umfeld hat, die er mit einer Vorsorgevollmacht ausstatten möchte, oder wenn er eine stärkere Kontrolle durch das Betreuungsgericht wünscht.

Patientenverfügung

Die **Patientenverfügung** ist eine schriftliche Vorausverfügung eines Volljährigen für den Fall der Einwilligungsunfähigkeit, ob bestimmte Untersuchungen, Eingriffe oder Heilbehandlungen untersagt oder gestattet werden.

Am 1. September 2009 trat nach jahrelangen politischen Auseinandersetzungen eine Änderung des Betreuungsrechts, das Patientenverfügungsgesetz, in Kraft. Folgende wichtige Inhalte wurden bestätigt bzw. festgelegt:

- Patientenverfügungen sind verbindlich. Es gibt keine „Reichweitenbegrenzung", d. h., sie gelten unabhängig von Art und Stadium der Erkrankung oder des Unfalls.
- Eine Patientenverfügung muss schriftlich sein, kann aber jederzeit mündlich widerrufen werden und es gibt keinen Zwang zur Erstellung einer Patientenverfügung. Ähnlich wie bei der Vorsorgevollmacht ist keine Bezeugung oder Beglaubigung erforderlich.

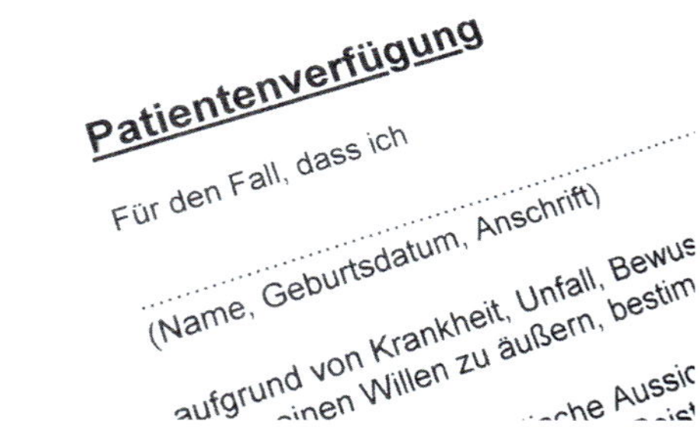

Abb. 49.1 Das Vorhandensein einer Patientenverfügung kann Angehörige entlasten. [O408]

- Wird eine Entscheidung notwendig (z. B., weil ein Patient ins Koma fällt und über eine Operation entschieden werden muss), treten behandelnder Arzt und Betreuer in einen Dialog (→ Abb. 49.1): „Der behandelnde Arzt prüft, welche ärztliche Maßnahme im Hinblick auf den Gesamtzustand und die Prognose des Patienten indiziert ist. Er und der Betreuer erörtern diese Maßnahme unter Berücksichtigung des Patientenwillens als Grundlage für die nach § 1901a zu treffende Entscheidung" (§ 1901b). Zur zentralen Bedeutung von Indikation und Patientenwillen → Kap. 48. Das Betreuungsgericht wird nur in Konfliktfällen angerufen.
- Eine Patientenverfügung ist inhaltlich prinzipiell neutral: Es kann z. B. auch die Einwilligung in alle indizierte Maßnahmen festgelegt werden („Maximaltherapie"). Nicht verlangt werden können allerdings medizinisch nicht indizierte Maßnahmen (z. B. Lebertransplantation bei terminaler Tumorerkrankung). Eine Tötung auf Verlangen (→ Kap. 50) kann ebenfalls nicht eingefordert werden.
- Eine sorgfältige ärztliche Beratung ist besonders für Menschen, die bereits an einer bestimmten Erkrankung leiden, notwendig, da wahrscheinliche Krankheitsverläufe und Komplikationen mit dem Patienten besprochen werden können und nicht selten (unnötige) Ängste ausgeräumt werden können. Wird dieses ärztliche Beratungsgespräch durch die Unterschrift des Arztes dokumentiert, kann dies später die Umsetzung des Patientenwillens erleichtern. So kann z. B. durch den später behandelnden Arzt auch Rücksprache genommen werden.
- Eine Nichtbeachtung der Patientenverfügung durch den Arzt entspricht juristisch dem Tatbestand einer (strafbaren!) Körperverletzung.

Inhaltlich sind gute Vorlagen für eine Patientenverfügung folgendermaßen aufgebaut:

- Zunächst werden Situationen beschrieben, für welche die Verfügung gelten soll (z. B. „Endstadium einer unheilbaren, tödlich verlaufenden Erkrankung").
- Schließlich werden die Behandlungsmaßnahmen aufgeführt, die in den oben beschriebenen Situationen durchgeführt oder unterlassen werden sollen (z. B. Reanimation).

Es hat sich bewährt, bei Patienten mit einer bekannten schweren Erkrankung, eine allgemein gehaltene Vorlage mit einem Dokument zu Aussagen über krankheitsspezifische Komplikationen zu ergänzen. Entsprechende Vordrucke finden sich z. B. in der Broschüre „Vorsorge für Unfall, Krankheit und Alter" (www.justiz.bayern.de). Aber auch bei noch so guter Planung und sorgfältiger Überlegung kann nicht jede Komplikation oder konkrete medizinische Entscheidung, die zu treffen sein wird, vorhergesehen und beschrieben werden. Stehen Angehörigen und Ärzte vor einer Entscheidung, kann es eine wertvolle Hilfe sein, wenn der Patient eine **Niederlegung eigener Wertvorstellungen** in freier Form verfasst hat.

Was geschieht, wenn keine Patientenverfügung vorhanden ist?

Es besteht keine Verpflichtung dazu, eine Patientenverfügung zu erstellen. Ist keine Patientenverfügung vorhanden, muss nach dem „mutmaßlichen Willen" des Patienten gehandelt werden. Um diesen zu ermitteln, sollen „insbesondere frühere mündliche und schriftliche Äußerungen, ethische oder religiöse Überzeugungen und sonstige persönliche Wertvorstellungen des Betreuten" berücksichtigt werden (§ 1901a BGB). Es soll dabei nicht nur der Betreuer zu Wort kommen, sondern es soll „nahen Angehörigen und sonstigen Vertrauenspersonen des Betreuten Gelegenheit zur Äußerung gegeben werden, sofern dies ohne erhebliche Verzögerung möglich ist" (§ 1901a BGB). Maßstab für die Beurteilung ist in jedem Fall der „mutmaßliche Wille des Patienten", also allein die Überlegung, wie der Patient selbst in dieser Situation entscheiden würde. Ist dieser mutmaßliche Wille nicht herauszufinden – aber erst dann –, trifft der behandelnde Arzt eine Entscheidung „zum Wohle des Patienten". Insgesamt gibt es also bei der Ermittlung des Patientenwillens eine Hierarchie der Willensäußerungen/des mutmaßlichen Willens (→ Kap. 48).

Regelungen in Österreich

In Österreich werden „beachtliche" Patientenverfügungen von „verbindlichen" Patientenverfügungen unterschieden:

- **Beachtliche Patientenverfügungen** sind für den Arzt nicht verbindlich. Sie müssen lediglich in seine Entscheidung miteinfließen.
- **Verbindliche Patientenverfügungen** kommen für Patienten mit einer schweren Grunderkrankung infrage. Sie müssen von einem Anwalt, einem Notar oder rechtskundigen Mitarbeiter der Patientenvertretung errichtet werden und gelten jeweils nur für 5 Jahre.

Advanced Care Planning

Advanced Care Planning (ACP) wird auch als „dynamische Form der Patientenverfügung" bezeichnet. In mehreren strukturierten Gesprächen mit geschulten ACP-Begleitern werden Behandlungswünsche eruiert, dokumentiert und ggf. zu einem späteren Zeitpunkt angepasst.

Zusammenfassung

- Die wichtigsten Dokumente zur Vorsorgeplanung sind die Patientenverfügung und die Vorsorgevollmacht.
- Ist eine Vorsorgevollmacht vorhanden, ist beim einwilligungsunfähigen Palliativpatienten i. d. R. keine gerichtliche Betreuung notwendig.
- Eine Patientenverfügung ist für den behandelnden Arzt bindend. Nichtbeachten kommt einer Körperverletzung gleich.
- Entscheidend bei der Umsetzung des mutmaßlichen Willens des Patienten ist eine gute Kommunikation der Beteiligten (Patient, Angehörige, behandelnde Ärzte) vor dem Ernstfall.

50 „Sterbehilfe“: Begriffe und rechtlicher Rahmen

Tötung auf Verlangen = „aktive“ (direkte) Sterbehilfe

Hierunter versteht man die Verabreichung einer tödlich wirkenden Substanz durch einen Helfer auf Wunsch des Patienten. Tötung auf Verlangen

- ist in Deutschland strafbar nach § 216 StGB.
- ist in Österreich strafbar nach § 77 Strafgesetzbuch.
- ist in der Schweiz strafbar nach Artikel 114 StGB.
- wird in den Niederlanden unter bestimmten Voraussetzungen nicht verfolgt.

Hilfe zur Selbsttötung und ärztlich assistierter Suizid

Hierbei stellt ein Helfer dem Patienten ein tödlich wirkendes Medikament zur Verfügung. Geschieht dies durch einen Arzt, spricht man von **„ärztlich assistiertem Suizid“.**

- In **Deutschland** ist die Hilfe zur Selbsttötung nicht strafbar. Das Bundesverfassungsgericht hat in seinem Urteil vom Februar 2020 festgestellt, dass das Recht auf Selbsttötung und das Recht auch Hilfe dazu in Anspruch zu nehmen, als Teil des im Grundgesetz verankerten, allgemeinen Persönlichkeitsrechts zu sehen ist. Anders als z. B. in den Niederlanden ist das Vorliegen einer schweren Erkrankung oder eines unerträglichen Leidens keine Voraussetzung für den assistierten Suizid; es muss allerdings gewährleistet ein, dass eine **autonome Entscheidung** eines Suizidwilligen vorliegt. Wie der Zugang zum assistierten Suizid geregelt wird (z. B. Begutachtung durch unabhängige Ärztinnen, Wartezeiten) sollte – so das Bundesverfassungsgericht – durch den Gesetzgeber geregelt werden. Dies ist bislang (2025) nicht gelungen, sodass der assistierte Suizid zwar straffrei ist, es aber aufgrund der fehlenden gesetzlichen Regelungen weder verlässliche Zahlen, Informationen zu den Motiven von Suizidwilligen oder standardisierte Vorgehensweisen gibt.
- In der **Schweiz** ist die Hilfe zur Selbsttötung nicht strafbar, „sofern kein egoistisches Motiv vorliegt“ (Artikel 115 StGB). Auf dieser Basis arbeiten z. B. die Organisationen EXIT und Dignitas, die für ihre Mitglieder Hilfe zur Selbsttötung leisten. Laut Schweizerischer Akademie der medizinischen Wissenschaften (SAMW) stellt die Hilfe zur Selbsttötung jedoch nicht „Teil der ärztlichen Tätigkeit“ dar.
- In den **Niederlanden** kann ein ärztlich begleiteter Suizid stationär oder ambulant durchgeführt werden (ca. 2.500 Fälle/Jahr). Erforderlich ist (wie bei der ebenfalls erlaubten Tötung auf Verlangen) u. a. der „freiwillige und wohlüberlegte Wunsch“ nach Sterbehilfe, der gegenüber mindestens zwei Ärzten geäußert wird.
- In **Österreich** ist seit 2022 der ärztlich assistierte Suizid erlaubt. Voraussetzungen sind das Vorliegen einer „Sterbeverfügung“ und das Vorliegen einer unheilbaren Erkrankung, die von zwei unabhängigen Ärzten bestätigt werden muss.

„(Aktive) indirekte Sterbehilfe“

Die indirekte Sterbehilfe bezeichnet den Einsatz von Mitteln zur Minderung von Leiden, die als Nebenwirkung die Lebensdauer herabsetzen könnten. Der möglicherweise früher eintretende Tod wird hierbei in Kauf genommen. Die indirekte Sterbehilfe ist jedoch mehr juristisches Konstrukt denn eine praxisrelevante Situation, da die Substanzen, die „in Verdacht“ waren, in einer palliativen Situation eine Lebensverkürzung herbeizuführen (Opiate, Benzodiazepine), dies bei einer Anwendung „lege artis“ nachweislich nicht tun (→ Kap. 24).

- In **Deutschland** ist die „indirekte Sterbehilfe“ einem BGH-Urteil nach erlaubt.
- Auch in **Österreich** und der **Schweiz** gilt sie als erlaubt.

Passive Sterbehilfe = „Behandlungsabbruch“

Unter passiver Sterbehilfe wird der Verzicht auf die Aufnahme oder der Abbruch von lebenserhaltenden Maßnahmen verstanden (z. B. Beendigung einer Beatmung oder Einstellen einer parenteralen Ernährung).

- In **Deutschland** bedarf es, um eine Behandlung einzuleiten (oder fortzusetzen), zum einen einer Indikation, zum anderen der Zustimmung des Patienten. Ist eine der beiden Voraussetzungen nicht gegeben, darf die Behandlung nicht eingeleitet werden (→ Kap. 48). In der Vergangenheit wurde zur Frage der passiven Sterbehilfe – meist aufgrund konkreter Schicksale – intensiv diskutiert und gestritten. Erschwert wurde die Diskussion durch das juristische Verständnis der „passiven“ Sterbehilfe, die eine durchaus aktive Handlung (z. B. das Ausschalten des Beatmungsgeräts) beinhalten kann. Klarheit in dieser Frage hat im Juni 2010 das Urteil des BGH zum „Fall Putz“ erbracht. Im Begriff des „Behandlungsabbruchs“ sind sowohl das passive „Geschehenlassen“ als auch aktive Handlungen zum Beenden einer bereits begonnenen Behandlung mitinbegriffen.
- In **Österreich** und der **Schweiz** ist die passive Sterbehilfe ebenfalls erlaubt.

Begrifflichkeiten

Aufgrund der missverständlichen Begriffe der „aktiven“, „passiven“ und „indirekten“ Sterbehilfe wurde vorgeschlagen, auf diese Bezeichnungen ganz zu verzichten und klarere Begriffe zu verwenden (→ Tab. 50.1).

Tab. 50.1 Alternative Begriffe zur Sterbehilfe (nach Borasio 2011)

Begriff	Definition
„Aktive Sterbehilfe“	Tötung auf Verlangen
„Passive Sterbehilfe“	Nichteinleiten oder Nichtfortführen lebenserhaltender Maßnahmen, „Behandlungsabbruch“
„Indirekte Sterbehilfe“	Zulässige Leidenslinderung bei Gefahr der Lebensverkürzung

Zusammenfassung

Es werden unterschieden:

- Tötung auf Verlangen („Aktive Sterbehilfe“): Diese ist in Deutschland, Österreich und in der Schweiz strafbar.
- Ärztlich assistierter Suizid (der Arzt stellt Medikamente zum Suizid zur Verfügung): Dieser ist in Deutschland nicht strafbar, aber es bestehen bislang (2025) keine gesetzlichen Regelungen, die dem Zugang zum ärztlich assistierten Suizid und der Durchführung einen Rahmen geben würden. In Österreich ist der assistierte Suizid – unter bestimmten Voraussetzungen – erlaubt, in der Schweiz nur bei Vorliegen eines „egoistischen Motivs“ strafbar.
- Indirekte Sterbehilfe (unbeabsichtigte Lebensverkürzung durch eine Behandlung zur Symptomlinderung): Diese ist erlaubt in Deutschland, Österreich und in der Schweiz.
- Passive Sterbehilfe (Nichteinleitung oder Nichtfortführung lebenserhaltender Maßnahmen): Diese ist erlaubt in Deutschland, Österreich und in der Schweiz.

51 Sterben in der multikulturellen Gesellschaft

Krankheit, Sterben und Tod sind menschliche Grunderfahrungen. Die Fragen nach dem Sinn des Lebens und Sterbens und dem, was nach dem Tod kommt, sind universell, werden aber in unterschiedlicher Form beantwortet.
Ebenso unterschiedlich sind die Vorstellungen und Wünsche der verschiedenen ethnischen Gruppierungen und religiösen Gemeinschaften darüber, wie über Erkrankung und Tod gesprochen werden sollte und wie mit Schwerkranken und Sterbenden umzugehen ist. Dies führt im klinischen Alltag nicht selten zu Missverständnissen und Konflikten.

Migranten als Patienten

Die palliativmedizinische Betreuung von Migranten birgt oft besondere Herausforderungen an das Team. Andererseits kann wohl jede Palliativeinrichtung von Begleitungen sterbender Migranten und ihrer Familien berichten, die vom Team als besonders gelungen und bereichernd empfunden wurden. Zu den Schwierigkeiten, die sich bei der Betreuung von Migranten häufig finden, zählen:

- Fehlende Sprachkompetenz
- Religiöse und kulturelle Besonderheiten
- Zentrale Rolle der Familie und die damit verbundenen Verpflichtungen
- Ort des Sterbens und der Bestattung.

Fehlende Sprachkompetenz

Palliativmedizin basiert auf einer guten Kommunikation zwischen betreuendem Team, Patienten und Angehörigen. Besteht eine Sprachbarriere, können Informationen oft nur teilweise übermittelt werden. Der Patient kann seine Fragen und Wünsche oft nur bruchstückhaft vermitteln. Nicht selten fühlt er sich unverstanden, übergangen und schlechter behandelt als Nichtmigranten.
Werden Familienangehörige als Dolmetscher tätig (häufig die Kinder der Migranten), versuchen diese oft, den Kranken zu „schonen" und übersetzen nur einen Teil der durch den Arzt angebotenen Information. Auch wird die „Doppelrolle" als Angehöriger und Übersetzer von den Betroffenen häufig als große Belastung empfunden.
Es kann hilfreich sein, einen muttersprachlichen Mitarbeiter aus ärztlichem Dienst oder der Pflege miteinzubeziehen. Über die Konsulate des jeweiligen Herkunftslands werden meist auch Dolmetscher vermittelt.

Religiöse und kulturelle Besonderheiten

Religiöse Traditionen und Riten gewinnen am Lebensende oftmals wesentliche Bedeutung, bei (häufig christlichen) Einheimischen ebenso wie bei (oftmals muslimischen) Migranten. Bei Unsicherheiten im Umgang mit einem Patienten lohnt es sich, ein Familienmitglied zu befragen. Es ist sehr viel wahrscheinlicher, dass Gefühle von Patienten oder Angehörigen durch Unkenntnis verletzt werden als durch die Frage selbst.
Religiöse Traditionen und Riten können Halt und Geborgenheit vermitteln. Konfliktreich ist jedoch bisweilen die religiös motivierte Haltung mancher muslimischer Familien, eine Heilung für den Erkrankten anzustreben – selbst wenn diese nach medizinischer Einschätzung völlig aussichtslos ist. Eine palliative Therapie, die rein auf Symptomlinderung und den Erhalt der Lebensqualität zielt, ist dann nur schwer zu vermitteln.

Die zentrale Rolle der Familie und damit verbundene Verpflichtungen

In vielen Migrantenfamilien aus muslimischen Ländern umfasst das Verständnis von „Familie" einen sehr viel weiteren Personenkreis als Verwandte ersten oder zweiten Grads. Der Erkrankte befindet sich in diesem sozialen Netzwerk und die palliativmedizinische Betreuung muss dieses Netzwerk (repräsentiert durch einen oder einige Hauptansprechpartner) miteinbeziehen. Eine Vielzahl von Besuchern kann nicht nur für die Station konfliktreich sein, sondern einen schwerkranken Patienten manchmal auch überfordern. Die häusliche Pflege wird oft als Verpflichtung angesehen. Überlastungssituationen pflegender Angehörigen können entstehen, da eine stationäre (Kurzzeit-) pflege nicht akzeptiert werden kann.

Ort des Sterbens und der Bestattung

Migranten, auch wenn sie über Jahrzehnte in einem Land gelebt und gearbeitet haben, wünschen häufig in ihrer ursprünglichen Heimat zu sterben und begraben zu werden. Es werden von den betreuenden Palliativteams oft große Anstrengungen unternommen, um ein Sterben im Herkunftsland zu ermöglichen. Häufig scheitert dies jedoch am schlechten körperlichen Zustand der Patienten und an mangelnden medizinischen und pflegerischen Möglichkeiten. So sind z. B. in einigen osteuropäischen Ländern oft keine retardierten Opiate, gelegentlich überhaupt keine oral applizierbaren Opiate erhältlich. All dies muss – trotz der oft drängenden Zeit – mit dem Patienten und seiner Familie sorgfältig besprochen und geplant werden.

Sterben in der säkularen Gesellschaft

Menschen ohne religiöse oder weltanschauliche Bindung bilden eine wachsende Gruppe in der Gesellschaft. Spirituelle Bedürfnisse sind in unterschiedlicher Form und Intensität jedoch auch hier zu finden. Ebenso scheint es ein grundlegendes Bedürfnis der meisten Menschen zu sein, Eckpunkte des Lebens, so auch das Sterben und den Tod, durch Rituale fassbar zu machen.
Eine überkonfessionelle und religionsübergreifende Seelsorge, wie diese zunehmend an den Krankenhäusern angeboten wird, versucht, diesen Bedürfnissen Raum zu verschaffen und bietet z. B. individuell gestaltete Abschiedsfeiern für Menschen ohne religiöse Bindungen an.

Zusammenfassung

- Die Betreuung von Migranten in der Palliativmedizin kann sich v. a. wegen mangelnder Sprachkenntnisse, religiöser und kultureller Besonderheiten, der unterschiedlich verstandenen Rolle der Familie und des häufig großen Wunschs, in der Heimat sterben zu wollen, konfliktreich gestalten. Eine gelungene Begleitung, die von den Angehörigen oft in hohem Maß gewürdigt wird, wird aber vom Team oft als sehr bereichernd erlebt.
- Menschen, die in keiner Weise religiös oder weltanschaulich gebunden sind, haben dennoch häufig spirituelle Bedürfnisse. Die meisten Seelsorgeteams bieten für die Patienten und ihre Angehörige Unterstützung an, die dieser Haltung respektvoll begegnet.

52 Psychologie, Psychoonkologie und Spiritual Care

Psychologie und Psychoonkologie in der Palliativmedizin

Definition: Psychoonkologie

Psychoonkologie ist eine Disziplin der klinischen Psychologie, die sich mit den psychischen Folgen und Begleiterscheinungen einer Krebserkrankung befasst. Das Betreuungsangebot richtet sich an Patienten und ihre Angehörigen in allen Stadien der Tumorerkrankung – von der Diagnosestellung bis zur Terminalphase.

Angebote der psychologischen Begleitung

Psychologen und Psychoonkologen haben einen festen Platz in der Begleitung schwerkranker oder sterbender Patienten und ihrer Angehörigen (→ Kap. 7). Die meisten Palliativstationen verfügen Psychologen oder Psychoonkologen als feste Teammitglieder. Palliativmedizinische Dienste oder ambulante Teams (→ Kap. 8) haben oft die Möglichkeit, diese bei Bedarf hinzuzuziehen.

Anlässe für eine Einbeziehung eines Psychologen in die Begleitung können z. B. sein:

- Schwierigkeiten in der Krankheitsverarbeitung und -bewältigung
- Konflikte in der Partnerschaft oder Familie
- Auftreten einer Depression oder anderen psychischen Störung
- Wunsch des Patienten nach begleitenden Gesprächen

Angebote psychologischer Begleitung umfassen:

- Supportive Einzelgespräche
- Gruppentherapeutische Angebote
- Krisenintervention
- Ressourcenorientierte Interventionen
- Imaginative Verfahren
- Symptomorientierte Verfahren (z. B. Entspannung)

Spiritual Care

Definition

„Unter Spiritualität kann die innere Einstellung, der innere Geist wie auch das persönliche Suchen nach Sinngebung eines Menschen verstanden werden, mit dem er Erfahrungen des Lebens und insbesondere auch existenziellen Bedrohungen zu begegnen versucht."
Arbeitskreis spirituelle Begleitung des Deutschen Gesellschaft für Palliativmedizin

Spiritual Care ist die Sorge für die spirituellen Bedürfnisse Kranker und ihrer Angehörigen.
Die Frage nach dem Sinn (→ Kap. 3), die „seelische" Auseinandersetzung mit der Erkrankung und dem bevorstehenden Tod und die verschiedenen Strategien zur Krankheitsbewältigung (→ Kap. 6) sind letztlich auch „spirituelle" Themen, die bei der Begleitung Schwerkranker und Sterbender allgegenwärtig sind. Diese aus der palliativmedizinischen Behandlung auszuklammern, ist unmöglich. Daher schließt die Definition „Palliativmedizin" der WHO die spirituelle Begleitung ausdrücklich mit ein (→ Kap. 1). Aber ist dies auch Aufgabe des Arztes?

Spiritual Care als Aufgabe des Teams

Spirituelle Fragen werden von den Patienten nicht nur an die Seelsorger herangetragen. Diese Fragen werden allen Mitgliedern des Betreuungsteams gestellt, auch dem Arzt, der in irgendeiner Weise darauf reagieren muss. Mehr noch, da es im Kontext eines Arzt-Patienten-Gesprächs – zumindest bei einem noch nicht stabilen Vertrauensverhältnis – für den Patienten oft sehr schwer ist, diese Themen anzusprechen, kann es für ihn entlastend sein, wenn der Arzt die Initiative übernimmt.

> Eine Untersuchung hat gezeigt, dass sich die Mehrheit der Patienten wünscht, dass sich der **Arzt** für ihre spirituelle Ausrichtung interessiert (Frick et al. 2005).

Das SPIR-Interview

Zur Erfassung von spirituellen Bedürfnissen und Ressourcen wurde die Verwendung des SPIR-Interviews vorgeschlagen (→ Abb. 52.1). Dieses erfasst vier Grundaspekte der Spiritualität, zu denen jeweils Fragen gestellt werden.
Fragen, die im Rahmen des SPIR-Interviews den Patienten gestellt werden, werden hierbei im Verlauf des Gesprächs dem Sprachgebrauch des Patienten angepasst:

- **S:** Würden Sie sich im weitesten Sinne als gläubigen (religiösen/spirituellen) Menschen betrachten?
- **P:** Sind die Überzeugungen, von denen Sie gesprochen haben, wichtig für Ihr Leben und für Ihre gegenwärtige Situation?
- **I:** Gehören Sie zu einer spirituellen oder religiösen Gemeinschaft (Gemeinde, Kirche, spirituelle Gruppe)?
- **R:** Wie soll ich als Ihr Arzt mit diesen Fragen umgehen?

Die Spiritualität darf nicht aus dem Aufgabengebiet des Arztes ausgeklammert werden, jedoch ist es selbstverständlich, dass eine spirituelle Anamnese kein Ersatz für seelsorgliche Begleitung sein kann.
Vielmehr gibt es eine Abstufung der Aufgaben spiritueller und religiöser Begleitung (→ Abb. 52.2), die von den jeweiligen Professionen geleistet werden können.

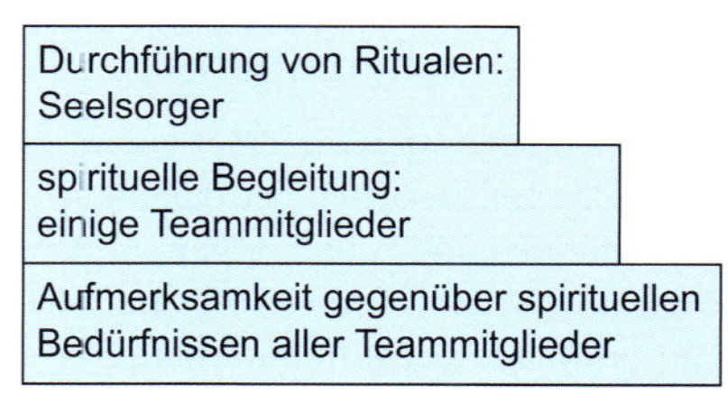

Abb. 52.2 Aufgaben von Spiritual Care im Betreuungsteam [L231, M554]

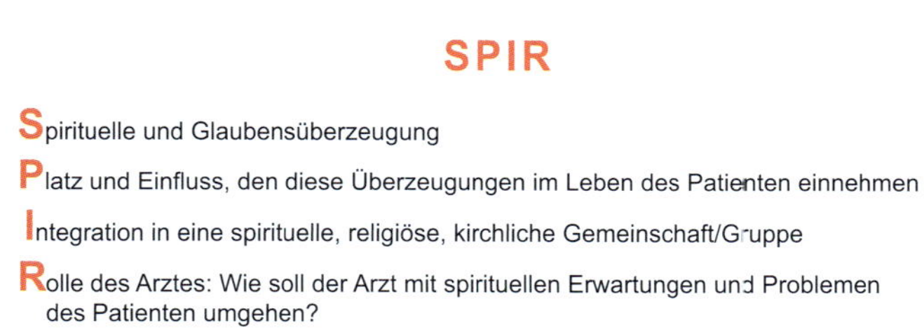

Abb. 52.1 SPIR-Interview: vier Schritte zur Erfassung spiritueller Bedürfnisse [L231, M554]

Diversität

„Der eigene Tod, das ist der Ernst, der Tod des Anderen ist nur eine Stimmung."
S. Kierkegaard

Dieses Zitat beschreibt letztlich das Phänomen der **Diversität** am Lebensende:

- Die Erfahrung des Sterbens kann von den zurückbleibenden Helfern nicht geteilt werden. Die „Innenansicht" des Sterbens bleibt ihnen verborgen. Der Arzt ist anders von den Ereignissen rund um das Sterben des Patienten betroffen wie die Angehörigen oder der Sterbende selbst.
- Andrerseits bleibt – nach Kierkegaard – beim Anderen doch zumindest die „Stimmung" zurück, also eine irgendwie geartete Auseinandersetzung mit dem Sterben und Tod – auch mit dem eigenen.

Bei allen **angehenden Psychotherapeuten** ist es Pflicht, sich im Rahmen der Selbsterfahrung mit der eigenen Vergangenheit auseinanderzusetzen. Dies hilft, vorschnelle Projektionen und Übertragungen zu vermeiden.
Bei der **Begleitung von Sterbenden** ist es äußerst hilfreich, sich mit Fragen und Ängsten auseinandergesetzt zu haben, welche die eigenen Vorstellungen von Sterben und Tod betreffen und einen eigenen spirituellen „Standpunkt" haben (der je nach Persönlichkeit ganz unterschiedlich aussehen kann und keineswegs frei von Angst und Zweifeln sein muss).

Spiritualität, Religion und Religiosität

Über eine allgemeingültige Definition von **„Religion"** wird heftig diskutiert. In der Regel sind hier jedoch durch eine jeweilige **Kultur** geprägte Formen des Glaubens an Gott oder Gottheiten gemeint.
Im Gegensatz dazu bezeichnet die **Religiosität** eher eine innere Haltung, die individuelle Ausdrucksformen finden kann, sich aber letztlich auf Transzendentes (die sichtbare Welt überschreitendes, z. B. Gott, „Weltgeist") bezieht.
Der Religionswissenschaftler G. Allport unterscheidet (etwas schematisch) zwischen intrinsischer und extrinsischer Religion (die Begriffe sind allerdings nicht deckungsgleich zu Religion und Religiosität).
Die **intrinsische** Religion beschreibt eine religiöse Praxis, die

- aus eigenem Antrieb und innerem Bedürfnis vollzogen wird.
- überzeugungsgeleitet ist.
- eine vertrauensvolle Gottesbeziehung beinhaltet.

Die **extrinsische** Religion beschreibt eine religiöse Praxis, die

- von außen vorgegebene Verhaltensmuster beinhaltet.
- von Angst geprägt ist.
- ein negatives Gottesbild („strafender Gott") vermittelt.

Es wird deutlich, dass eine spirituelle oder religiöse Begleitung sich in einer Gesellschaft, in der eine Vielfalt weltanschaulicher Ansichten, religiöser Überzeugungen und kultureller Prägungen vertreten ist (→ Kap. 51), dieser Pluralität auch öffnen muss – wenn sie denn weiter einen Platz im klinischen Alltag haben möchte.
Andererseits ist bei der Begleitung zu beachten, dass die Spiritualität vieler Menschen auch durch Elemente der „extrinsischen" Religion geprägt ist. Es ist wenig hilfreich, diese Überzeugungen bei einem schwerkranken Menschen infrage zu stellen. Zielführender ist es, diese mit Respekt zur Kenntnis zu nehmen und dem Patienten die Unterstützung zukommen zu lassen, die er in dieser Lebensphase benötigt.

„Der oberste Grundsatz, um jemanden friedvoll sterben zu lassen – insbesondere, wenn ihm jeglicher Glaube und jegliche spirituelle Praxis fehlt – ist, ihn zu unterstützen, mit einem befriedeten Geist zu sterben, ohne Zorn, ohne Festhalten, aber in dem Gefühl, geliebt zu werden."
(Christine Longaker)

Zusammenfassung

- Psychologische und/oder psychoonkologische Begleitung haben einen festen Platz in der Palliativmedizin.
- Spiritual Care kümmert sich um die spirituellen Bedürfnisse der Patienten und ihrer Angehörigen.
- Spirituelle Begleitung ist eine Aufgabe des gesamten Behandlungsteams.
- Eine „spirituelle Anamnese" mittels des SPIR-Interviews gibt dem betreuenden Arzt Hinweise, welche Art von Begleitung vom Patienten gewünscht ist. Zudem kann dies ein guter Gesprächseinstieg zur Thematik der Krankheitsbewältigung und der Auseinandersetzung mit dem drohenden Tod sein.

Definition

Trauer wird ausgelöst durch den Verlust von körperlichen und geistigen Fähigkeiten, von Lebenskonzepten, geliebten Menschen und von Lebensraum.

Normale (gesunde) Trauer

Gesunde Trauer ist eine normale Reaktion des Menschen auf das Erleben eines Verlusts (→ Abb. 53.1). Trauer spiegelt sich in verschiedenen Empfindungen und Verhaltensweisen wider:

- **Körperlich:** z. B. veränderte Wahrnehmung von Körper und Umwelt, Veränderungen der Psychomotorik (Agitiertheit, Hemmung), Veränderungen von Schlaf und Appetit
- **Emotional:** Eine große Bandbreite von Gefühlen kann während einer normalen Trauerreaktion auftreten: z. B. Wut, Traurigkeit, Schuldgefühle, Angst, Neid, Ratlosigkeit, illusionäre Verkennungen in Bezug auf den Verstorbenen.
- **Kognitiv:** Eine kognitive Bearbeitung des einschneidenden Erlebnisses gehört meist zum Trauerprozess: z. B. Verhandeln, Rückschau, Grübeln, Informationssuche.
- **Sozial** ist oft ein Rückzug zu beobachten, auch ein Bedürfnis nach Nähe v. a. von vertrauten Personen kann entstehen.
- **Spirituell:** Sinnfragen, Überprüfung bisheriger Glaubensvorstellungen und Hadern mit Gott, aber auch ein Rekurrieren auf früher zurückliegende Glaubenserfahrungen sind im Trauerprozess häufig anzutreffen.

> Eine normale Trauer kann Monate bis Jahre anhalten, wenngleich sich Form und Intensität verändern. Ein „Rest“ von Trauer wird häufig lebenslang verbleiben.

Antizipatorische Trauer

Trauer beginnt nicht zwangsläufig erst mit dem Tod des Betroffenen. Das Wissen, dass man eine Fähigkeiten, Fertigkeiten, die körperliche Unversehrtheit, eine soziale Funktion oder Position einbüßen wird oder der drohende Verlust eines geliebten Menschen können bereits vor dem eingetretenen Verlust eine vorweggenommene („antizipatorische“) Trauer auslösen.
Antizipatorische Trauer kann im Wesentlichen dieselben Elemente wie die Trauer nach einem Verlust enthalten. Auch dieser Trauer muss – wie jeder anderen Form der Trauer – Raum gegeben werden. Es finden sich auch hier unterschiedliche Coping-Strategien (→ Kap. 6), diesen Verlust zu bewältigen.

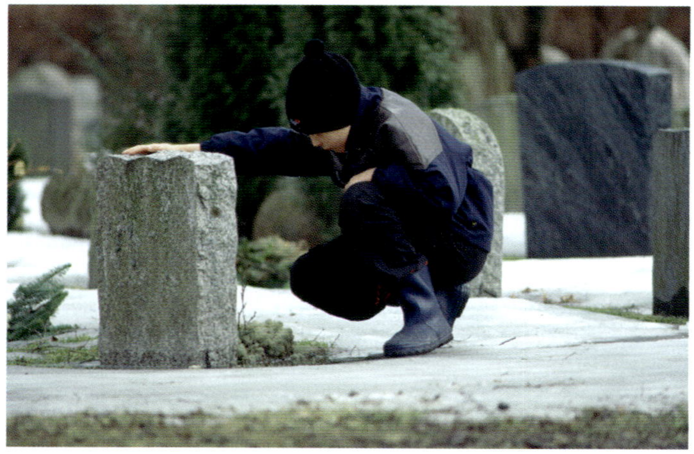

Abb. 53.1 Normale Trauer kann eine große Bandbreite von Gefühlen und Verhaltensweisen beinhalten. [J787]

Der Verlauf der antizipatorischen Trauerphase hat einen wesentlichen Einfluss auf die Trauerphase nach dem eingetretenen Verlust.

Traueraufgaben

Einige Autoren (z. B. J. William Worden) bevorzugen es, statt von „Trauerarbeit“, von „Traueraufgaben“ zu sprechen, die von Trauernden nach einem Verlust zu bewältigen sind:

- Verlust als Realität akzeptieren.
- Trauerschmerz erfahren und durchleben.
- An eine Umwelt anpassen, in der das Verlorene fehlt.
- Dem Verlorenen emotional einen neuen Platz geben. Lernen, die Erinnerungen mitzunehmen und weiterzuleben.

> Traueraufgaben lassen sich nicht linear „abzuarbeiten“. Einzelne Elemente treten in unterschiedlicher Reihenfolge und Intensität immer wieder auf („zirkuläres“ Trauermodell).

Das Selbstverständnis von Palliativmedizin beinhaltet die Begleitung der Angehörigen zumindest in der Akutphase der Trauer.
Die Begleitung kann – je nach Bedarf – von verschiedenen Mitgliedern des Teams geleistet werden (Pflege, Arzt, Sozialarbeiter, Seelsorger, Kunsttherapeut etc.).
Die Traueraufgaben sind primär vom Trauernden zu bewältigen. **Unterstützung durch das Behandlungsteam** kann jedoch beinhalten:

- Informationen über den Trauerverlauf geben. Bestätigen, dass ungewohnte und beunruhigende Erfahrungen, die der Trauernde gerade erlebt, zu einer gesunden Trauer gehören können.
- Dem Trauernden gegenüber ein geduldiger Zuhörer sein. Ermuntern, über den Verlust zu sprechen. Dem Trauernden bestätigen, dass der Verlust wirklich eingetreten ist.
- Coping-Stile wahrnehmen (→ Kap. 6). Ressourcen (persönliche und im Umfeld) aufzeigen und erschließen.
- Pathologische Verhaltensweisen in der Trauerphase erkennen und einer Behandlung zuführen (z. B. pathologische Trauer, Suchtproblematik).
- Sedierende Medikamente sind i. d. R. in der Trauerphase nicht hilfreich.

Weiterreichende Behandlungsoptionen für Trauernde beinhalten:

- Trauergruppen (begleitet oder unbegleitete Selbsthilfegruppen, häufige spezielle Situationen, z. B. „verwaiste Eltern“)
- Psychotherapeutische Interventionen
- Trauerbegleitung durch erfahrene Hospizhelfer oder ausgebildete Trauerbegleiter

Komplizierte Trauer (anhaltende Trauerstörung)

Diagnose der anhaltenden Trauerstörung

Das Auftreten einer anhaltenden Trauerstörung wird einerseits an der Länge der Trauerphase, andererseits an der Art der Trauerreaktion festgemacht: Dem Betroffenen gelingt es nicht, sich an die Situation anzupassen. Gemäß ICD-11 liegt eine anhaltende Trauerstörung vor, wenn

- Symptome eines intensiven emotionalen Schmerzes vorhanden sind (z. B. Traurigkeit, Schuldgefühle, Schuldzuweisung, Wut, Verleugnung),
- diese Symptome über mindestens sechs Monate anhalten,
- die Symptome die im kulturellen, religiösen und sozialen Kontext zu erwartende Trauer übersteigen,
- durch die Trauer erhebliche Beeinträchtigungen vorliegen.

Risikofaktoren für eine anhaltende Trauerstörung

- Unerwarteter und unvorbereiteter Tod
- Gewaltsamer Tod, Suizid, der Tote kann nicht mehr gesehen werden (z. B. Flugzeugunglück)
- Tod eines Kindes
- Mehrere Verluste kurz hintereinander
- Psychische Erkrankung des Hinterbliebenen, mangelnde soziale Unterstützung, Schwierigkeiten im Umgang mit früheren Verlusten
- Gesellschaftlich tabuisierte Todesursache (z. B. AIDS)

> Bei erschwerter Trauer ist eine Psychotherapie indiziert!

Differenzialdiagnosen und Komorbiditäten der Trauer

Verwitwete haben in den ersten Monaten nach dem Verlust eine deutlich höhere Prävalenz an körperlichen Beschwerden als eine Kontrollgruppe und weisen in den ersten 6 Monaten eine um 40 % erhöhte Sterblichkeitsrate auf.

Depression und Trauer

Die Erscheinungsformen von Depression und Trauer ähneln sich. Symptome wie Traurigkeit, Apathie, Konzentrationsstörungen, Schlaflosigkeit und Appetitmangel werden in den ersten Monaten nach dem Verlust gewöhnlich den normalen Erscheinungsformen der Trauer zugerechnet.

Posttraumatische Belastungsstörung

Eine posttraumatische Belastungsstörung (PTBS) ist eine eigenständige Erkrankung, die aufgrund sehr schwerer Belastungen und Bedrohungen entstehen kann. Die angstbesetzte Situation taucht immer wieder auf und führt zu einer Reihe psychischer Symptome. Der Verlust eines geliebten Menschen kann so auch ein Auslöser für die Reaktivierung von extrem belastenden Erinnerungen sein (Krieg, Gefangenschaft etc.).
Bei einer posttraumatischen Belastungsstörung ist i. d. R. eine Psychotherapie indiziert.

Zusammenfassung

- Gesunde Trauer spiegelt sich in einer großen Bandbreite von emotionalen Reaktionen und Verhaltensänderungen wider.
- Im Trauerprozess gilt es „Traueraufgaben" zu bewältigen (z. B. nach J. W. Worden):
  - Verlust als Realität akzeptieren.
  - Trauerschmerz erfahren und durchleben.
  - An eine Umwelt anpassen, in der das Verlorene fehlt.
  - Dem Verlorenen emotional einen neuen Platz geben.
- Eine anhaltende Trauerstörung wird durch die Länge und Art der Trauerreaktion definiert und bedarf häufig der (psychotherapeutischen) Behandlung.
- Die Symptome von Trauer und Depression ähneln sich, eine vorschnelle Einordnung eines Trauernden als „depressiv" ist bei der großen Bandbreite der Trauerformen jedoch zu vermeiden.
- Behandlungsoptionen umfassen Trauergruppen, psychotherapeutische Interventionen oder Trauerbegleitung durch ausgebildete Fachkräfte.

Fallbeispiele

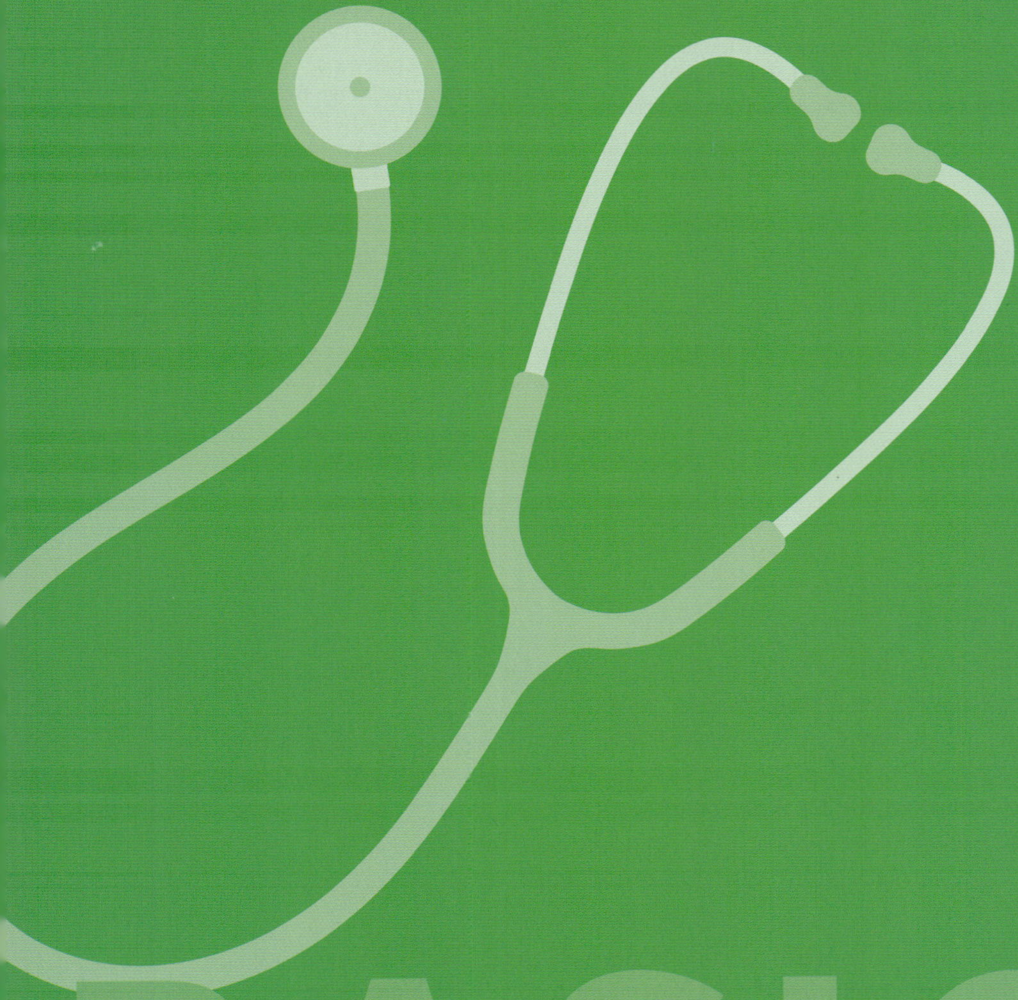

BASICS

Fallbeschreibung

Herr W. ist ein 53-jähriger Ingenieur, der gerade aus der Notaufnahme auf Ihre internistische Station übernommen wurde. Seit knapp 1,5 Jahren ist bei Herrn W. ein nichtkleinzelliges Bronchialkarzinom bekannt. Er wurde operativ und strahlentherapeutisch behandelt und hatte in den letzten Monaten kaum Beschwerden.
Zusammen mit seiner 46-jährigen Ehefrau, die als Lehrerin arbeitet, und den beiden 15- und 19-jährigen Söhnen lebt Herr W. in einer deutschen Kleinstadt. Er war nach wie vor krankgeschrieben, konnte sich aber selbst versorgen und bis vor wenigen Wochen leichtere Aufgaben im Haushalt übernehmen.
Der aktuelle Grund der Aufnahme waren zunehmende starke Schmerzen – vorwiegend im Bereich des rechten Arms sowie eine seit wenigen Tagen auch in Ruhe auftretende Atemnot.
Der Patient nimmt seit einigen Tagen wegen der Schmerzen Ibuprofen bis 2.000 mg/Tag ein, was jedoch wenig Erleichterung bewirkt, sowie gelegentlich Zopiclon (z. B. Ximovan® 7,5 mg) bei Einschlafschwierigkeiten.
In der Schmerzanamnese gibt Herr W. einen gut lokalisierbaren, bohrenden und drückenden Dauerschmerz im Bereich des rechten Thorax in der Stärke von 7 (numerische Skala von 0–10) sowie Schmerzspitzen von 10 an, die 1- bis 2-mal pro Tag auftreten. Die Schmerzspitzen hätten einen stechenden Charakter und würden blitzartig in den Arm einschießen.
Bei der klinischen Untersuchung finden Sie einen Patienten in deutlich reduziertem Allgemeinzustand und mäßig reduzierten Ernährungszustand. Der internistische Untersuchungsbefund ist bis auf ein abgeschwächtes Atemgeräusch rechts basal unauffällig. Die rechte Hand (→ Abb. 54.1) weist Atrophien und eine Schwäche der Fingermuskulatur auf. Es fällt Ihnen zudem eine Pupillendifferenz (rechts < links) auf.

Was ist auf → Abb. 54.1 zu sehen und was ist bei Herrn W. die wahrscheinliche Ursache?

Es ist eine Krallenhand aufgrund einer unteren Plexusparese (C7–Th1) zu sehen. Diese wird wahrscheinlich durch Infiltration des Plexus brachialis durch einen peripher wachsenden Tumor (Pancoast-Tumor) verursacht.

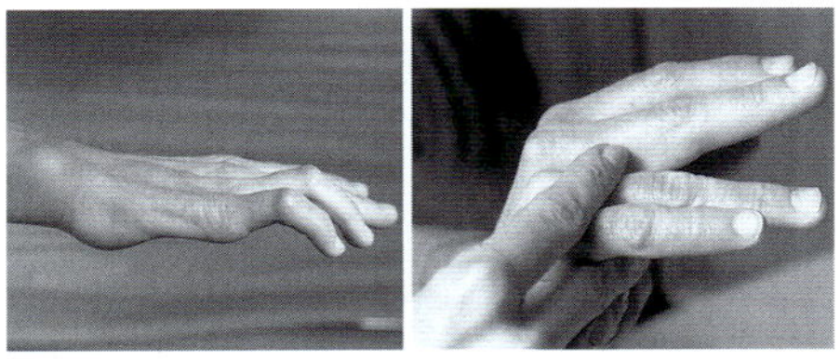

Abb. 54.1 „Krallenhand" infolge einer Lähmung der intrinsischen Handmuskulatur, verursacht durch eine untere Plexusparese. [E693]

Was ist die Ursache der Pupillendifferenz?

Ein Horner-Syndrom des rechten Auges bei Schädigung des sympathischen Ganglion stellatum.

Welche Schmerzarten können Sie bei Herrn W. unterscheiden?

Bei dem Patienten besteht vermutlich ein Mischbild aus einem nozizeptiven (Tumor-)schmerz im Bereich des Thorax und neuropathischem Schmerz. Es ist eine Infiltration der Pleura und anderer Schichten der Thoraxwand denkbar (nozizeptiver Schmerz), kombiniert mit einem neuropathischen Schmerzanteil, bedingt durch die Plexusinfiltration.

Welche Analgetika setzen Sie zur Behandlung dieser Schmerzsymptomatik ein?

Neben einem nichtopioiden Analgetikum, z. B. Metamizol 750 mg 4-stündlich, wird bei ausgeprägten Tumorschmerzen parallel ein Opiat verordnet, z. B. Morphin ret. 10–15 mg 2-mal täglich. Zur Behandlung des neuropathischen Schmerzes werden zusätzlich Co-Analgetika eingesetzt, z. B. Pregabalin (Lyrica®) 50 mg 2-mal täglich.

Sie möchten Morphin zusätzlich als Bedarfsmedikation anordnen. Wie hoch sollte eine einzelne Bedarfsdosis bei einer Tagesgesamtdosis von 30 mg Morphin sein?

Die zusätzliche Bedarfsdosis beträgt i. d. R. ⅙ der Gesamttagesdosis in unretardierter Form (⅙ von 30 mg = 5 mg, z. B. als Morphin-Tropfen)

An welche Nebenwirkung und deren Prophylaxe sollten Sie bei Beginn einer Opiattherapie immer denken?

Eine Obstipation ist häufige Nebenwirkung einer Opiattherapie. Eine Obstipationsprophylaxe kann z. B. mit Macrogol (Movicol®) 1–2 Beutel pro Tag durchgeführt werden.

Welche Untersuchung sollte aufgrund der Atemnot durchgeführt werden? Welche Ursachen für die Atemnot sind bei Herrn W. wahrscheinlich?

Es sollte eine Bildgebung des Thorax angefertigt werden. Die subakute Zunahme der Atemnot könnte z. B. durch eine Verlegung eines Bronchus durch den Tumor, durch eine Pneumonie oder durch einen Pleuraerguss verursacht sein. Eventuell könnte eine kausale Behandlung (palliative Reduktion eines stenosierend wachsenden Tumors durch Laserbehandlung, antibiotische Therapie, Pleurapunktion bei Pleuraerguss) Erleichterung bringen.

Welche symptomorientierten Behandlungsmöglichkeiten der Atemnot kennen Sie?

Zur symptomatischen Therapie der Atemnot stehen nichtmedikamentöse und medikamentöse Maßnahmen zur Verfügung.
Zu den ersteren gehört z. B. eine geeignete Lagerung des Patienten oder die Verwendung eines Handventilators. Medikamentös werden in erster Linie Opiate zur Behandlung der Atemnot eingesetzt. Die häufig bestehende Angstkomponente kann besonders durch die ergänzende Gabe von Benzodiazepine gut behandelt werden/eingesetzt, z. B. Lorazepam (Tavor® 0,5–1 mg).

Herr W. wird in den nächsten 14 Tagen entsprechend Ihren Anordnungen behandelt. Die Schmerzen sind deutlich gebessert, allerdings muss die Morphindosierung bis auf 200 mg/Tag und die Pregabalin-Medikation auf 300 mg/Tag gesteigert werden, um weitgehende Schmerzfreiheit zu erreichen.
Als Ursache der Atemnot findet sich ein rechtsseitiger Pleuraerguss. Eine Pleurapunktion bessert die Symptomatik deutlich. Als wiederholte Punktionen notwendig werden, wird eine Pleurodese (Verklebung der Pleurablätter z. B. durch Instillation von Talkum) durchgeführt.
Sie haben zudem mit dem Patienten und der Familie ausführliche Gespräche über Art und Prognose der Erkrankung geführt. Herr W. hat eine Patientenverfügung erstellt, in der er intensivmedizinische Maßnahmen einschließlich Intubation und Beatmung ablehnt. Eine Vorsorgevollmacht wird zugunsten seiner Ehefrau erstellt.
Am Tag der geplanten Entlassung betreten Sie das Zimmer von Herrn W. und bemerken vereinzelt auftretende symmetrische Zuckungen der proximalen Muskeln. Laboruntersuchungen vom Vortag hatten eine mäßige Einschränkung der Nierenfunktion gezeigt.

Was ist die Ursache der Muskelzuckungen und wie können diese behandelt werden?
Bei Herrn W. liegen Myoklonien vor. Diese sind durch Metabolite des Morphins verursacht und finden sich besonders oft bei Einschränkung der Nierenfunktion. Behandelt werden die Myoklonien durch Rotation auf ein Opioid, dessen Elimination von der Nierenfunktion weniger abhängig ist, z. B. Hydromorphon (z. B. Palladon®).

Wie hoch ist die Hydromorphon-Äquivalenzdosis zu 200 mg Morphin?
Der Äquivalenzfaktor von Hydromorphon zu Morphin beträgt ca. 7,5. Dies bedeutet, dass Hydromorphon 7,5-mal potenter ist als Morphin.
Berechnung der Äquivalenzdosis von 200 mg Morphin: 200:7,5 = 27 mg Hydromorphon. Nach Rotation eines Opiats wird empfohlen, die Therapie zu Beginn mit ca. 50–70 % der errechneten Äquivalenzdosis fortzusetzen.

Einige Tage später ist die Opiatrotation erfolgreich durchgeführt. Herr W. kann mit einer Dosierung von 2-mal 8 mg retardiertem Hydromorphon plus zusätzlicher Bedarfsmedikation von 2,6 mg unretardiertem Hydromorphon entlassen werden.
Zwei Monate später wird Herr W. erneut auf Ihre Station aufgenommen. Die Ehefrau berichtet, dass er morgens nach dem Aufstehen verwirrt gewesen sei. Er hätte immer wieder dieselben Fragen gestellt und habe sich in der Wohnung nicht zurechtgefunden. Zudem hätte er eingenässt.
Bei der klinisch-neurologischen Untersuchung finden sie einen Gesichtsfeldausfall. Sie veranlassen unverzüglich eine zerebrale Bildgebung (→ Abb. 54.2).

Was zeigt → Abb. 54.2? Was ist die Ursache des plötzlich aufgetretenen Verwirrtheitszustands und wie sichern Sie die Diagnose?
Auf dem MRT-Bild sind multiple Hirnmetastasen zu erkennen. Beim Patienten liegt höchstwahrscheinlich ein nichtkonvulsiver Status epilepticus vor. Die Sicherung der Diagnose erfolgt durch ein EEG.

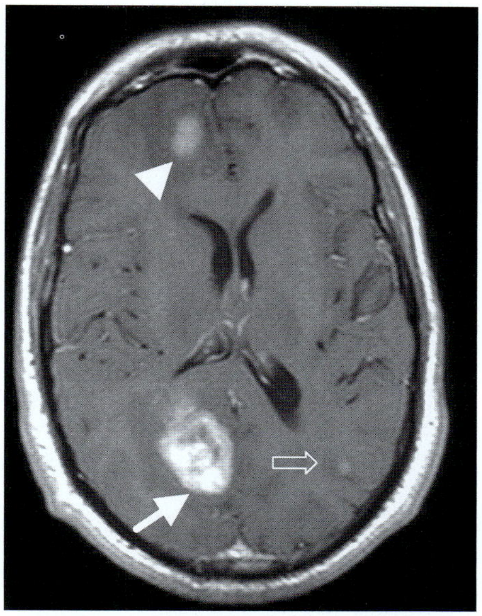
Abb. 54.2 Darstellung von Hirnmetastasen im MRT nach Kontrastmittelgabe. [F352]

Wie behandeln Sie den Status epilepticus bei Herrn W.?
Medikamente der ersten Wahl zur Behandlung des Status epilepticus sind Benzodiazepine: (z. B. Lorazepam, z. B. Tavor injekt® 2,0 mg als Kurzinfusion oder Diazepam, z. B. Diazepam ratiopharm® 5–10 mg als Kurzinfusion). Anschließend ist eine Anfallsprophylaxe indiziert.

Der Status epilepticus von Herrn W. kann durch Ihre Maßnahmen rasch beendet werden. Zusätzlich zur Anfallsprophylaxe mit Levetiracetam (Keppra®) 2-mal 1.000 mg erhält Herr W. Dexamethason (Fortecortin®) in einer Erhaltungsdosis von 8 mg. Eine weitere Behandlung der Hirnmetastasen wünscht er nicht. Herr W. wird nach Hause entlassen. Sechs Wochen später werden Sie konsiliarisch zu Herrn W. auf die Intensivstation gerufen. Er hat zu Hause aus zunächst unbekannten Gründen einen Herzstillstand erlitten. Er wurde vom herbeigerufenen Notarzt reanimiert und ist nun intubiert und beatmet. Die Untersuchungen weisen auf eine schwere zerebrale Schädigung durch Hypoxie hin. Ihre Kollegen der Intensivstation möchten – in Kenntnis der Patientenverfügung, die dort vorliegt – die Beatmung beenden. Die Ehefrau wünscht eine Fortsetzung der Beatmung und „dass alles Menschenmögliche" getan wird. Sie verweist dabei auf ihren Status als (durch die Vorsorgevollmacht) Bevollmächtigte.

Wie klären Sie die Situation? Muss die Weisung der bevollmächtigten Ehefrau befolgt werden? Kann die bereits begonnene Beatmung beendet werden?
In der vorliegenden Situation ist ein klärendes Gespräch mit der Ehefrau ggf. zusammen mit den beiden Söhnen hilfreich. Der aktuelle Zustand, Behandlungsmöglichkeiten und die Prognose sollten erläutert werden. Es sollte empathisch eruiert werden, was die Ehefrau zu ihrer Haltung bewegt. Generell ist sie zwar die Bevollmächtigte, jedoch ist sie verpflichtet, dem Willen des Vollmachtgebers Geltung zu verschaffen. Dieser Wille ist in der Patientenverfügung von Herrn W. eindeutig festgelegt (keine Intubation, keine Beatmung). Eine (irrtümlich) bereits begonnene Maßnahme muss beendet werden, wenn diese nicht dem Willen des Patienten entspricht.

In einem ausführlichen Familiengespräch wird deutlich, dass bei der Ehefrau große, bislang nicht ausgesprochene Schuldgefühle vorliegen. Schließlich kommen aber alle Beteiligten überein, die Beatmung zu beenden. Alle Medikamente, bis auf die zur Schmerzkontrolle und Sedierung notwendigen, werden abgesetzt und Herr W. verstirbt noch am selben Tag friedlich im Beisein seiner Familie. Die Ehefrau nimmt das Angebot einer psychologischen Betreuung an und wird in den folgenden Monaten ambulant betreut.

Fallbeschreibung
Frau B. ist eine 63-jährige Hausfrau, die mit ihrem 68-jährigen Ehemann in einem gemeinsamen Haushalt lebt. Sie hat zwei erwachsene Töchter, die selbst bereits Kinder haben.
Vor 2 Jahren wurde ein Ovarialkarzinom diagnostiziert, das operativ und chemotherapeutisch behandelt wurde. Die Nachkontrollen nahm Frau B. zunächst wahr. Bei anfangs unauffälligem Befund betrachtete sie sich als geheilt und ging zu keinen weiteren Untersuchungsterminen mehr.
Zwei Wochen vor Aufnahme in Ihr Krankenhaus bemerkte Frau B. zunehmende abdominale Schmerzen, seit 2 Tagen kam es zu Übelkeit und schwallartigem Erbrechen wenige Minuten nach Aufnahme von Nahrung oder Flüssigkeit.
Die Patientin gibt in der Anamnese an, dass ihre Enkel gegenwärtig einen gastrointestinalen Infekt hätten und dass sie sich ihrer Meinung nach wohl angesteckt hätte.
In der klinischen Untersuchung finden Sie ein diffus druckdolentes Abdomen. Es sind klingende, „hochgestellte" Darmgeräusche in der Auskultation zu hören. Sie veranlassen zunächst eine Abdomen-Übersichtsaufnahme (→ Abb. 55.1).

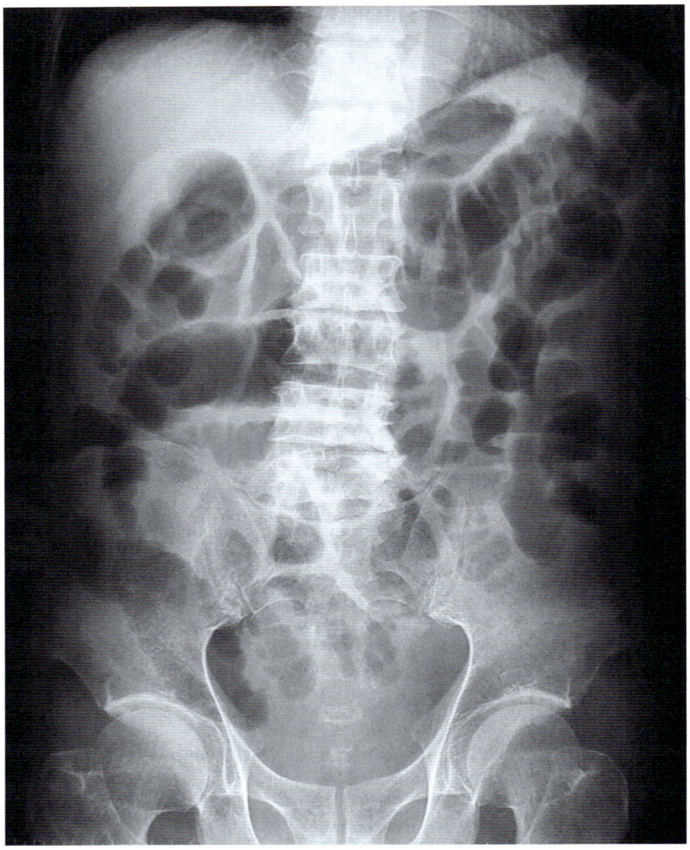

Abb. 55.1 Abdomen-Übersichtsaufnahme: Es zeigen sich massiv geblähte Darmschlingen, hier verursacht durch einen Ileus. [O604]

Was zeigt das Röntgenbild? Was kann die Ursache hierfür sein?
Die Abdomen-Übersichtsaufnahme zeigt massiv geblähte Darmschlingen, möglicherweise verursacht durch einen Ileus. Der Grund hierfür könnte eine Progression der Tumorerkrankung (Lokalrezidiv oder peritoneale Aussaat) oder ein Bridenileus nach vorausgegangener Operation sein.

Wie behandeln Sie bei der Patientin akut Schmerzen und Übelkeit?
Schmerzen können z. B. mit Metamizol (Novalgin®) behandelt werden (vorteilhaft ist hier die spasmolytische Eigenschaft von Metamizol), Übelkeit mit Haloperidol (Haldol®). Aufgrund der gestörten Magen-Darm-Passage ist eine parenterale Gabe notwendig. Neben der intravenösen Gabe kommt auch eine subkutane Dauerinfusion zur Behandlung infrage.

Übelkeit und Schmerzen bessern sich durch Ihre Behandlung rasch, sodass zur weiteren Diagnostik ein CT-Abdomen durchgeführt werden kann. Es findet sich eine kleinknotige peritoneale Aussaat des Tumors, der Verdacht des Ileus kann bestätigt werden. Eine eindeutig singuläre Einengung des Dünndarms als Ursache des Ileus kann jedoch nicht identifiziert werden. Sie besprechen mit dem chirurgischen Kollegen die Befunde im Arztzimmer. Dieser schlägt eine Operation vor und macht sich mit dem Aufklärungsbogen gleich auf den Weg ins Patientenzimmer.

Wie reagieren Sie?
Die Patientin glaubt bislang an eine „harmlose" Ursache ihrer Beschwerden (gastrointestinaler Infekt). Inwieweit sie die Beschwerden auch in Zusammenhang mit ihrer Tumorerkrankung bringt, ist bislang unklar. Dies ist dem chirurgischen Kollegen möglicherweise nicht bewusst. Vor der Entscheidung zur Operation ist zunächst ein Aufklärungsgespräch über die Ursachen der Beschwerden und den Stand der Erkrankung zu führen.

Was ist bei einem ärztlichen Gespräch, welches das Überbringen von schlechten Nachrichten beinhaltet, zu beachten?
Es gibt eine Reihe von Leitlinien, wie ein solches Gespräch gestaltet werden soll. Beispielhaft ist hier das SPIKES-Protokoll (→ Kap. 4) zu nennen. Wesentliche Punkte des SPIKES-Protokoll sind: Für das Gespräch soll eine ungestörte Atmosphäre geschaffen werden (nicht am Patientenbett im Mehrbettzimmer). Es wird anschließend eruiert, auf welchem Informationsstand sich der Patient befindet. Es ist wichtig, zu ermitteln, ob und wie detailliert er über seine Erkrankung informiert werden möchte. Die Information sollte **schrittweise** übermittelt werden, wobei auf die emotionale Reaktion des Patienten zu achten ist. Bei einer sichtlichen Überlastung sollten die weiteren Informationen in einem zweiten Gespräch angeboten werden. Es ist sinnvoll, das Gespräch mit einer Zusammenfassung und der Festlegung der weiteren Schritte zu beenden.

Am nächsten Tag sprechen Sie ausführlich mit der Patientin und ihrem Ehemann über den Stand der Erkrankung und die Therapiemöglichkeiten. Frau B. entscheidet sich für eine Operation, die 2 Tage später durchgeführt wird. Es erfolgt die Resektion von Teilen des Kolons und Ileums. Ein Ileostoma („künstlicher Ausgang") wird angelegt. Der Allgemeinzustand von Frau B. hat sich jedoch so weit verschlechtert, dass sie nun nicht mehr alleine aufstehen kann und auf Hilfe bei der Körperpflege angewiesen ist. Sie ist durch diese Situation sehr belastet und traurig. Auch kommt es immer wieder zu Schmerzzuständen, die Sie mit Opiaten behandeln. Schließlich soll Frau B. mit folgender

Medikation entlassen werden: Haloperidol 1,5 mg 1–0–1, Metamizol 500 mg 4-stündlich, Morphin ret. 30 mg 1–0–1, Morphin (unretardiert) bei Bedarf 10 mg.

Was muss/kann vor der Entlassung der Patientin für deren medizinische Versorgung und pflegerische Betreuung zu Hause organisiert werden?

Bei der bettlägerigen Frau B. ist zunächst dafür zu sorgen, dass alle notwendigen Hilfsmittel (z. B. Pflegebett, Toilettenstuhl, Rollstuhl) vorhanden sind. Diese können auch vom behandelnden Krankenhausarzt verordnet werden.

Es muss geklärt werden, wer die Pflege der Patientin übernimmt. Hierzu können (bei Erfüllung der Voraussetzungen) Zahlungen der Pflegeversicherung in Anspruch genommen werden, mit denen die Leistungen eines Pflegedienstes finanziert werden können (Sachleistung). Eine finanzielle Unterstützung durch die Pflegeversicherung gibt es jedoch auch, wenn die Pflege z. B. durch Familienangehörige durchgeführt wird (Geldleistung). Ebenso ist eine Kombination von Sachleistung und Geldleistung ist möglich. Die Höhe der Leistungen ist dabei entsprechend des Grads des Unterstützungsbedarfs gestaffelt (Pflegegrad 1–5).

Zur Planung der ambulanten medizinischen Versorgung sollte mit dem Hausarzt Kontakt aufgenommen werden. Es sollte hierbei z. B. geklärt werden, ob und in welchem Umfang Hausbesuche durchgeführt werden.

Unterstützend sollten ambulante palliativmedizinische Betreuungsangebote in die Versorgung miteinbezogen werden.

Welche Formen der ambulanten palliativmedizinischen Betreuung kennen Sie?

Der Großteil der Palliativversorgung wird durch die niedergelassenen Hausärzte geleistet.

Zudem gibt es in vielen Regionen Angebote der **allgemeinen ambulanten Palliativversorgung (AAPV)**. Hier arbeiten v. a. ausgebildete, ehrenamtliche Hospizhelfer. Ziel ist die Unterstützung der Patienten und seiner Familie im häuslichen Umfeld, im Krankenhaus oder im Alters- oder Pflegeheim. Zudem gibt es zunehmend auch Angebote der spezialisierten ambulanten Palliativversorgung (SAPV). SAPV-Teams bieten ärztliche, beratende und pflegerische Leistungen, insbesondere zur Schmerztherapie und Symptomkontrolle sowie eine 24-h-Rufbereitschaft an.

Drei Monate später kommt es erneut zum Auftreten einer Ileussymptomatik mit zunehmenden Schmerzen, Übelkeit und Erbrechen. Eine erneute Operation ist bei der fortgeschrittenen Peritonealkarzinose und in der Bildgebung erkennbaren multiplen Stenosierungen des Darms nicht indiziert.

Sie möchten die orale Morphinmedikation von mittlerweile 2-mal 60 mg Morphin wegen des fortwährenden Erbrechens auf eine subkutane Gabe umstellen. Wie rechnen Sie die orale Morphinmedikation auf eine subkutane Gabe um?

Der Umrechnungsfaktor von oralem Morphin zu subkutan appliziertem Morphin ist 3 : 1. Die Äquivalenzdosis von 120 mg oralem Morphin ist folglich 40 mg s. c.

Sie möchten zur besseren Symptomkontrolle die gastrointestinale Sekretion reduzierten. Welche Medikamente stehen hierfür zur Verfügung?

Zur Reduktion der gastrointestinalen Sekretion stehen zur Verfügung:

- N-Butylscopolamin (Buscopan®) 40–120 mg/d s. c. Von Vorteil ist bei der Behandlung des Ileus die zusätzliche spasmolytische Wirkung.
- Octreotid (Sandostatin®) 0,3–0,6 mg/d s. c.

Das Befinden von Frau B. bessert sich rasch, jedoch ist das Ehepaar nun der Meinung, dass eine häusliche Versorgung nicht mehr möglich ist. Frau B. äußert den Wunsch, „die letzten Wochen in einem Hospiz oder einer Palliativstation" verbringen zu dürfen.

Wie unterscheidet sich eine Palliativstation von einem Hospiz?

Palliativstationen sind i. d. R. an Akutkrankenhäuser angegliedert und dienen kurzzeitigen Interventionen, z. B. der Symptomkontrolle. Die durchschnittliche Aufenthaltsdauer beträgt etwa 2 Wochen. Auch eine mehrfache Aufnahme im Krankheitsverlauf ist bei Bedarf möglich.

Hospize sind Pflegeeinrichtungen für schwerkranke Menschen mit begrenzter Lebenserwartung (maximal 6 Monate). Die ärztliche Betreuung ist hier weniger intensiv und wird meist durch niedergelassene Hausärzte geleistet.

Beiden Einrichtungen gemeinsam ist eine multiprofessionelle, palliativmedizinische Betreuung, die neben physischen Aspekten auch psychosoziale und spirituelle Gesichtspunkte miteinschließt.

Wie wird der Aufenthalt auf einer Palliativstation und in einem Hospiz finanziert?

Die Kosten für die Behandlung auf einer Palliativstation werden von der Krankenversicherung übernommen. Die Finanzierung erfolgt als Mischfinanzierung durch die Krankenversicherung und Pflegeversicherung. Eine Zuzahlung – wie sie in Pflegeheimen notwendig ist – ist nicht erforderlich.

Frau B. kann nach einem kurzen Aufenthalt auf einer Palliativstation in ein Hospiz aufgenommen werden. Sie feiert mit der Familie Silvester mit einem gemeinsamen Fondue und verstirbt Ende Januar unter guter Symptomkontrolle in Anwesenheit ihres Ehemanns.

Patient 1

Herr F. ist 67 Jahre alt und seit 3,5 Jahren an einer Amyotrophen Lateralsklerose (ALS) erkrankt (→ Kap. 39).
Er ist verheiratet und hat drei erwachsene Kinder. Nach einer erfolgreichen beruflichen Karriere hatte sich Herr F. frühzeitig berenten lassen, um seinen zahlreichen sportlichen Aktivitäten nachgehen zu können.
Die Erkrankung hat jedoch mittlerweile zu Lähmungen der Arme und Beine sowie zu Schwierigkeiten beim Sprechen und zu Problemen beim Schlucken geführt. Die Schwäche der Atemmuskulatur verursacht v. a. nächtlich auftretende Atemprobleme. Trotzdem hat Herr F. den starken Wunsch weiterzuleben und legt in seiner Patientenverfügung fest, dass er jede mögliche Therapie wünscht, die sein Leben verlängern könnte. Als es eines Tages zusätzlich zu einer Aspirationspneumonie und akuter Atemnot kommt, wird Herr F. intubiert. Schließlich werden zur längerfristigen Beatmung ein Tracheostoma und zur Ernährung eine PEG-Sonde angelegt. Als die häusliche Pflege und alle notwendigen Hilfsmittel organisiert sind, wird er nach Hause entlassen.
Die Krankheit schreitet weiter fort, sodass Herr F. nach einem weiteren Jahr praktisch vollständig gelähmt ist. Über ein spezielles Kommunikationssystem kann er sich über Augenbewegungen verständlich machen. Er teilt seiner Familie mit, dass er sein Leben in diesem Zustand nicht mehr als lebenswert empfinde und dass er nun sterben wolle. Der Hausarzt lehnt dieses Ansinnen ab und nennt für seine Weigerung folgende Gründe:

1. Herr F. hätte in seiner Patientenverfügung festgelegt, dass er jede mögliche Therapie wünschen würde.
2. Eine Beatmung, die man einmal begonnen hätte, dürfe man nicht so einfach beenden.
3. Eine Beendigung der Beatmung ist nicht möglich, da ein Abschalten der Geräte ein qualvolles Ersticken zur Folge hätte.
4. Außerdem sei das Abschalten des Beatmungsgeräts aktive Sterbehilfe, die ohnehin nicht erlaubt sei.

Wie beurteilen Sie das erste Argument des Hausarztes? Ist die (schriftliche) Patientenverfügung in der geschilderten Situation gültig?
Eine Patientenverfügung kann jederzeit mündlich widerrufen werden. Maßgeblich ist im Fall von Herrn F. der aktuell geäußerte Wille. Bei Therapieentscheidungen liegt eine „Stufenleiter" der Verbindlichkeit von Willensäußerungen vor (→ Abb. 56.1). Dieses Argument des Hausarztes ist folglich nicht stichhaltig.

Wie beurteilen Sie das zweite Argument des Hausarztes? Darf eine einmal eingeleitete Beatmung tatsächlich nicht beendet werden?
Fachleute sind sich einig, dass es juristisch und ethisch keinen Unterschied macht, ob eine Therapiemaßnahme von vornherein nicht begonnen, oder – entsprechend des Willens des Patienten – wieder beendet wird (→ Kap. 48). Herr F. kann daher die Beendigung der Beatmung fordern. Die emotionale Belastung ist jedoch meist weit höher, wenn eine bereits begonnene lebenserhaltende Maßnahme, wie die Beatmung, beendet wird (d. h. in diesem Fall das Beatmungsgerät ausgeschaltet wird), als wenn diese erst gar nicht begonnen wird.
Vor dem Beenden der Beatmung werden – unter Ausnutzung aller Kommunikationsmöglichkeiten – wiederholte Gespräche über Hintergründe und Motive dieses Wunschs geführt. Eine psychiatrische Erkrankung (z. B. schwere Depression) als Ursache dieses Wunsches ist hierbei auszuschließen.

Wie beurteilen Sie das dritte Argument des Hausarztes? Muss Herr F. tatsächlich qualvoll ersticken, wenn er sich für das Beenden der Beatmung entscheidet?
Zur Beendigung der Beatmung wird der Patient sediert. Dies ist eine nicht selten anzutreffende Indikation für eine „palliative Sedierung" (→ Kap. 46). Meist geschieht dies in einem stationären Rahmen, z. B. auf einer Palliativstation. Dosierung und Auswahl der Medikamente werden hierbei individuell – entsprechend der Vorerkrankung und der Symptome – ausgewählt. Benzodiazepine und Opiate sind eine häufig verwendete Kombination bei palliativer Sedierung.
Untersuchungen haben gezeigt, dass Angehörige und das Betreuungsteam das Sterben dieser Patienten überwiegend als friedlich oder sehr friedlich beurteilen.

Wie beurteilen Sie das letzte Argument des Hausarztes? Wäre das Beenden der Beatmung aktive Sterbehilfe?
Rechtlich gesehen handelt es sich um das „Nichtfortführen lebenserhaltender Maßnahmen" oder einen „Behandlungsabbruch". Ein „Behandlungsabbruch" ist ärztlich geboten, wenn ein einwilligungsfähiger Patient einer medizinischen Maßnahme nicht (mehr) zustimmt. Diese Situation wird auch als „passive Sterbehilfe" bezeichnet. Der Begriff ist irreführend, da „passive" Sterbehilfe durchaus aktive Handlungen (wie hier das Abschalten des Beatmungsgeräts) beinhalten kann. Eine eindeutige Klarstellung des Sachverhalts erfolgte bereits 2010 durch ein Urteil des Bundesgerichtshofs (→ Kap. 50).
Von der „passiven" Sterbehilfe sind zu unterscheiden: Die aktive Sterbehilfe (Tötung auf Verlangen), der ärztlich assistierte Suizid (der Arzt stellt dem Suizidenten die Medikamente zur Verfügung; dieser muss die Medikamente selbst zu sich nehmen) und die indirekte Sterbehilfe (Lebensverkürzung durch eine Behandlung zur Symptomlinderung).

Herr F. hatte in seiner Patientenverfügung festgelegt, dass er „jede mögliche Therapie wünscht, die sein Leben verlängern könnte". Beschränkt sich eine Patientenverfügung inhaltlich auf den Verzicht möglicher Behandlungsmaßnahmen, oder können auch solche Wünsche nach einer „Maximaltherapie" formuliert werden?
In einer Patientenverfügung können durchaus Wünsche nach „Maximaltherapie" festgelegt werden. Inhaltlich ist diese nicht auf eine Ablehnung von Maßnahmen festgelegt.

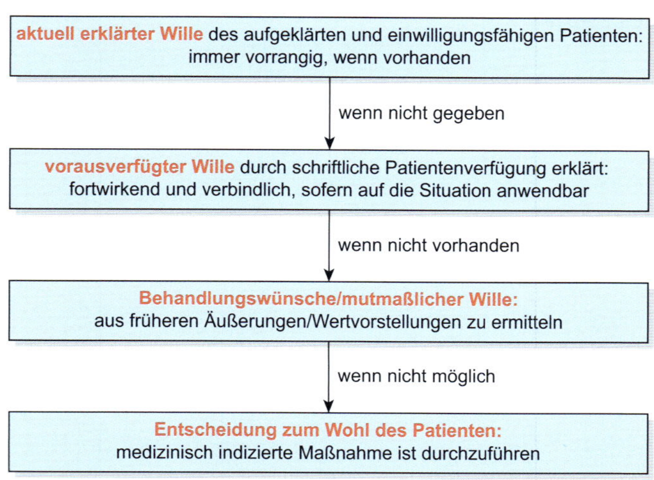

Abb. 56.1 Ermittlung des Patientenwillens. Es besteht eine Rangfolge der Verbindlichkeit von Willensäußerungen des Patienten. An deren Spitze steht immer der aktuell erklärte Wille des aufgeklärten und einwilligungsfähigen Patienten. [L231, M554]

Es ist jedoch zu beachten, dass eine Maßnahme, die ärztlich nicht indiziert ist, auch nicht eingefordert werden kann.

Herr F. wird auf eine Palliativstation aufgenommen. Über eine Woche hinweg werden bei bester Pflege und intensiver ärztlicher und psychologischer Betreuung Gespräche über seinen Wunsch nach Beendigung der Beatmung geführt. Herr F. nimmt jede Unterstützung dankbar an, bleibt aber bei dem Vorhaben, die Beatmung zu beenden. Er empfängt während des stationären Aufenthaltes viele Freunde und Verwandte und verabschiedet sich von ihnen. Schließlich verstirbt er unter palliativer Sedierung friedlich im Beisein seiner Ehefrau.

Patient 2

Bei Frau B. (68 Jahre, verheiratet, keine Kinder) wurde vor 7 Jahren ein Mammakarzinom diagnostiziert, das operiert, bestrahlt und chemotherapeutisch behandelt wurde. Vor 6 Monaten erlitt Frau B. erstmalig einen epileptischen Anfall, als dessen Ursache drei Hirnmetastasen des Brustkrebses gefunden wurden. Die Hirnmetastasen wurden zunächst bestrahlt, jedoch kam es in den vergangenen 3 Monaten zu einer erneuten Größenzunahme der Metastasen und des Umgebungsödems.
Eine hochdosierte Therapie mit Dexamethason (Fortecortin), 24 mg/d, wurde begonnen. Unter dieser Therapie ist die Patientin bis auf eine geringfügige Fazialisparese beschwerdefrei.

Nun wurde sie seit einigen Tagen wegen einer Pneumonie erneut stationär behandelt. Während des Aufenthaltes hortet sie Kaliumtabletten, um damit Suizid begehen zu können, falls ihre Erkrankung „unerträglich" werde.
Kurz vor der Entlassung vertraut sie sich jedoch dem behandelnden Arzt an. Nach dem Grund für ihren Suizidwunsch befragt, gibt Frau B. an, Angst vor „Bettlägerigkeit" zu haben und davor, von jemandem „abhängig zu sein". Sie habe große Angst vor Schmerzen und wolle zudem ihrem Ehemann „nicht zur Last" fallen.

Mit welchen Maßnahmen könnte Frau B. unterstützt werden?

Auf die Ängste von Frau B. sollte ausführlich eingegangen werden. Die Sorge „anderen zur Last zu fallen" ist bei schwer kranken Menschen häufig anzutreffen. Es kann für die Patienten sehr entlastend sein, über die unterschiedlichen ambulanten und stationären Hilfsmöglichkeiten (→ Kap. 7, → Kap. 8) Informationen zu erhalten und dass die Pflege nicht durch die Angehörigen alleine bewältigt werden muss. Es ist wichtig, Patienten und Angehörigen Unterstützung für jede Krankheitsphase zuzusichern. Auch über mögliche Komplikationen der Erkrankung und deren Behandlungsmöglichkeiten sollte gesprochen werden. Die Realität ist im Vergleich mit vielen (unausgesprochenen) Fantasien meist weitaus weniger schlimm und eine Reduktion belastender Symptome auf ein erträgliches Maß kann durch geeignete Maßnahmen beinahe immer erreicht werden.

Wie gehen Sie mit dem Wunsch nach Lebensverkürzung um?

Frau B. gibt keinen aktuellen Suizidwunsch an. Sie hat dagegen Sorge, dass sie in eine Situation geraten könne, die unerträglich sei und in welcher der Suizid der einzige Ausweg sei. Es ist wichtig, den Suizidwunsch nicht zu tabuisieren und alternative Lösungen ins Gespräch zu bringen. Manche Patienten erfahren eine große Entlastung, wenn sie über die Möglichkeit einer palliativen Sedierung im Falle eines subjektiven schweren, nicht anders zu kontrollierenden Leidens, informiert werden.

Frau B. erfährt von ihrem Arzt von der Möglichkeit der stationären Hospizbetreuung. Gemeinsam mit ihrem Ehemann stellt sie sich in einem nahegelegenen Hospiz vor, wird aber zunächst – unterstützt durch ein SAPV-Team – noch zu Hause betreut. Eine große Erleichterung ist es für sie, zu hören, dass die Medikation mit Steroiden auf ihren Wunsch hin auch beendet werden kann. Sie legt in ihrer Patientenverfügung fest, dass diese Medikation auf jeden Fall abgesetzt werden soll, sobald sie nicht mehr kontaktfähig ist. Als die Patientin nach einigen Monaten wegen zunehmenden Hirndrucks zunehmend vigilanzgemindert ist, wird ihrem Wunsch entsprechend die Behandlung mit Dexamethason beendet. Sie verstirbt – begleitet durch das SAPV-Team – zu Hause.

Anhang

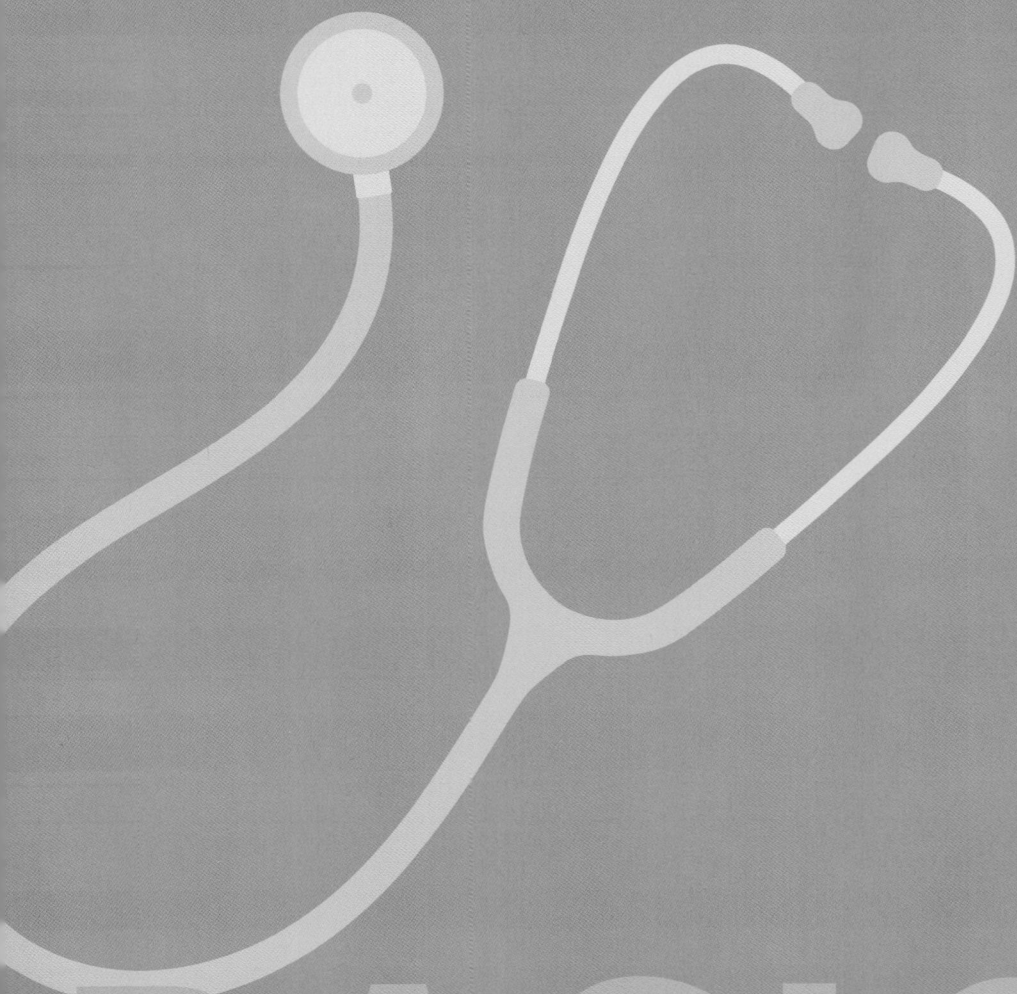

BASICS

Testinstrumente in der Palliativmedizin

In der Palliativmedizin können zahlreiche Skalen und Fragebögen zur Beurteilung von Patientenzustand oder Therapieerfolg zum Einsatz kommen. So gibt es spezielle Testinstrumente zur Erfassung der Schwere einzelner Symptome, z. B. Schmerz (→ Kap. 10) oder Atemnot. Daneben werden mithilfe spezieller Testinstrumente auch einzelne palliativmedizinische Aspekte, z. B. Lebensqualität (→ Kap. 3) oder Lebenssinn (→ Kap. 3) eingeschätzt. Viele dieser Skalen und Fragebögen wurden jedoch für die Beurteilung von Patienten während klinischer (Medikamenten-)studien entwickelt und sind für Fragestellungen in der Palliativmedizin nur bedingt geeignet.
Es existieren aber auch spezielle Testinstrumente zur umfassenden Beurteilung des Befindens von Palliativpatienten.

Spezielle Testinstrumente der Palliativmedizin (Auswahl)

Integrated Palliative Care Outcome Score (IPOS)

Dieser Fragebogen existiert sowohl als Version zur Selbsteinschätzung durch den Patienten als auch als Fremdeinschätzungsinstrument durch das Betreuungsteam.
Es wird nicht nur nach Symptomen wie Schmerz, Übelkeit oder Obstipation gefragt, sondern auch nach der Zufriedenheit des Patienten mit der Informationsvermittlung zur Erkrankung. Zudem sollen gefühlte längere Wartezeiten auf medizinische Untersuchungen eruiert werden.
Nähere Informationen zum IPOS sind auf der entsprechenden Website (www.pos-pal.org) zu finden.

Minimales Dokumentationssystem (MIDOS)

MIDOS ist ein relativ einfaches System zur Erfassung von belastenden Symptomen. Benutzt werden einfache kategorische Skalen (kein, leicht, mittel, stark). Dabei erfragt man Beschwerden wie Müdigkeit, Übelkeit, Verstopfung, Luftnot, Schwäche und Angst.

Symptom Distress Scale von McCorkle und Young

Ähnliche wie beim MIDOS wird vorwiegend nach dem Vorhandensein und der Intensität von Symptomen gefragt, z. B. Schmerzen, Erschöpfung, Atmung. Die Antwortmöglichkeiten sind komplexer formuliert (z. B. Ich habe gewöhnlich in gewissem Umfang Schmerzen. Ich habe nahezu ständig in gewissem Umfang Schmerzen.). Zusätzlich ist jedoch auch ein Item zur Einschätzung der „Perspektive“ eingefügt (z. B. Ich bin weder verängstigt noch besorgt. Ich mache mir Sorgen und habe Angst.).

> Die Erfassung und Dokumentation psychosozialer und spiritueller Bedürfnisse ist bei Palliativpatienten ebenso wichtig wie die Beurteilung einzelner belastender körperlicher Symptome.

Hospiz- und Palliativerhebung (HOPE)

HOPE ist als modulares System konzipiert: Es beinhaltet einen „Basisbogen“, in dem grundlegende Daten und Beschwerden erfasst werden, und kann auch z. B. um „Wochenbögen“ erweitert werden. Das HOPE-System wird daher vielfach aus abrechnungstechnischen Gründen zur Dokumentation erbrachter Leistungen verwendet.

Adressen und Ansprechpartner

Überregionale Organisationen Palliativmedizin/Hospiz

Bundesverband Kinderhospiz e. V.
Freiburg
www.bundesverband-kinderhospiz.de

Deutsche Gesellschaft für Palliativmedizin e. V. (DGP)
Berlin
www.dgpalliativmedizin.de

Deutscher Hospiz- und Palliativverband e. V. (DHPV)
Berlin
www.dhpv.de

European Association of Palliative Care (EAPC)
www.eapcnet.eu

Hospiz Österreich
Hospiz und Palliative Care
Wien
www.hospiz.at

Österreichische Palliativgesellschaft (OGP)
Wien
www.palliativ.at

Überregionale Organisationen für bestimmte Erkrankungen (Auswahl)

Deutsche AIDS Hilfe e. V.
Berlin
www.aidshilfe.de

Deutsche Atemwegsliga e. V.
Bad Lippspringe
www.atemwegsliga.de

Deutsche Gesellschaft für Muskelkranke
Freiburg
www.dgm.org

Deutsche Herzstiftung e. V.
Frankfurt am Main
www.herzstiftung.de

Deutsche ILCO – Selbsthilfeorganisation für Stomaträger und Menschen mit Darmkrebs
Bonn
www.ilco.de

Deutsche Krebshilfe e. V.
Bonn
www.krebshilfe.de

Lehre und Fortbildung (Auswahl)

- Arbeitsgruppe „Junge DGP“ für Studierende und Berufsanfänger: www.dgpalliativmedizin.de/arbeitsgruppen/ag-junge-dgp.html
- Akademie für Palliativmedizin und Hospizarbeit Dresden: www.palliativakademie-dresden.de
- Akademie für Palliativmedizin Würzburg: www.juliusspital-palliativakademie.de/
- Ansprechstelle im Land Nordrhein-Westphalen zur Pflege Sterbender, Hospizarbeit und Angehörigenbegleitung (ALPHA): www.alpha-nrw.de
- Christophorus-Akademie für Palliativmedizin München: www.lmu-klinikum.de/christophorus-akademie/fort-und-weiterbildung/50f9c464ab739d53
- Dr. Mildred-Scheel-Akademie Köln: www.mildred-scheel-akademie.de

Der Verweis auf die jeweilige Abbildungsquelle befindet sich bei allen Abbildungen im Werk am Ende des Legendentextes in eckigen Klammern.

A400 Reihe Pflege konkret, Elsevier/Urban & Fischer.

E283 Mettler FA. Essentials of Radiology. 2nd ed. Elsevier Saunders, 2004.

E365 James WD et al. Andrew's Diseases of the Skin Clinical Dermatology. 10th ed. Philadelphia: Elsevier Saunders, 2006.

E385 Habif TP. Clinical Dermatology. 5th ed. Elsevier, 2010.

E396 Schapira AHV, Byrne E, Samuels MA. Neurology and Clinical Neuroscience. 1st ed., Elsevier 2006.

E420 Talley NJ. Clinical Examination: a systematic guide to physical diagnosis. 6th ed. Elsevier, 2010.

E420 Walsh TD et al. Palliative Medicine. 1st ed. Elsevier, 2008.

E560-002 Williams P. deWit's Fundamental Concepts and Skills for Nursing. 5th ed. St. Louis: Mosby, 2018.

E616 Waugh A, Grant A. Ross and Wilson Anatomy and Physiology in Health and Illness. 10th ed. Elsevier, 2006.

E653 Flint PW et al. Cummings Otolaryngology: Head and Neck Surgery. 5th ed. Elsevier, 2010.

E691 Bope ET et al. Conn's Current Therapy 2010. Elsevier, 2010.

E693 Neumann DA. Kinesiology of the Musculoskeletal System: Foundations for Rehabilitation. 1st ed. Elsevier, 2010.

F351 Freeman WD, Aguilar MI. Stroke Prevention in Atrial Fibrillation and Other Major Cardiac Sources of Embolism. Neurologic Clinics. Elsevier, 2008; 26(4):1129–1160.

F352 Kalkman E, Baxter G. Melanoma. Clinical Radiology. Elsevier, 2004; 59(4):313–326.

G1508 O'Brien JC, Kuhaneck H. Case-Smith's Occupational Therapy for Children and Adolescents, 9th Edition, Elsevier 2026.

G1509 Brooks W, Mayhook-Walker I. Medical Ethics and Medical Law: For the MLA and Medical Exams. Elsevier, 2026.

J787 Colourbox.com

J787-025 Colourbox.com / Andrew Mayovskyy

J787-248 Colourbox.com / #246329

J787-286 Colourbox.com / Maurice Schuckart

K115 A. Walle, Hamburg

L138 Martha Kosthorst, Borken

L157 Susanne Adler, Lübeck

L190 Gerda Raichle, Ulm

L231 Stefan Dangl, München

M180 Prof. Dr. med. Viola Hach-Wunderle, Frankfurt

M554 Johanna Anneser, Neuried

O603 Christiane Nollert-Borasio, München

O604 Jin-Tung Liang, Taipei

O605 Dr. med. Jans Geiseler, Asklepios Fachkliniken München-Gauting

O610 Heike Rastetter, München

P1253 Prof. Dr. Dr. Jürgen Hoffmann, Heidelberg

R490 Gruber G, Hansch A. Blickdiagnosen Innere Medizin, 2. Aufl., Elsevier/ Urban & Fischer Verlag, 2024.

T449 PD Dr Martin Fegg, Klinikum der Universität München

T450 Prof. Dr. Gian Domenico Borasio, Universität Lausanne

T460 II. Med. Klinik, Endoskopie, Klinikum Rechts der Isar, München. Mit freundlicher Genehmigung von Prof. R. Schmid.

T504 Prof. Dr. med. Ernst J. Rummeny, München

W193-022 Statistisches Bundesamt (Destatis), 2024 – 15. koordinierte Bevölkerungsvorausberechnung.

W329 Bundesinstitut für Arzneimittel und Medizinprodukte (BfArM); https://www.bfarm.de/DE/Bundesopiumstelle/Betaeubungsmittel/Verschreibung/btm-rezept-inhalt.html

W827 Cicely Saunders International

W839 ©1983 Wong-Baker Faces Foundation. www.Wong-BakerFaces.org